儿童安全与急救
公开课

ERTONG ANQUAN YU JIJIU GONGKAIKE

尹柯◎著

中国妇女出版社

图书在版编目（CIP）数据

儿童安全与急救公开课 / 尹柯著. -- 北京 ：中国妇女出版社，2019.8
ISBN 978-7-5127-1603-2

Ⅰ.①儿… Ⅱ.①尹… Ⅲ.①儿童教育－安全教育②儿童－急救 Ⅳ.①G611②R459.7

中国版本图书馆CIP数据核字（2018）第115476号

儿童安全与急救公开课

作　　者：尹柯　著
责任编辑：王晓晨
封面设计：尚世视觉
责任印制：王卫东
出版发行：中国妇女出版社
地　　址：北京市东城区史家胡同甲24号　　邮政编码：100010
电　　话：（010）65133160（发行部）　　65133161（邮购）
网　　址：www.womenbooks.cn
法律顾问：北京市道可特律师事务所
经　　销：各地新华书店
印　　刷：北京中科印刷有限公司
开　　本：165×230　1/16
印　　张：23.25
字　　数：300千字
版　　次：2019年8月第1版
印　　次：2019年8月第1次
书　　号：ISBN 978-7-5127-1603-2
定　　价：49.80元

前言
PREFACE

给孩子安全的爱

作为父母，我们都有过这种感觉，孩子身上再微小的危险因素都因为我们对孩子的爱而被无限放大。我作为一名母亲，在孕早期曾经为一个口周疱疹急得直哭，查阅很多资料，还是担心会致畸，一直到孩子健康出生，悬着的心才算放下。

随着孩子的成长，我发现，如何爱孩子、保护孩子有太多东西要学习、掌握和练习。在养育和教育孩子的过程中，儿童安全是一个容易忽视却又无比重要的环节。对于孩子来说，最大的危险在于成人没有帮助孩子做好面对一切的准备，在于未关注到危险的存在，而使孩子陷入隐性的忽略性危机中。儿童安全问题应在育儿过程中引起高度重视，可很多父母又不会处理此类问题。因此，保护孩子的安全，培养孩子的安全意识，帮助孩子构建安全习惯以及让孩子掌握必备的求生、急救技能成为广大父母迫切的渴望。

写作这本书，正是作为母亲的我，在孩子养育及教育过程中对自我学习、自我成长的渴望。我循着这种渴望，结合儿童身体、行为及心理成长规律，对儿童安全教育进行学习、思考和探索。但在进行自我学习的过程中，我遗憾地发现，现有的很多安全知识由于类目分得太细或太专业，作为父母很难比较全面且快速地了解和掌握；对于培养孩子安全能力的步骤方法，也不够明晰。所以，我在学习儿童安全知识的同时，对它们进行梳理总结，结合自身的专业知识进一步将其完善，并根据儿童行为、认知的发展规律，努力构建科学的儿童安全能力培养模式。希望不仅能给自己的家庭带来更多益处，也能给广大父母提供更多实用的儿童安全常识和儿童安全教育的参考。

感谢在儿童安全领域不断探索积累总结知识的专家前辈，感谢善于学习分享的父母，是你们对于儿童安全的研究，帮助了我和我的孩子以及阅读本书的父母。也感动于无数的机构、平台和个人，正在以各种形式为儿童的安全问题付出努力，并且取得了相应的成果。作为一名在儿童安全与急救道路上探索和跋涉的医生母亲，在完成此书之后，我亦将在儿童安全的智能化和规范化方向进行更深层次的梳理和探索。一直用“路漫漫其修远兮，吾将上下而求索”来鼓励自己，也望与更多为儿童安全问题坚持不懈的同行盟友共勉。

希望这个社会和所有的父母都能给予孩子安全的爱和保护，更希望我们不断提升认知，与孩子共同进步，真正从尊重生命、保护生命的角度出发来看待儿童安全能力的构建，真正承担起养育孩子、保护孩子、教育孩子的父母职责。

谨将此书献给被父母爱着的孩子和爱孩子的父母！

尹柯

目录
CONTENTS

CHAPTER1 人身安全篇

CHAPTER2 性教育安全篇

CHAPTER3
日常生活安全篇

CHAPTER4

饮食安全篇

CHAPTER5

医疗安全篇

CHAPTER7

户外活动安全篇

CHAPTER8

校园安全篇

CHAPTER9 自然灾害篇

CHAPTER10 情绪安全篇

CHAPTER11 急救知识篇

CHAPTER 1

人身安全篇

第1课

如何应对陌生人敲门

焦点案例

家住鄞州某小区的漫漫已经上小学三年级了。一天放学后，她在家里做手工玩。妈妈去了社区活动室打麻将。10点钟时，漫漫听到有人在敲门。漫漫隔着门说，家里大人不在，请他下次再来。门外的人却说："你妈妈让我带点东西给你，赶紧给我开开门。"机警的漫漫让他把走廊的灯打开，想通过猫眼看看他是谁，谁知外面走廊灯坏了。门外的人知道漫漫有提防，于是就说："我把东西放在门口了。"说完就没再出声，漫漫以为那个人走了，于是悄悄地推开门去看，谁知门外的人并没有走，他用被单将漫漫的头裹住，随后便是一顿暴打，漫漫被打晕后，歹徒随即进入室内，抢走了家里的现金。等妈妈回来时，漫漫已经浑身是血，吓得说不出话来。

对于漫漫来说，这件事的开头处理得很好，没有主动开门。即使对方谎称是父母朋友，也要对方打开楼道灯，仔细观察对方。接下来的后半段，或许是孩子的好奇心，见门外没动静了，打开了房门，这样才给了坏人机会。

通过这件事，家长们一定要教育孩子，一人留在家中，家门不能随便开。即使与来访者交谈，也要隔门而答。万一开了门，遇到坏人，不要惊慌，更不要盲目反抗，也不要瞎喊，切记保护生命不受伤害是最重要的。

一定不要给陌生人开门

孩子的判断能力比较差，如果假期独自在家时有陌生人敲门怎么办？通常坏人会假装送东西的，或是父母的同事朋友，这类陌生人敲门，孩子很容易放松警惕。

从警方统计的犯罪数据可以了解到，陌生人敲门试探后，骗独自在家的孩子开门，再入室抢劫的案例并不鲜见。这类案件中，不法分子惯用的手段就是以送东西、问路、修水管、检查煤气管道为名骗开家门。陌生人敲门时，如果孩子未对该人身份进行确认，毫不设防地直接开门，无疑会给犯罪分子创造非常便利的作案条件。

如何防范陌生人来家里敲门，家长平时在家可以对孩子多加训练，告诉孩子一些可能出现的情况：

❶如果家里的大人不在，首先要确认家里的防盗门是否锁好，同时，可以把电视机或者音响等设备打开，坏人在门外听到声音会误认为家里有人，从而不敢做坏事。

❷爸爸妈妈不在家，只有孩子一个人在家时，听到有人在按门铃，千万不要随便给陌生人开门，同时要装作爸爸妈妈在家一样，喊爸爸妈妈，说有不认识的人敲门，这样可以把坏人吓跑。

❸如果门外的人自称是爸爸妈妈的同事或者朋友，就算他能叫出你的名字，你也要提高警惕，不能把门打开，但可以隔着门与他对话，问他有什么

事，然后记下来告诉爸爸妈妈，或者直接打电话告诉你的爸爸妈妈。

❹如果陌生人说自己是煤气、水、电修理工，或者是来收各种费用时，也不要给他开门，同时千万不要告诉对方家中只有你一个人。

❺如果歹徒已经撬门入室，但他没有发现你，你必须快速地躲藏起来，有机会就立即逃走，求救。

总之，家长要让孩子知道，一个人在家的时候，陌生人敲门绝对不要开。

教孩子应对敲门者的技巧

如果家长事先没有交代过，孩子独自在家遇到有人敲门时，一定不能开门，哪怕他说有紧急情况、是警察、是你爸爸或妈妈让他来接你……但也不能不去理会，小偷有时会按门铃试探是否有人在家。可以隔着门说，爸爸在睡觉，让他过一会儿再来。然后给家长或邻居打电话，告诉他们有陌生人在门外，让他们不要挂电话，直到陌生人离开。

我们总结了陌生人敲门的情况，家长可以分别给孩子讲讲，或者和孩子一起演练一下：

❶确认家里的防盗门窗都已经关好了，这时有人敲门，应该先从防盗门的“猫眼”中看看来的人是谁，有的时候可能看不清楚，可以隔着防盗门问清楚来者是谁，来干什么。

❷如果来人是送东西的，例如送快递，送牛奶等，可以请他先把东西放在门口。

❸如果门外的人说是检查煤气管道的，或者查水表的，可以告诉他家长马上就回来了，让他先在门外等一等。

❹如果来人说是家长让来取东西的，可以与家长通电话确认一下。

❺如果有人敲门说 “你家钥匙没拔”，这时先不要急于去开门，先要检

查钥匙在不在。

❻如果有人敲门说是邻居，并且说“我衣服掉你家阳台上了”，或者说“你们家下水管漏水，把我家天花板都浸湿了”，让他在门外稍等一会儿，然后电话通知爸爸妈妈。

❼一些坏人发现孩子独自在家时可能会夸孩子聪明能干有礼貌，用好听的话骗孩子开门，或者用凶狠的话吓唬孩子，让孩子开门。这时要勇敢应对，要有分辨能力，千万不要上当开门，若害怕的话可大声喊：“你快走！不走我就报警了！”如果是坏人，他就会被吓跑了。

针对来访者可能的问话，家长应告诫孩子尽量不要和他们说话，只需叫对方联系自己的家长就可以，其他的无论对方怎么说，比如对方说：是你爸爸叫我来的，他叫你先开门让我进来……之类的。在没有与家长取得联系之前，都不要理会，总之把握一点，在与家长取得联系之前，不许开门，无论什么理由都不行。考虑到对方可能会不断地和孩子说话，可让孩子在告诉对方与大人联系之后，立即离开客厅到卧室去，并把卧室门关好，如果孩子会使用电话，也可以让他直接与家长联系，告诉家里发生的情况。

第2课

孩子独自在家注意事项

焦点案例

2016年，刚过元旦不久，重庆市儿童医院就接到了一个重症儿童，是从18层高的楼上掉下来的。当时孩子被送来时都已经是奄奄一息了，医生们感觉孩子生存的希望不大了，谁知在重症监护室急救了十来天后，孩子居然奇迹般地活了过来。

小男孩6岁了，名叫俊洁，父母都是普通的上班族，平常是外公在家照顾他。十多天以前，小俊洁的外公外出办事留他一人在家，半小时后回家时，发现小俊洁从自家18楼的房中坠下，跌落在楼下的泥土地上，奄奄一息。

“当时为了装空调外机，在防护栏上开了一个小窗。”俊洁的外公说，这个小窗平时都是用窗帘挡住，不知道小俊洁是没留意还是觉得好玩，竟然从这里掉了下去。当时小俊洁摔下楼后，落地先撞上了一棵一米多高的小树，然后掉在了雨后湿软的泥土地上，并且小俊洁的头未先着地，正是因为这种种巧合，才让他奇迹生还。

通过这件事情，家长们普遍都在反思一个问题：孩子独自在家中的安全措施该怎么做？孩子独自在家，对于孩子来说，是一项艰巨的体验，对于家长来说，这也是一个非常艰难的决定，但是这是孩子早晚要面对的，因为他们要学会独立。

孩子独自在家如何克服恐惧

父母陪伴孩子习惯了，一旦有事离开，孩子就会感到不自在，其实这很正常，加上自己生活中看了一些让人害怕的电视画面，譬如怪兽等，孩子很容易情感带入，也就产生了害怕的心态，这应是孩子害怕独自在家的原因了。如何去消除或减轻这种不安和恐惧的心理，这需要家长慢慢地引导。

❶打开灯。大多数孩子都喜欢晚上开着灯，孩子对黑暗有一种天生的不安，为了消除这种不安，父母出门时可以让孩子将灯都开着，光明能给我们很大的安全感，因为目光所及之处都是光明的，心里会轻松不少。

❷与人聊天。一个人在家很孤独，也很害怕，如果能有一个熟悉的人一起聊天，这将大大减少这种不安。父母出门时，孩子可以打电话给自己的朋友或者亲戚，也可以通过手机或电脑等在网上和朋友聊聊天。

❸看喜欢的动漫剧。很多时候，看到了有趣的动漫剧，沉浸其中后，父母回来了还没看完，而且丝毫没有独自在家的恐惧感。动漫剧是消除独处感的一种很好的工具，对于消磨时间来说是最好的选择。

❹做自己喜欢的手工。一个人在家里独处的时候，做自己喜欢的事情，如画画、做手工，都是不错的选择。做这些事情一般都要花费好长时间，因为是自己喜欢的事情，会特别投入，所以就不会害怕。

❺养一只小宠物。有些父母需要经常工作到很晚，孩子独自在家的时间也比较多且比较长，为了减少孩子的恐惧不安，不妨给孩子养一只小宠物，每

当孩子一个人时，他就可以把小宠物搂在怀里，会增加不少安全感。

孩子独自在家安全措施

一般情况下，不建议将小孩子单独留在家里，尤其是晚上。如果父母需要外出不方便带孩子，建议至少有一个长辈留在家里照看孩子。如果没有长辈的话，那么可以找信得过的，知根知底的，而且平时会频繁接触的放心邻居或朋友照看孩子。

实在没有人来照顾孩子，而父母又不能在家陪着孩子，孩子必须独自在家里时，家长需要清楚地向孩子解释你要去哪里，你会在那里待多久，以及你的联系方式。离开后，要记得不时打电话回家询问一下状况。另外，家长应该告诉孩子怎么拨打紧急电话，万一遇到紧急事故，孩子联系不到家长，可以直接拨打紧急电话，或者求助于信得过的邻居、亲戚等。总之，父母必须做好孩子独自在家的安全措施。

❶关上门窗。教孩子学会反锁大门，拒绝一切不安全因素进入房间。晚上开灯后，要拉上窗帘，不要让人从窗外看到是一个儿童在家的情景。

❷把家里电视打开并且声音稍微调大。让孩子在家里看电视打发时间外，还可以稍微把声音调大点，这样可以让别人以为家里是有人在的。

❸不使用厨房的炉灶。厨房的炉灶操作比较麻烦，而且危险不可控制。因此，没大人在家，孩子绝对不允许使用厨房的炉灶。

❹不玩打火机、刀等危险物品。这些东西虽小，但在无人监控的情况下，会对孩子及房子造成极大的危害。因此，拒绝孩子使用这些物品。

❺不拆装、搬动家用电器，远离电源。电的危害性应该早早让孩子知道，对那些带有危险性的电源和电器，应该反复交代孩子不能用来嬉戏。

❻不模仿电视里的危险动作。孩子好动，又不知道危险，要帮助幼儿懂

得什么是勇敢，什么是鲁莽行为。教育他们不要模仿电视里的危险动作，不要从高处跳下，不要做爬高、攀爬等危险动作。

❼嘱咐孩子不要轻易接听陌生电话号码。家长最好嘱咐孩子除了家人的电话号码外，其他陌生人的电话号码统一不要接听，更不要透露家长都不在家，只有自己在家。另外建议家长一定要把自家人的电话号码保存下备注。

❽当窃贼已经溜进家中，不要盲目反抗，也不要盲目呼救。窃贼进入室内没有发现家中还有一个孩子，这时不可盲目喊叫，要迅速作出反应，藏起来。当他们乱翻找东西时，寻找时机，跑出去报警或求救。如果孩子的举动被坏人发现了，让孩子不要反抗，不要阻止坏人们拿走家中的东西。

❾让孩子有报警意识。平时也要注意教育孩子，有紧急的危险事情，要懂得报警，并教会孩子报警的电话号码以及自家的地址。

❿频繁打电话给孩子或者回家看看。如果在外面走不开的父母，途中一定要多给孩子打电话，问问孩子情况。如果离家不远的，也可以回家看看孩子。

家长必须留下重要的信息和告知

让孩子独自在家的注意事项	
紧急电话	◎家长要把这些电话号码和重要信息贴在冰箱上或电话上： 消防局 警察局 救护车 亲戚或好邻居的电话 父母个人的地址和电话 ◎教导孩子如何打电话，并告诉孩子在非紧急的情况下如果无法联系到你，则联系哪些人
在家里醒目位置留下监护人的基本信息	◎监护人去的地方的地址和电话 ◎监护人的手机号码 ◎预计监护人何时到达目的地以及何时离开 ◎如果监护人可能去多个地方，估计在各处的大体时间。如果参加音乐会或演出，也要写下座位号，以便紧急情况时，剧场工作人员能够迅速找到你 ◎监护人把预计回家的时间告诉孩子，如何接监护人电话，并提醒他们不要给不认识的人开门
在家里醒目位置留下孩子的信息	◎一旦不幸的事情发生，则有关孩子的信息能够帮助急救工作人员 ◎过敏史 ◎指定医生的名字和电话 ◎最近是否生病、是否服用药物、有没有慢性病痛

第3课

孩子多大可以独自在家

焦点案例

2014年2月5日上午，陈先生去火车站接来长沙过年的父母亲，嘱咐8岁的孩子好好待在家里。1小时后，等陈先生带着爷爷奶奶高高兴兴进家门时，却发现孩子漂浮在浴缸的水面上，脸色发紫，已经感觉不到呼吸了。陈先生立即拨打120，将孩子送往长沙市中心医院抢救，却还是没能抢救回来。医生介绍，孩子入院时发现其嘴巴里面有草莓残渣，初步怀疑是先被异物卡喉，然后再摔入浴缸溺亡。

也许很多父母未曾特别关注过这个问题，孩子多大能独自在家需要特别界定吗？为什么国外有法律规定12岁以上的孩子才具有独自在家的权利，若未达到12岁，则需要监护人看顾保障孩子的安全。实际上，我国法律虽然没有进行严格的限定，但作为监护人应当知道孩子可以独处的年龄不是取决于法律如何规定，而是取决于孩子的独立性和适应能力。

制订安全防范计划

对于一个8岁的孩子来说，可能会觉得去楼下取快递的10分钟，在安全上没问题，但如果你让他自己在家待1小时，家长就应该根据孩子日常的自理能力来判断孩子是否具备一个人在家的能力。一般而言，8～9岁的孩子，如果心理较为成熟，则家长可以试着白天的时候让他在家中独处几分钟，而10～11岁的孩子，则可以尝试放学后自己回家，等1小时左右直到家长下班；大多数12岁或以上的孩子可以晚上单独留在家中几小时没有问题，但家长们还是需要根据孩子的个别情况做出决定，并且家长应当和孩子共同了解独自在家还需要完善哪些注意事项。在决定让孩子单独在家的同时，家长需要制订出一份详细的安全计划，教导孩子一一学会，并且贯彻执行。

无论你的孩子是6岁还是16岁，独自在家的时候，都需要一个负责任的成年人的监管。重要的是，要给孩子一种被监管的感觉。要实现这种感觉并不难，如定期的电话检查，或者请要好的邻居帮忙。其次，除了加强监护，还应当确认孩子安全防范的能力。举例而言，家里着火的话，孩子应该知道如何拨打119；陌生人打电话找爸爸妈妈时，应该说爸爸妈妈“不方便”接电话，而不是爸爸妈妈“不在家”等。如果父母和孩子都能够做好前期的沟通和预备工作，并且能够保证孩子可以执行安全防范措施，那么，父母和孩子就能够放心地享受分离。

不同年龄孩子独处的个别指导

6岁以下的孩子独处

学龄前儿童任何时间都需要人照顾。偶尔，家长可以让大一点儿的孩子(年龄至少在11～12岁以上)帮忙照顾一小段时间。这个年龄较大的孩子必须有能力解决小的孩子饮食和大小便事宜。永远切记不要把学龄前儿童单独留在车内。

6~9岁的孩子独处

一般而言，这个时期的儿童也时刻需要照顾。但一个心智极其成熟的八九岁的孩子，偶尔也是可以白天单独待在家里一小段时间的，前提是你必须要保证他们的安全。外出的时间要尽量控制在20分钟以内，并确保孩子任何时候都能找到你。只要有任何不放心就还是把孩子带在身边，尤其注意不要让这个年龄段的孩子照看更小的弟弟和妹妹。

10~12岁的孩子独处

这一阶段孩子正是渴望独立的年纪，但大多时候还是需要大人的照顾。也就是说，你可以逐渐开始培养孩子的独立性。比如，做好安全计划之后，你可以尝试让10岁的孩子放学后独自在家一两小时，但晚上就不可以。与此同时，准备所有的应急电话等信息。12岁的孩子则可以尝试晚上单独在家，但半夜以后就尽量不要。绝对不要让这个年龄的孩子自己过夜。他们已进入逆反期，对家长设定的规矩可能不理不问。如果你的孩子放学后会独自在家，找时间打电话给他们了解情况。尽管他们会嫌你烦，但你的电话会让他们安心很多。保持好与孩子的沟通，孩子也会安全愉快地待在家里。

第4课

谨慎对待陌生人求助

焦点案例

10岁的小雪在亲戚家吃过饭后，一个人回家。亲戚家住在邻村，小雪要走20分钟才能到家。下午1时左右，当小雪走到乡镇敬老院附近时，遇见一名骑着三轮摩托车的40岁陌生男子。陌生男子向小雪问路时，热心的小雪告诉他顺着这条路一直开下去就是了。陌生男子又问小雪是否一个人出行，得知小雪独自一人后，陌生男子称还是不知道路，让小雪上车带他去。小雪没有怀疑和防备，就上了陌生男子的车。

上车后，陌生男子见四下无人，将小雪带到一处偏僻地，将其强奸。事后，男子让小雪待在原地不准出去，过了一会儿，小雪看见男子走了，边哭边往回跑。跑到亲戚家，将这件事说给了亲戚，亲戚向派出所报了案。

对家长来说，孩子的安全是健康成长的第一道关，任何“没想到”对一个家庭的影响都可能是毁灭性的。可是父母不可能把孩子永远保护在自己的羽翼之下。在离开父母温暖的怀抱后，孩子们必须学会在外面的世界里保护自己，授之以鱼不如授之以渔。

告诉孩子怎样应对陌生人搭讪

“不要和陌生人说话”成为了一些家长为孩子立的一项新规，然而陌生人真的这么可怕吗？如果完全禁止孩子和陌生人交流，那在孩子长大之后，这会不利于他们的人际交往。

一味排斥陌生人并不是一个正确的方法，我们应该教导儿童如何与陌生人打交道才对。家长要告诉孩子的是礼貌对待他人，这个他人就包括了陌生人。

当遇到陌生人搭讪时，首先要保持礼貌，说声“你好，请问有什么事吗？”如果遇到陌生人有什么要求，自己感觉不对劲儿的，就说“不好意思，我现在有事要回家”。

在和陌生人讲话时要保持距离，大约80厘米就可以了，即两个胳膊相加的长度，不能让“陌生人”触摸或过于靠近。这个距离必须有，万一遇急，这个距离可以保证孩子迅速做出反应逃离或大喊。

在与陌生人接触时一定要有所警惕，要以警惕的心去对待，不被陌生人的谎言和诱惑欺骗。有时候陌生人会装作认识儿童的父母，或者以儿童父母的名义要求儿童去做一些事情，在这种情况下，儿童一定不要同意。有时候陌生人会拿一些糖果、玩具吸引儿童，这时儿童不要被他们的诱惑吸引，拒绝他们的赠予就行了，可以礼貌地说一句：“谢谢叔叔，但妈妈不让我拿别人的东西。”

除了警惕陌生人，家长还应该教孩子不要害怕。有的孩子会很怕生，不愿跟陌生人交往，这时父母应鼓励孩子在父母在场的情况下积极与陌生人交往，可以跟陌生人做游戏、聊天等。但如果父母不在场时，孩子遇到陌生人也不要害怕，但不要跟陌生人走，也不要吃陌生人的东西，当受到陌生人侵害时，大胆地说“不”、大胆地求救。

遇到紧急情况时，要让孩子及时求救，可以向警察求救，如果身边没有警察，应向身边的人求助。可以向身边的人喊：“叔叔、阿姨，我不认识他，你们救救我吧！”

孩子还应该学会保护自己的身体，尤其是女孩，要告诉孩子有些地方是自己的隐私区域，任何时候都不能被别人摸，让孩子有一种自我防卫的意识。

另外，父母也要让孩子特别警惕网络上的陌生人，不要让孩子约见不认识的网友，以及注意在网上聊天时不要轻易泄露自己和家人的隐私。

遇到陌生人求助要多个心眼

并不是所有的陌生人都是坏人，所以父母不能只给孩子灌输“是陌生人就很危险”的意识，应该辨认陌生人的可疑行为，比如，无端向孩子寻求帮助的陌生人、要给孩子糖果或玩具的陌生人、告诉孩子爸妈有危险的陌生人、突然跑来告诉孩子自己就是警察让孩子跟他走的人、告诉孩子自己是父母的朋友要带他出去玩的人、询问很多孩子的个人信息的人、让孩子保守秘密甚至冒充其他孩子的父母等都在此范畴内。

父母在给孩子讲这些陌生人的可疑行为时，要穿插在日常生活中可能涉及的地方或活动，让孩子印象更加深刻，感觉到危机意识。比如，父母离开家时，要告诉孩子独自在家时不用应门，更不要给陌生人开门，如果有人打电话来，就说父母现在在忙，等会儿回电话等，不要透露父母不在家的信息给陌生人。

❶学会识别谎言。日常生活中，家长应告诉孩子，对于陌生人问路，敲门进屋，称其父母要来人把自己带到某处或请求协助寻找丢失的宠物之类的事时应保持警惕，这是犯罪分子诱拐儿童的普遍策略。家长应告诉孩子，在未得到

爸爸妈妈的亲口允诺下，都不能跟着陌生人，甚至是警察和消防员走。

如果孩子正走着，有陌生人叫出孩子的名字，并说是认识孩子或者家人，请不要相信他，他可能是看到了绣在你衣服上的名字或跟踪你时听到有人这么称呼过；还有的坏人自称是消防人员，编造家里房子着火的紧急情况；有的谎称是孩子父母的朋友，要将孩子带到其父母那儿等，这些一定要警惕。

❷不要只看陌生人的外表。若让孩子画出陌生人的样子，一般他都会画出一个可怕的嘴脸。其实，那些真正想侵犯孩子的人一般都会装出一副和蔼可亲的面孔。据有关方面调查，对儿童进行性犯罪的嫌疑人中，90%是儿童认识的人。在未知会父母的情况下，女孩子不要单独外宿或跟异性到任何地方去，即使是认识的人。

❸学会大声呼叫。小孩子身单力薄是打不败侵犯者的，但他们能做许多吸引周围人注意力的事情。比如，大声呼喊："救命！他不是我的爸爸！"这样会引起围观者的注意和警惕，争取得到救助的可能。

❹大胆拒绝。父母都想培养一个有教养的孩子，但也应让孩子知道，什么时候可以打破常规。比如，假如有人威逼孩子做无礼或危险的事时，要勇于说"不"，坚决拒绝他。

❺让孩子尽情倾诉。在日常生活中，父母与孩子要经常进行交流。如果孩子对某人有所不满，家长不要简单地说"不许说某人坏话"，而要和孩子一起分析，这样孩子一旦遇到不惬意的事，或有陌生人骚扰了他，才能够向他所信赖的人尽情地倾诉。孩子知道有人时刻在关心着他，就能减轻心理压力，减轻心理伤害，并能及时让坏人得到应得的惩治。

❻学会寻求帮助。遇到麻烦找警察，是最基本的常识，但仅此还不够。假如警察不在附近怎么办呢？还应让孩子知道，公园、商场、电影院等地方的工作人员都可以求助，多一个选择就多了一个避开伤害的希望。

第5课

教会孩子说“不”

焦点案例

哲哲上小学一年级了。一天放学，他在校门口等妈妈，一个女人却走过来拉他的手，说：“哲哲，我是你阿姨，你妈妈临时有事不能来接你了，让我接你去餐厅吃饭。”哲哲一看是个陌生阿姨，就把小手缩了回来。阿姨接着说：“怎么，你不相信我啊，那你妈妈是不是说今天放学要带你去餐厅吃饭呢？”妈妈的确说过的，可是，妈妈说过不能跟陌生人走，这个阿姨是陌生人。哲哲还是不走。这时，接哲哲的这个女人有点急了，她一把拉住了哲哲的小手，哲哲反抗，她就使劲儿拖着他往回走。这时，哲哲回头朝门里面的保安室大喊：“救命啊，坏人拐小孩啦！”他边哭边喊，听到喊声的保安赶忙从门卫室那边跑了过来，他们一把抓住了那个女人，不管她怎么喊也不松手。最后，赶过来的老师急忙给哲哲的妈妈打电话，结果哲哲妈在电话里说，接哲哲的那个女人的确是她的亲戚，她临时有事才让亲戚帮忙的。虽说是虚惊一场，但哲哲的这种安全意识受到了老师和保安们的一致赞扬！

孩子都是妈妈的心头肉，让孩子防拐防骗那是刻不容缓的事情。据说儿童失踪事件一旦发生，寻回概率微乎其微，找回的也只是幸运中的幸运。所以，做父母的平常就应该给孩子树立安全意识，不要随便跟陌生人走，对陌生人的行为一定要保持警惕。

学会辨认可疑的人

很多小朋友无法真正区分陌生人和熟人，在孩子眼中，见过面或者交流过的人就不算是陌生人了，比如，快递员、送报员、送餐员、网友……甚至路人，如果给孩子东西，和他玩儿两小时，也会被视作熟人。但危险也往往蕴藏在其中。作为家长，要告诉孩子的是陌生人并不可怕，陌生人并不等于坏人，要礼貌友好，但必须遵守规则。

父母教育孩子认清什么是可疑的行为，更能让孩子掌握保护自己的策略和技巧。让孩子识别一些可疑的成年人的行为。父母要在日常生活中不停地提醒孩子，和孩子探讨这些情形，并让孩子熟知如果碰到这种情况，应该采用的应变方式。究竟什么样的行为算是可疑的呢？

❶寻求孩子的帮助："我需要你帮我找我的孩子，你可以帮我吗？""你帮我找找我的小狗，好吗？"家长可以告诉孩子，大人无论什么原因都没必要向孩子求救。

❷给孩子喜欢的礼物或糖果等物："你想要吃糖吗？""我的车上有一个滑板，你要吗？""如果你坐在我的腿上和我一起看视频，我会给你我的一只小猫(我会让你抚摸我的猫)。"

❸佯装有紧急情况："快点儿！你妈妈出事故了，我带你去医院。"

❹伪装成其他孩子的父母："你就是打我儿子的那个孩子。跟我来，我们去找你的父母。"

❺假装成警察等公务人员："我是警察，这是我的证件，你一定要跟我来。"告诉孩子一定要给你打电话尽快核实有关情况。

❻伪装成父母的朋友："我是你爸爸的一个老朋友。他让我过来看你，你能带我去你家吗?"

❼让孩子保守"秘密"：如果任何一个成年人要求孩子保守一个令人不安的秘密，孩子完全可以把这件事和他所信任的父母、大人讨论。

❽向孩子询问个人信息："你家的地址是什么?如果你告诉我，我会送你一个玩具。""我需要你的电话号码，这样我可以和你的父母联系。"父母一定要告诫孩子：不要透露个人信息，如姓名、地址、电话号码、所在学校、家长姓名、社会保险号码等。

❾别给陌生人开门：如果父母在家，让父母开门。如果独自在家，千万别应门。接电话时，别让孩子说独自在家，可以让孩子这么说："我父母现在有点儿忙，抽不开身，麻烦你留个口信，我等会儿让我父母回电话。"这样给人的感觉是家中还有其他人。

人是需要互相帮助的，帮助别人也是需要智慧和学问的！人是应该帮助别人，但一定是帮助者力所能及的事情！只有在生活中，孩子学会了帮助他人的本领，家长们才会由衷地高兴，而且会真正地放心！

怎样教孩子学会对他人说"不"

孩子在与他人自主交往的过程中，能学会有效地拒绝别人，也能学会友好地与他人相处，这同样是孩子成长过程中不可缺少的一种经历。如果孩子能够在自己的权益受到侵犯时勇敢地拒绝他人，那么，当父母的就可以不用那么替孩子操心了。所以，让孩子学会拒绝他人，对他人的不合理请求勇敢地说"不"也是有必要的。

“敢于拒绝，善于说‘不’”，别说孩子了，即使是成年人，也很难做得好。但是，为了孩子的健康成长，为了他们能够有健康的社交关系，教会孩子学会说“不”又是家长们不得不做的功课。

要教导孩子，作为家长自己必须搞清楚为什么要说“不”，什么时候要说“不”。概括起来，无非三种原因，一是“不可以”，一是“不愿意”，还有就是“力所不及”。

不可以

当对方的要求违背了我们做人的原则，甚至违反了道德和法律的时候，那么就是“不可以”的情况。比如要求考试帮忙作弊、要求一起逃学去玩、要求帮着欺瞒老师或家长……更严重的，比如吸毒、打群架乃至其他违法犯罪的行为。这种情况下不懂得拒绝，被人左右，绝对是害人害己。

不愿意

不愿意应该是孩子中最常见的，是别人的要求和自己的意愿或者计划相冲突。就比如同学有事向他借钱，借了不还，甚至借了再借；同学邀请一起去玩，但自己已经去过了很不想再去……这就是“不愿意”的情况了。这种情况下，如果不懂拒绝，就会委屈了自己，让自己不开心。

力所不及

这种情况又分两种类型，一种是明知道自己做不到还要打肿脸充胖子；一种是高估自己，做出超出能力范围的承诺。

既然孩子可以拒绝他人的要求，那么他人同样也可以拒绝孩子的要求。当孩子遭遇到别人的拒绝时，父母也应该引导孩子，用一颗平常心去对待。也许他人也有自己的苦衷，因此要让孩子学会体谅他人的难处，坦然接受他人说“不”。

第6课

被坏人挟持时紧急求助法

焦点案例

2016年10月的一天，上小学四年级的欣欣遭遇了一场噩梦。下午3点半左右，她像往常一样放学后独自回家。当快走到家门口时，她感觉有人一直跟着她，对方肯定不是好人，怎么办呢？欣欣家在四楼，但是此时爸爸和妈妈都还没有下班，家里肯定没有人，她要是回到家里这个坏人也会跟着一起进到家里。

聪明的欣欣决定不上四楼，她来到一楼住户门口，大声地敲门。她以为一楼住户会出来开门，然而遗憾的是，欣欣敲了一会儿没有人开门，尾随者大概识破了欣欣的心思，快步靠近。“我是你家新来的邻居，我们聊聊吧！”男子嘴上这么说着，手上可没闲着，他手持水果刀，将欣欣强行拖拽到了地下室，并对其进行猥亵。欣欣吓坏了，不仅大哭还大喊救命，嫌疑男子顿时被吓住，随后罢手落荒而逃。

孩子们一天天长大，需要自己面对许多突发问题，有些问题甚至是超出当下那个年龄段所能承受的，这就要求家长们提前进行教育，帮助孩子树立安全意识以及自我保护意识。那么，假如年幼的孩子独自在外，发现遇到陌生人的尾随，孩子知道怎样才能脱险自救吗?

有陌生人尾随如何自救

遇到绑架、挟持等危急状况，孩子得学会如何自救，但是日常生活中因为有许多危险，所以家长就只把孩子关在笼子里的做法正确吗？一味排斥孩子和陌生人接触，教导孩子不和陌生人说话，其实会很大程度影响孩子长大后的人际交往能力。正确的方法应该是教导孩子如何与陌生人打交道。

❶保持距离。孩子与陌生人保持一个合适的距离，因为太靠近陌生人有时候是非常危险的。

❷拒绝接受东西。陌生人为了靠近孩子，可能给孩子一个糖果或是巧克力棒。家长要告诫孩子，不要接受来自陌生人的任何东西，这个要当成一种习惯来培养。

❸发现被坏人盯上，不能惊慌，要保持头脑清醒、镇定。同时，根据自己的体力和心理状态、周围情况、歹徒的动机来决定对策。如果只是被歹徒盯上，应迅速向附近的商店、繁华热闹的街道转移，那里人来人往，歹徒不敢胡作非为；还可以就近进入居民区，求得帮助。

❹不和陌生人去任何地方。无论陌生人说什么，都不要和他一起去任何地方。一旦碰到需要迅速摆脱的险境，可以丢掉任何携带的东西，大声叫喊，并快速奔跑。如果可能，可以跑到就近的成年人身边（最好是带孩子的妇女）尖叫：“救命啊！这不是我的爸爸！”

❺如果遇到凶恶的坏人，自己又无法脱离危险，遇到这种情况，要大声

呼喊，拼命抓住周围固定的物体，如车门、自行车扶手等，一定要奋力反抗，免受伤害。反抗时，要大声呼喊以震慑坏人；动作要突然迅速，打击坏人的要害部位，在此过程中要不断寻找机会脱身。总之，不能轻易让陌生人拉自己走。

作为家长，平常生活中就应该时常告诫孩子，让孩子牢记以下5点：

❶有陌生人搭话时提高警惕，坚决不与陌生人同行。

❷不要接受陌生人的任何东西，避免与陌生人交谈。

❸不轻易相信陌生人说认识自己的家人、老师或同学等。

❹无法躲避陌生人时，尽量找值得信任的人求助，如警察、军人。

❺已经被陌生人拐走，孩子要找机会拨打110。

被挟持时该如何自救

如果孩子不幸遭遇绑架，被陌生人挟持到某个地方，怎么办呢？这时，要记住以下几点：

❶不要过分反抗、过分挣扎，尽量避免激怒犯罪分子。这样做是为了防止犯罪分子对孩子进行身体伤害。要尽量拖延时间，记住犯罪分子的体貌特征、车辆型号和牌照号码等。

❷当犯罪分子蒙上你的眼睛时，那就用心记住他们所说的话，例如，他们之间是怎么称呼的、他们都说了些什么，要尽量将听到的线索默记在心里，到达藏匿地点后，要尽量了解藏匿地点的环境特点，与犯罪分子周旋。

❸大部分绑架者都是想勒索钱财，你要装着很配合的样子赶紧把父母的电话给他，并央求绑架者收到钱放你回家。

❹当犯罪分子问："你认识我了吗？"一定要回答："不认识，我被吓糊涂了。"

❺脱身后要及时报案，尽量准确描述作案人体貌特征，使犯罪分子尽早被绳之以法。

❻被绑架后，你一定要胆大沉着机智，不能硬碰，而要装着顺从的样子，去软化绑架者，使绑架者放松对你的戒备。

第7课

和大人走散了怎么办

焦点案例

2014年元旦晚上11点多，在南京市秦淮区老门东地区，许多市民正围在城墙边舞台旁观看表演，但来自贵州的张先生急坏了，他10岁的儿子不见了，连忙报警。到晚间12点，一对南京本地夫妻领着一个男孩找到民警，该男孩正是张先生的儿子。

原来张先生的儿子贪玩，他看另一个地方人多又热闹就独自跑开了，到了一家店想给爸爸买个礼物送一份惊喜，没想到礼物买到了，却找不到爸爸了。

我们常常听到和看到有的父母带孩子外出时，一遇到熟人或者自己感兴趣的事情，就只顾自己聊天或去围观，一时忘记了孩子，结果造成了孩子意外走失。虽然这种事情发生的概率不高，但是一旦发生对于整个家庭则是致命的打击。所以防范儿童走失、丢失、被拐，任何时候都不能松懈。

如何防止儿童走失

据统计，在所有12岁以下的走失的儿童中，年龄越小的儿童占的比例越大，那么，如何防止儿童走失呢？带孩子出门的家长应该注意以下几点：

少带孩子去危险的地方

拐骗儿童的易发地多在人多嘈杂的地方，或者比较偏僻很少有人的地方，这两种地方罪犯便于下手，家长一定要提高警惕。人多的地方，如公园、游乐场、车站、医院、商场、超市等，有些犯罪分子装成和蔼的中年妇女，上前搭讪，夸孩子长得聪明漂亮，伸手要抱孩子，抱起孩子就跑。还有在商场、超市，父母忙着挑选物品，孩子放在一旁，结果犯罪分子趁机下手等。

让孩子牢记家庭地址、父母名字和电话号码

平时家长要让孩子记住父母的姓名、父母和家里的电话号码、家庭的详细住址，并嘱咐好孩子这些信息不能随便告诉他人，一旦找不到父母，要把这些信息告诉警察。

出门穿件鲜艳颜色的衣服

鲜艳的衣服更醒目，带孩子出门前，给他穿上好辨认的红、黄等亮色衣服。万一在人多的地方走失了，更容易被发现。另外，还要跟孩子交代，一旦找不到爸爸妈妈，应站在原地不动，但不能坐下或蹲着。因为孩子本来个头就矮，蹲下后很容易被着急寻找的爸爸妈妈错过。

寸步不离盯紧孩子

很多孩子的走失，都只是家长一个转身的工夫。带孩子外出时，家长的头等大事就是随时注意孩子是否在自己身旁或视线范围内。有些家长一遇到熟人，就只顾聊天、看热闹，把孩子抛到脑后，结果使他们意外走失。此外，家长尽量不要带孩子到大型商店、热闹街道、人多的活动场所等，以免太拥挤，孩子被趁机拐走。如果真要带孩子去，就寸步不离地盯着，哪怕去洗手间、接个电话等，也不要离身。另外，不要让陌生人帮忙照看孩子，即使你突然有急事，哪怕时间很短都不要这样做。

教育孩子不要随便去别人家做客

之前就有过孩子去同学家玩，结果当时家里没有大人，附近的无业游民将孩子骗走的事例。尤其是女孩子，更要特别留心，无论去哪里都要及时与大人取得联系，并告知具体方位。

教孩子认方位

孩子不懂得东西南北，一旦走丢，很难找到家的位置，所以从小就应该教他们正确认识方向。我总结了一首简单易记的歌谣："清晨太阳升在东，夜里马勺北斗星，街道门牌要记清，会认东南西北中。"白天看到太阳，就教他太阳东升西落，天气好时晚上看星空，教他找北斗星的勺沿，再往上五等分就是北极星，这颗星永远处于北方。另外，一定要让孩子记清家里的街道门牌，并让他自己试着往回走几次。这些小技能要从小让孩子学会，万一碰到意外，就可能派上大用场。

如果允许，可以给孩子配备电话手表等定位装置

许多家长都给孩子戴能够定位的电话手表，一旦孩子超出设定的活动范围，家长就会立即收到提示信息。

告诫孩子放学后如果没有家长接的话，尽量结伴回家

放学的途中不要随意逗留，以免受诱骗；不要轻信陌生人的甜言蜜语，不贪小便宜。不因贪吃、贪玩上当受骗。

容易走散走失的节点和场所

通过对历年来的孩子走失走散案例的盘点和分析，发现假期尤其暑期是一个高发的敏感时期。

假期里，有些小学生喜欢结伴去玩，因为自己或者一些外在因素，甚至会

造成集体的走失。还有，大部分的父母都喜欢在假期带孩子出去玩，因为一时的疏忽造成孩子的丢失，这种情况时有发生，暂时的丢失也许不会直接夺走孩子的生命，但存在很多的安全隐患，多一分钟就多了一分危险。有些孩子在好心人或是警察的帮助下回到了父母的身边，但这恰恰给所有的家长都敲响了警钟，不要存在侥幸心理，不要对自己在孩子的看管问题上一味地自信，认为丢失孩子的事情永远都不会发生在自己的家庭。

对于有孩子的家长来说，没有一个绝对安全的地方，相对来说，以下几种场所比较容易造成孩子的走失。

❶公园、动物园和游乐场。有些孩子比较好动，遇到一些好奇的事物就会停步不前或者擅自跑开，等家长发现时都不知道已经去了哪里。

❷超市和商场。琳琅满目的商品，看着相似的一层层货架，或是父母在挑试衣服，无意间就会造成孩子和父母之间的分离，极易走失。

❸车站。车站是各色人群聚集的场所，尤其在节假日，人山人海，特别要提高警惕。孩子一旦被拐走，那找寻起来真的犹如大海捞针。

❹放学的路上。如果会途经偏僻的小路，也是不可掉以轻心的。

❺家里。家里也并不是百分百安全的地方，家长也不可大意。

和大人走失后要这么做

一天早晨，豆豆和往日一样，和外公一起坐地铁去学校，可是在出站的时候，因为拥挤和外公走散了。焦急的老人在地铁站周围寻找，但是没有找到，便立刻奔向学校，但是也没有看到孩子。老人非常紧张，此时，该班级一位热心家长将相关的寻人信息发到了网上。就在大家紧盯手机刷朋友圈，或是奔走于街上找寻豆豆的时候，10点的时候，豆豆自己回家的信息传来，该学校的QQ群中也证实了这一消息。

据了解，豆豆是从走失的地方凭着记忆自己坐地铁回家的。

豆豆通过“自救”找到了自己的家，也提醒了父母应教育孩子提高自我保护意识，平时多积累一些自救常识。

孩子能自己走回来当然是好事情，但作为家长千万别寄希望于孩子自己找回家，我们应该做的是告诉孩子，在找不到家人时，应该这么做：

❶在原地等待。一旦与父母走失，孩子一定要在原地等待，不要随意走动，这样当爸爸妈妈发现孩子不见时，可以顺原路找回。如果随意走动，父母就不容易找到了。

❷发现找不到父母时要冷静。父母应当告诉孩子，当他发现与父母走散后，不能害怕和哭闹。千万不要大哭、呼喊，惊慌地四处乱找，乱跑，因为这些行为很容易引起坏人的注意，当坏人发现你是走失的孩子，很容易就把你骗走。

❸学会求助警察。告诉孩子如果在原地等了很长时间还是等不到爸爸妈妈来，可以向警察求救，如果是在商场也可以向附近的保安、工作人员等求救，如果附近有电话可以拨打110，向警察说清楚你所在的地点，等待警察来帮忙。

❹不要轻信陌生人。父母应该告诉孩子千万不要随便跟陌生人走，不管他说什么，可能这个陌生人会说是爸爸妈妈的同事，也可能说带孩子找爸爸妈妈，不要相信他们，万一他们是坏人，把我们带走，我们就找不到爸爸妈妈了。不要碰到一个人就告诉他们你找不到爸爸妈妈了，更不要向陌生人借电话，最好求助于附近的保安、警察。陌生人给东西不能要，给食物和水都不能要。

以上四点一定要提前教给孩子，也可以在家多演练，让孩子加深记忆。

CHAPTER 2

性教育安全篇

第8课

教女孩子远离“大灰狼”

焦点案例

2012年8月，一位网友回老家度假，在与老家的孩子玩耍的过程中发现了一个惊天秘密：孩子们所在的小学校长对孩子性侵，而且已经持续了好几年，那位校长现在依然在学校任教。

小女孩咪咪告诉这位网友说：“我有个秘密，杨××老师把我抱到办公室，脱下我的裤子……”得知这一消息，网友震惊不已，在她的继续询问之下，咪咪讲了许多。咪咪说她的妹妹小雨也曾被杨老师带到办公室，脱掉了她的裤子。这件事情非同小可，这位网友先后对这所小学的多名女孩子进行询问，发现咪咪所说属实。网友立即打电话报警，公安机关介入之后，警方查出了一个更为令人发指的调查结果。在这起性侵案中，已核实的受害者多达9名，其中今年最大的已经20岁，最小的年仅8岁。受侵害时，这些孩子最大的上四年级，最小的仅上一年级。而时间跨度长达12年。其中一位8岁的小孩刚上学，她说最近杨老师把她害了4次，有两次穿的是白色的裙子，一次穿短裤，一次穿红裙子。证据确凿后，警察立即将校长杨××抓了起来。

未成年人性侵害一般是比较隐蔽的，不容易被发现，即使发现了，受害者也不去报案，不去张扬。很多未成年人性侵害的实施者都是家庭内部成员和学校熟悉的成人，大部分犯罪嫌疑人都有一定背景，同时受贞操文化的制约，家长为了保护孩子而选择沉默。儿童在遭受性侵害之后，多数将会一辈子生活在性侵害所带来的阴影中。性侵害不仅在短期内对受害儿童的身心健康产生影响，而且从长期看，对其性格、心理及成长都会产生不良影响。性侵害更大的伤害是孩子的接触社会能力，犯罪嫌疑人没有受到及时的惩处，甚至还正常地生活在受害儿童的身边，对其一直构成威胁，导致受害儿童迷茫和恐惧，甚至出现自闭和性格扭曲。作为家长，我们有必要引导孩子远离性骚扰，呵护他们的身心安全和健康。

如何与“大灰狼”周旋自救

家长一定要教育孩子不要跟陌生人走，离开家出去玩的时候不能一个人，而且要告诉家里人要去哪里、和谁玩。如果不认识的人要把自己带走，最好的办法是要大声喊“救命”，也可以说“我不认识这个人，帮我打110”。这样就会立刻引起周围人群的注意，及时得到救助。看见别的小朋友被不认识的人带走，也要大声喊“救命”。

家长从小要指导儿童正确的性观念：任何人提出的性接触，都要断然拒绝。如果发现对方不怀好意，一定不要惊慌失措，沉住气，尽量为自己创造逃脱的机会。若不幸真遇到坏人时，家长要教育孩子记住以下几点：

❶不要跟坏人硬碰硬，孩子毕竟力量上敌不过大人，一定要以保全生命为优先。

❷利用生病、生理期、先做朋友或上厕所为借口，拖延时间，趁机逃跑。

❸当遭遇坏人绑架挟持时，注意观察周围环境，在必要的时候，石头、树枝、沙子、笔、刀子、雨伞、口哨等都可以作为自己的武器，趁对方不注意时，予以攻击，迅速逃脱。

❹决定要攻击时，一定要看准了，一次就打中，并马上逃离现场。人身体的要害部位包括眼、耳、鼻、下巴、脖子、生殖器、膝关节，利用手指攻击眼睛，指甲抓脸，脚踢膝关节及要害。

❺一定要大声尖叫。有道是“做贼心虚”，在实施犯罪行为时，多数都心虚，所以遇到危险时，应大声呼救。

无论犯罪分子是否得手，孩子都一定要向父母、学校报告，不要因为对方是自己熟悉的人而将事情隐瞒在心里，也不要因为受到威胁、恐吓，而不敢揭发事实真相。

这里需要给父母强调的是，这些安全问题并非跟孩子说一声就完事，需要家长时常提醒孩子，最好能经常演练一下安全防护措施，让孩子记忆深刻，以备不时之需。

第9课

自己的身体自己做主

焦点案例

2015年9月，上二年级的蕾蕾从学校回来后，就去邻居家找好朋友一起玩，这时，好朋友的爷爷赵某某从卧室里出来，他打发其他孩子到院外玩，让蕾蕾单独留下，说要出几道题单独考考她。

赵某某将蕾蕾带进卧室后将门关闭，并打开电视让蕾蕾看。蕾蕾称，画面上有两个外国女子和一名男子都光着身体，不断地发出时高时低的叫喊声。这时赵爷爷开始抚摩她的头和身体，并把她抱进怀里，夸奖她长得乖，学习成绩好。

其间，赵某某拿出3块钱给蕾蕾，说是对她的奖励，让她留着买糖、买本子，不要告诉任何人。蕾蕾收下钱后，赵某某让蕾蕾看电视，说要模仿电视上的人做游戏。随后将蕾蕾的裤子褪去，接着又脱掉自己的裤子，对蕾蕾开始进行猥亵。蕾蕾不肯，赵某某拿出了20元给她，说只要答应做游戏就奖励她。蕾蕾说钱多不敢要，这时赵某某突然将她压倒在身下……

近年来，儿童遭遇猥亵和性侵犯的案件时有发生，很多时候儿童对于自己遭受的伤害却茫然不知，或由于羞于启齿而隐瞒，这说明一个问题，我们的家长对孩子的性教育做得远远不够，为了防止这类事件发生，正确的性教育一定不可以忽略。许多孩子性自我保护的知识匮乏，不能正确认识自己的隐私部位，遇到性侵害茫然不知所措，甚至不知道这是危害自己的行为。作为家长，在防范性骚扰的问题上，该如何教育和引导孩子，呵护他们的身心安全呢？

正确告诉孩子性侵问题

很多家长会有这样的疑惑，就是怎么跟孩子沟通性这个问题？其实，性教育要从孩子很小的时候就开始，坦荡荡地跟孩子讲解性知识，可以让孩子避免性侵，更好地保护自己。

有专家建议，对孩子的性教育可以从幼儿时期就开始，在日常生活中，父母要帮助孩子树立起性别意识，让他们知道男女有别。例如，同孩子一起洗澡时，就是教孩子分辨男女和怎样保护自己的最佳时间。你可以告诉孩子这些器官是女宝宝的，那些器官是男宝宝的，不能乱碰别人，也不能让别人碰这些隐私部位。

家长要帮助孩子了解自己的身体。有些家长会觉得不好意思，说得含含糊糊。其实，这种关键部位不仅要让孩子有正确认识，还要告诉他们，这些地方除了爸爸妈妈帮你洗澡时以及医生检查时，其他任何人不能看、不能碰。还要告诉孩子，只要涉及身体的隐秘部位，大人、老师的话不是都对的，老师的要求不是都要听。

如果孩子的年龄过小，他们不太理解家长所说的性侵，那么你可以试着告诉孩子什么是不恰当的触摸。

家长平时要与孩子讨论不同种类的触摸的区别，让孩子区分清楚什么是好的触摸，什么是不恰当或有害的触摸，还有哪些触摸不知道是好还是坏的。

好的触摸是孩子喜欢的，如父母的拥抱，朋友的手拉手；不恰当，或者说是有害的触摸是儿童想停止的触摸，如打、拍、踢或触摸儿童的隐私部位；不知道是好还是坏的触摸，是让孩子感到迷惑或不舒服的触摸。家长可以告诉孩子，遇到让自己不舒服的触摸时，要迅速离开，跑向人多的地方。

当孩子能够理解性观念时，家长应该用尽量科学的语言告诉孩子一些常识，不要言语含糊、遮遮掩掩、欲语还休，这样孩子才会很自然地接受知识，才会有坦荡的心态，而不会有羞耻感，也不会觉得这个话题不可言说。

背心裤衩覆盖的地方不许别人触摸

家长应该告诉孩子背心、短裤、裙子遮掩的部位是我们的隐私部位，是坚决不能让别人碰的。如果没有必要，却有意地触碰，就是性侵害。

让孩子清楚地知道哪些是性伤害行为是非常有必要的，告诉孩子如果有人对自己有如下行为，是不对的：

❶给你看光身子的照片，看有很多成人裸体镜头的电影或者视频。

❷把孩子带到一个隐秘的地方，叫孩子脱下衣服或裤子，摸孩子的胸部或生殖器。

❸让孩子摸他身体的某个地方，如胸部或生殖器，或让孩子看他的裸体或隐私部位。

❹用他身体的某个部位，如生殖器或者嘴巴，接触孩子身体的隐私部位。

❺在公交车、电影院等公共场所摸孩子身体的隐私部位。

那么，一旦孩子遭遇性伤害，父母不要一味地抱怨、伤心、躲避。遇到性伤害怎么办？要做到以下几点：

❶在与他人的接触中，如果判断出了是不好的接触，要尽快冷静下来，

然后想办法机智地离开。

❷不要激怒侵犯者，这样会给自己带来生命危险。

❸如果被性侵害，要做三件事情：立即告诉爸爸妈妈、报警、到医院检查身体情况。

❹如果自身力量无法与侵害者抗衡，也没有机会逃离，在万般无奈的情况下先顺从罪犯，保护好自己的生命。

为了防患于未然，提醒家长们，尽量不要把孩子，尤其是女孩子托付给并不知根知底的异性，并让孩子跟异性单独相处。孩子自己是没有判断力的。她（他）觉得爸爸妈妈把我托付给这个叔叔，这个叔叔就一定是好人。

另外，家长要学会“察言观色”，作为家长一定要关注自己的孩子，不但要注意她（他）的生理变化，还要注意她（他）的心理变化，比如，本来很外向开朗的孩子突然变得沉默寡言了，这时候家长就要及时跟孩子沟通了。家长要及时询问孩子在最近一段时间碰到了什么事情，见了哪些人。同时作为孩子也要学会自己保护自己，碰到危险要及时呼救或者跟家长反映。

第10课

如何面对儿童性早熟

性早熟症指青春期发育过早发生。在低于正常青春期启动平均年龄2个标准差时出现任何第二性征发育，称为性早熟。一般男孩在9岁前、女孩在8岁前出现青春期发育，才定为性早熟。中华儿科学会内分泌及遗传代谢病学组日前发布的一项最新调查显示：我国女孩青春期发育年龄平均为9.2岁，比30年前的12.5岁提前了3.3岁。据国内调查，5～9岁儿童性早熟发生率为1%～3%，且大多属于假性性早熟。据报道，目前我国城市儿童“性早熟”发生率是4%～7%，超过农村儿童2～5个百分点。比此前的统计都高，说明我国儿童性早熟发生率确实有逐渐增加的趋势，接近发达国家水平。

儿童性早熟有三大危害

性早熟给孩子造成的危害是比较大的，有的甚至是严重的生理和心理上的创伤。儿童性早熟的主要危害有以下三点：

儿童性早熟危害之一：个儿长不高

由于骨骼发育过快，性早熟儿童的生长周期会明显缩短，没有足够时间发育，最终使其成年后的身高比一般人矮。性早熟的孩子，约半数最终身高不足150厘米。

儿童性早熟危害之二：性格压抑

性早熟的孩子可能因为在体形、外表上与周围小伙伴不同，过早地背上沉重的思想包袱，产生自卑、恐惧和不安情绪，对心理健康产生长久的不良影响。

儿童性早熟危害之三：内分泌紊乱

性早熟本身是一种内分泌疾病，只不过患儿自身的内分泌失调程度存在个体差异，即存在轻重缓急之分。症状较轻的患儿主要表现为性激素水平的失调，而症状严重的患儿就会导致或合并其他内分泌功能失调，出现更多的临床表现。

避开儿童性早熟诱因

随着现代社会生活水平的提高，爸爸妈妈们越来越注重对孩子的护理和营养健康，经常给孩子喂补品，使用保健用品，但这往往容易导致儿童性早熟。儿童性早熟是一种疾病，还会带来许多心理和社会问题，如注意力不集中、认知能力和发育水平落后于同龄人。专家提醒儿童家长，应该重视自己孩子的身心健康。要预防孩子性早熟，我们必须先了解导致孩子性早熟的因素和原因。

原因之一：盲目进补

现在生活条件好了，许多家长都希望能给孩子吃得更好更营养，但是，由于营养过剩而造成的肥胖和性早熟等问题，也是影响孩子身高的“杀手”。燕窝、蜂胶等属于常见的补品，应尽量让孩子少吃。此外，市场上销售的儿童用维生素，吃多了也容易使儿童内分泌紊乱，从而导致其性早熟。

原因之二：环境因素

儿童性早熟除了补品吃得过多外，来自环境的刺激也是其中一个因素。其中语言、文化环境的污染影响是原因之一。家长和社会常有意无意地刺激孩子性意识，比如，很多动画片都以爱情为题材，有很多亲昵的语言、动作，孩子耳濡目染，自然会受到影响。

原因之三：外界食物的影响

牛初乳、蛋白粉、动物脂肪等食物中可能含有过多的激素，应尽量让孩子少吃。另外，鸡脖、鸭脖是鸡鸭淋巴结集中处，激素含量丰富，应尽量让孩子少吃。反季节蔬菜水果多在大棚里生长，在生长过程中使用了某些激素，植物并没有完全利用，吃了以后就可能促进孩子性早熟。

原因之四：孩子与大人一起看成人影视剧

据报道，5岁的男孩竟然长出了胡须，6岁的女孩乳头已增大，上海市中医性早熟特色专科接待了这样两名罕见的小“大人”，而临床诊断的结论更令两位家长吃惊——成人电视惹的祸。原来两个孩子都是电视迷，常跟着家长看成人电视剧。一份统计资料也证实，儿童性早熟正以每年30%的速度增加，而该专科每天诊治的近百名性早熟儿童中，约30%是观看成人影视剧而引发的。

如何预防儿童性早熟

越来越严重的儿童性早熟问题困扰着家长，那么，如何才能防止儿童性早熟呢？

❶饮食平衡。如果孩子吃得多，身体长得壮，也不要以为这就是好事。因为营养过剩也容易导致儿童性早熟。所以，饮食应有节制，注意搭配蔬菜水果。摄入油脂、甜食都不宜过多。

❷让孩子少接触网络。注意让孩子少接触网络，网络上充斥着不良信息，大部分内容是给“80后”“90后”看的。即使是儿童网站，也有某些不适合儿童看的内容。如果孩子非要上网，家长应在一旁监督。

❸孩子不要养成开灯睡觉的习惯，不要常看成人化电视剧。因为开灯睡

觉和成人化电视剧的刺激，有可能使下丘脑、垂体、性腺轴功能提前启动，出现早熟。

❹不要让儿童进食用含激素的饲料喂养的鸡、鱼等肉食，用催熟剂催熟的水果，用植物催熟剂种植的蔬菜，因为此类食物中有较高的激素类物质，称之为环境内分泌干扰物，成为现在孩子性早熟的常见原因。

❺让孩子尽量少接触洗涤剂、农药、塑料工业制品，它们的分解产物可以在环境中产生一系列的环境内分泌干扰物，导致性早熟。

总之，家长一旦发现孩子发育速度明显加快或减慢，以及身高、体重与同龄孩子明显不同时，应及时到正规医院检查孩子的骨龄，看是否属于早熟，如果确实是早熟应该尽快接受正规治疗。

第11课

教孩子保护好自己的隐私部位

儿童的成长过程中，必然会涉及与性有关的问题，他们需要从父母那里得到及时、真诚、坦率、有效的帮助和指导。如果孩子能从父母那里得到适时的性教育，将对他们一生的成长和幸福产生无法替代的积极作用。

其实，现在许多父母也知道性问题必须告诉孩子，但他们往往不知道怎么告诉孩子，什么时候告诉孩子比较合适。大多数父母认为等孩子到了青春期时再说，因为那时孩子开始性发育，会遇到与性发育有关的问题，需要帮助。但实际上，无论父母是否意识到，对孩子的性教育从孩子出生就已经开始了，特别是当孩子提出“我从哪儿来”“为什么男孩、女孩尿尿的姿势不一样”等问题时，就正式拉开了对孩子性教育的序幕。

告诉孩子什么是隐私部位

在儿童安全教育问题上，性和性侵是一个重点，要预防性侵的发生首先需要让孩子知道保护自己的隐私部位。那么，什么是隐私部位？怎样帮助孩子认识自己的隐私部位？我们可以这样告诉孩子。

❶告诉孩子身体的隐私部位的科学名称。男孩的阴茎、阴囊和臀部是男孩的隐私部位；女孩的乳房、乳头、阴户和臀部是女孩的隐私部位。父母在教

孩子认识隐私部位的科学名称时，可以采取图片和孩子自身身体相结合的方法进行教育。

❷隐私部位是不可以随便让别人看、随便摸的部位。男孩裤衩遮盖的部位是男孩身体的隐私部位；女孩背心、裤衩遮盖的部位是女孩身体的隐私部位。

父母可以从网上找一些男孩和女孩的身体图片，告诉孩子哪里是隐私部位，也可以当孩子在洗浴完穿着背心和裤衩的时候进行教育，告诉孩子，现在穿着的衣服遮盖住的地方是你的隐私部位。

❸隐私部位谁可以触摸，谁不可以触摸。告诉孩子我们对身体感到好奇，会触碰自己身体的隐私部位，也对异性同伴的身体感到好奇，这些都是正常的，但是请孩子记住，隐私部位不能随便暴露，更不能随便让别人触碰。

❹隐私部位需要清洁卫生和安全。告诉孩子，洗澡时别忘了清洗隐私部位。一些孩子可能会因为对隐私部位的好奇而用手触摸，或者往阴茎或者阴道里塞异物。父母必须提早告诉孩子，不干净的手触碰生殖器官和往生殖器官里塞异物的危险性，杜绝上述情况的发生。

怎样保护自己的隐私部位

保护自己的隐私部位是每个孩子都必须学会的，父母应该让孩子知道，无论任何人，包括爸爸妈妈、爷爷奶奶、家长的朋友、亲戚、老师都不可以随便看或触摸你的隐私部位，你也不可以随便看或触摸别人的隐私部位。

有的孩子会问，那家人给我洗澡时能不能触摸？孩子小的时候，需要家人帮助他清洗身体，可以触摸隐私部位，但是当孩子长大以后，就必须自己学着洗澡了。

有的孩子问，那医生要检查隐私部位怎么办？父母可以这样回答孩子：父母在你身边陪同时可以让医生检查。

有任何人想摸你的隐私部位或让你触摸他的隐私部位，不管这个人是熟悉的人还是陌生人，都要勇敢地拒绝他，告诉他：“你不可以这样触摸我的隐私部位！”然后赶紧离开，或跑向人多的地方，并及时告诉爸爸妈妈。

同时，父母一定要告知孩子，有人要触摸你的隐私部位，那一定不是你的错。千万记住，要把这件事告诉你信任的成年人，他们一定会帮助你。

父母要告诉孩子要相信他们自己的感觉。当被别人触摸，让孩子感到不安全、不舒服或者讨厌时，就说明是不可以接受的，要坚定地说“不”。无论是陌生人还是熟人，没有必要却去触摸他的身体，要沉着应对，勇敢拒绝，立即想办法离开这个人，并告诉自己信任的成年人。父母要让孩子知道，遇到这种让自己不舒服的触摸，自己有权利说：“不，我不愿意。”这和礼貌无关。除此之外，也要立即离开，并寻求父母、老师、警察以及其他可以信赖的成年人的帮助。同时，父母也应该让孩子知道，有些人，包括父母的朋友、同学、邻居、亲戚，也包括具有权威性的医护人员、教学人员、工作人员、管理人员等，都有可能带给孩子非自愿的身体关注和接触，不要因为对方的特殊身份而羞于拒绝或者选择默默忍受。

父母与孩子之间的身体接触是一种情感的表达方式，父母要以恰当的、让孩子感觉舒服的方式与其接触。父母要为孩子提供安全的生活环境，在生活中给予孩子更多关爱，陪伴孩子，与孩子多交流，倾听孩子在学校或者幼儿园所发生的事情，多观察孩子的身体以及态度、行为的变化，相信孩子，尊重孩子，保护孩子。

父母要教会孩子保护自己的隐私部位，坚决对那种令人不舒服、不愉快的触摸说“不”，加强孩子的自我防范意识，教会孩子如何判断自己的感受，让孩子在快乐、安全的环境中成长。

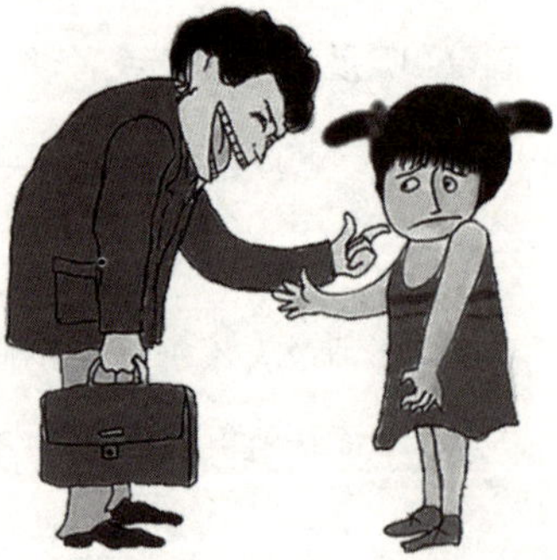

CHAPTER 3

日常生活安全篇

第12课

用电安全

焦点案例

2013年9月，宁波鄞州区发生一起儿童触电身亡事故。事故中身亡的女童小丽还没有上小学，一年前，爸爸和妈妈才将她和弟弟接到宁波来。小丽的爸爸和妈妈都是“80后”，他们在宁波打工，为了更好地照顾小丽和弟弟，夫妻俩将孩子和孩子的爷爷一起接来宁波，在宁波鄞州区租了一间平房住着。9月8日，夫妻俩像往常一样出门上班，留下爷爷在家照看小丽和弟弟。午饭后，爷爷抱着小丽的弟弟出门散步，小丽和邻居女孩在屋子里玩，没多久就听到屋里传来一声尖叫，爷爷赶紧抱着孙子冲进屋里，却看见孙女小丽直挺挺地躺在地上，手里握着一把铜钥匙。经邻居家的女孩指认，当时小丽拿着铜钥匙玩耍，看到地上有接线板，就把钥匙插入通电的接线板中，瞬间触电身亡。

由于自身的安全意识淡薄，儿童很容易陷入危险的境地而不自知！这其中用电事故尤为突出，儿童触电事故频现，不得不引起我们的注意！

用电安全常识

电是我们现代学习、生活和工作中不可或缺的重要组成部分。电脑、电灯、投影仪、热水器、电磁炉、电视、冰箱等都要用到电，因此，家长有必要告诉孩子最基本的安全用电常识。

对于安全用电必须做到“四不”，即不接触低压带电体，不靠近高压带电体，不弄湿家用电器，不损坏绝缘层。例如，在日常生活中，首先不要私拉乱接，私拉乱接是违反用电制度的，在安装电路上是不符合要求的，很容易出事故；另外，在日常生活中换灯泡、擦灯泡的时候，应先将电源断开，不要用湿手、湿布擦灯泡，不要站在地上去擦，要站在木凳或桌子上去擦，防止万一开关失灵漏电造成触电事故，要特别注意安全。

❶认识了解电源总开关，学会在紧急情况下关断总电源。

❷学会看安全用电标志。红色标志禁止、停止的信息，严禁触摸。黄色标志注意危险，当心触电，注意安全等。

❸手不能直接摸电源，也不能用金属制品，如铁丝、钉子、别针探试电源插座内部。

❹不用湿手触摸电器，不用湿布擦拭电器。如电视机、电脑等开着时，不可用湿毛巾擦，防止水滴进机壳内造成短路，机毁人伤。

❺用完电器后要及时拔掉插头，拔的时候不要用力拉拽电线，防止电线的绝缘层受损造成触电。

❻不随意拆卸、安装电源线路、插座、插头等。

❼孩子应该谨慎使用家用电器，一般的家用电器应当在家长的指导下学习使用，对危险性较大的电器则不要自己独自使用。

❽一旦发现电器冒烟、冒火花、发出焦煳的异味等情况，应立即关掉电源开关，或者告诉大人。

❾如果发现电线脱落在地，千万不要碰，要躲远，告诉大人。

❿电闸盒旁非常危险，别在电闸附近玩耍，不可随意动电闸，以免发生短路、漏电等危险。

⓫遇到下雨、打雷、打闪，要关掉电视、音响，拔掉电源插头，以防遭遇雷击。

⓬电风扇的扇叶、洗衣机的脱水筒等在工作时是高速旋转的，不能用手或者其他物品去触摸，以防止受伤。

绝对不能用湿手去碰触电器

电与别的东西不同，它看不到，摸不着，危险性却极大。因此要对孩子进行用电安全教育。

许多人都有过湿手拔插头的经历，这样做是极度危险的，用湿手按开关或拔插头，手上的水容易流入开关或插头内接触插头片，导致触电。在插电源插头时，手应握在绝缘部分，不要用手接触插头片，更不可把手指伸入插孔中。

现在，许多家庭都有手机和iPad，经常要充电，拔插插头，孩子们难免会自己上手去充电，在使用插头时也不是每次湿手触碰插座都会导致触电，所以容易导致孩子粗心大意，但是一旦触电麻烦就大了，因此家长一定要对孩子进行用电常识教育，告诉孩子要安全正确地使用插头。

❶沾上水的电器不能使用，电器都是由各种电路及部件组成，进水会造成电路短路，从而烧坏电器。

❷湿手不能拔插插头。当用湿手拿插头往插座插时，水会流到插头的金属片上，由于生活用水是导体，会使人体和电源相连，造成触电事故。

❸拔插头时不能拽电源线。有些人插拔插头时，为防触电，十分小心，拔掉电源线时不捏住插头，采用拽电源线的办法，但用力拽电源线的次数多了，

会把电源线与插头连接的部位拽断，造成电器无法正常供电。拽断的部位容易发生短路、漏电，引发火灾和触电事故。因此禁止用手捏着电源线拔插头。

❹当发现插座温度过高或出现拉弧、打火，插头与插座接触不良，插头过松或过紧时，应及时停止使用并更换。

❺及时换掉旧的插座。插座并不是无限期使用的，它有自己的使用寿命，一旦超限使用就会出问题。插座超过使用寿命后，内部接插的铜件老化，外壳绝缘不良。使用时随时可能发生外壳带电与接触不良现象，给使用者人身安全和电器安全带来伤害。

❻不可“小马拉大车”。插座都有一个额定电流，使用的电器不能超过额定电流，即不能用小马去拉大车，否则插座会发热，影响使用寿命，损坏电器，甚至引起火灾。空调、微波炉等大功率家用电器必须用额定电流大的插座。

❼用干毛巾擦拭插头。电器插头应经常擦拭，否则会在插头两极逐渐积灰尘或产生铜绿，增加插座与插头的接触电阻，使用时产生高温，进而影响插座的使用寿命或烧坏插座，甚至产生火灾。

❽将家用电器的使用方法与注意事项告诉孩子，对于一般的电器，父母可以指导他们使用；对于危险性较大的电器，要提醒他们千万不能独自使用。同时也要告诫他们，在一些电器，如电扇、电熨斗运作的时候不能用手去碰。

❾电器使用完毕后应拔掉电源插头。特别是平常我们看完电视之后，只用遥控器关电视，其实此时的电视仍处于待机状态，这种做法是错误的，一定要亲手把电视机关上，最好拔掉插头或者使用有开关的插线板关闭电源。

❿使用中发现电器有冒烟、冒火花、发出焦煳的异味等情况，应立即关掉电源开关，停止使用。

⓫教会孩子从小就要养成节约用电的好习惯。节约用电要从身边做起，从小事做起，从关掉身边的一盏电灯做起。

第13课

触电急救法

> **焦点案例**
>
> 2013年10月，广州市天河区东圃黄村某诊所内忽然急匆匆跑进来一位男士，怀里抱着一名5岁左右的男童，男士一边跑一边喊：孩子触电了。值班医生立刻给孩子做了检查，发现小男孩手上有一个电击点，但人已经没有了心跳和呼吸。

一次触电，足以致命，所以对于家里的电插座，家长不妨做一次彻底检查，以防悲剧一再发生。要给孩子能摸得着的电插座装上防护盒，孩子的安全问题一点儿都不能疏忽。

小孩子容易发生触电

家庭中，无论是孩子还是大人，发生触电的原因都很多，概括起来讲主要有三点：

❶缺乏安全用电常识。孩子们喜欢玩弄电器，但又对电器一知半解，他们不知道哪些地方带电，什么东西能导电，经常会用湿手去拔插插头，手没擦

干净就去摸开关，用湿布擦抹带电的家用电器，或随意摆弄灯头、开关、电线，这些都是导致触电的原因。

❷有些电器用的时间太久而没有检修。如果开关、插座、灯头等日久失修，外壳破裂，电线脱皮，家用电器或电动机受潮，塑料老化漏电等，也容易引起触电。

❸有些设备安装不合格。家用的电风扇、电饭煲、洗衣机、电冰箱等没有将金属外壳接地，一旦漏电，人碰触设备的外壳，就会发生触电。

据统计，触电事故在农村和小城镇发生的概率比大城市要高很多，从触电事故的原因来看，有以下几种需要引起高度注意：

❶随意用湿布擦抹灯泡、开关、电器、插座等导致触电。

❷施工不注意电线，或者在变压器旁边盲目施工，不小心碰撞电线电器而触电。

❸一知半解玩弄电气。安装、修理屋内电灯电线时，似懂非懂，私拉乱接，造成触电。

❹私设低压电网，用电捕鱼和捉老鼠，造成触电。

❺捡拾断落的电线触电，用手直接去拉触电者造成触电。

❻跨步电压触电。当一截电线断落地面时，电压总是沿着地面呈阶梯状下降，电流也从地面向大地深处逐步扩散，当人的双脚或耕畜的前后脚之间同时踩在带有不同电位的地表面的两点时，会引起跨电压触电。

❼电灯的位置太低，极易被碰碎，碰碎后灯丝依然通电，头或手碰到就会引起触电。

❽一些跨河的电线架设位置太低，正常情况下木船通过河道没事，一旦河水涨起时，民用木船通过时，撑篙就会碰到电线，导致触电事故。

怎样施救触电者

对于已经处于学龄期的孩子，要进行触电逃生和相关急救常识的教育。过于幼小的孩子应当教育以逃生自救为主。

❶发现有人触电时要设法及时切断电源，使触电者尽快脱离开电源。

❷如果没有办法使同伴脱离电源，就用干燥的木棍等物将触电者与带电的电器或电线分开，千万不要用手直接拉人救人。

❸当同伴脱离电源后，应该立即检查其全身情况，特别是呼吸和心跳的状况，如果同伴触电情况较轻，神志清醒，呼吸、心跳都很正常，就让对方就地平卧，暂时不要站立或走动，防止继发休克或心力衰竭。

❹发生电器火灾，如果有能力拉闸断电就要及时进行，不能或够不着电闸时，要迅速向四邻呼救，寻求帮助，并且自行撤离。

❺一旦发生电器火灾，不要惊慌失措，除了及时拉闸断电，要拨打火警电话119，同时，用灭火器迅速灭火。并在着火位置的上风方向或自家阳台上，用水将毛巾、衣服、棉被等浸湿，将门缝堵住，戴好防毒面具，以防止吸入有毒烟雾，等待救援。

❻如果触电的同伴呼吸、心跳已经停止，在脱离电源后要立即将其移到通风较好的地方，解开其衣扣、腰带，保持其呼吸道通畅；然后进行人工呼吸，同时进行胸外心脏按压，并尽快呼叫大人来急救。

一旦触电，附近又无人救援，此时务须镇静自救。在触电后的最初几秒内，人的意识并未完全丧失，触电者可用另一只手抓住电线绝缘处，把电线拉出，摆脱触电状态；如果触电时，电线或电器固定在墙上，可用脚猛蹬墙壁，同时身体往后倒，借助身体重量甩开电源。

第14课

煤气中毒急救法

焦点案例

2016年12月17日晚，宁波余姚城区南园新村的一家三口煤气中毒，直到第二天下午，8岁的小女儿醒来才发现父母都没了呼吸。

警方赶到现场时，发现狭小密闭的房间里还残留着浓重的煤气味，女孩的爸爸躺在床上已经没了呼吸，女孩的妈妈倒在浴室门口也没了呼吸。经调查，死者一家在使用燃气热水器洗澡时，产生了大量一氧化碳，因当时门窗紧闭，通风状况不好，导致夫妻二人煤气中毒死亡，所幸小女儿可能吸入一氧化碳较少捡回了一条命。

煤气中毒也叫一氧化碳中毒，煤气是煤炭在没有充分燃烧时产生的，它是一种看不到闻不着的有毒气体。冬季生火取暖时，因通风不良，煤燃烧不完全，产生一氧化碳。当空气中一氧化碳含量达到0.04%～0.06%时，人就会中毒。

一氧化碳中毒的症状出现时间、中毒的严重程度等均与一氧化碳在室内浓度密切有关，亦与中毒者年龄有关。

取暖器、壁炉、火炉和热水器是一氧化碳的主要来源。如果这些设备泄漏或者是排放不充分，一氧化碳就会逸出。那么，怎样预防煤气中毒呢？

预防煤气中毒的措施有以下几点：

❶在家里每层楼和卧室附近都至少安装烟雾报警器和一氧化碳报警器。

❷对供暖炉具进行一次专业的检查、清洁和调整，并修理泄漏。监控设备、烟囱和通风口是否有可见烟灰、铁锈、污点、堵塞或者腐蚀。每年检查，使用时确保适当通风，使得气体逸出封闭区域。

❸使用壁炉时一定要检查烟道是否打开。

❹在良好通风的区域使用取暖器。

❺不要自行使用厨房煤气灶给家庭供暖，确保燃气设备正确校准和保养。

❻不要在室内燃烧木炭或使用烤架。

❼切忌在没有烟囱的情况下在室内用煤、木炭、木柴、焦炭等取暖。

❽为了防止万一，可在家里安装一个换气扇。

❾不要使用含二氯甲烷的脱漆剂，尤其是有孩子在周围的时候，因为二氯甲烷会在体内转变成一氧化碳，引起中毒。

煤气中毒的急救措施

出现煤气中毒之后，必须尽快进行正确施救，然而现实生活中却有一些人用错误的方法，结果耽误了救助的最佳时机。煤气中毒的认识误区有：

误区一：赶快冻一冻，冷风吹一吹就会醒

在许多人的潜意识里，寒冷的刺激可以让煤气中毒者尽快清醒，只要人醒过来就一切都好办了。殊不知，寒冷刺激会加重缺氧，导致循环障碍，甚至可诱发休克和死亡。因此，一定要注意保暖，并赶紧拨打120。

误区二：只有烧煤才会引起中毒

实际上，凡属含碳的燃料，如汽油、煤油、木炭等，在缺氧而不能充分燃烧时，皆可产生大量的一氧化碳。还有的人家使用液化石油气，如果灶具漏气，液化石油气比空气重，易在低处聚集，吸进体内也会发生煤气中毒。

误区三：室内没有煤烟不会引起中毒

煤气是一种无色、无味气体，煤气中毒往往是在不知不觉中发生的。

误区四：炉边放清水可防中毒

其实，一氧化碳极难溶于水，而且水分和煤在高温下会发生化学反应，生成一种叫水煤气的混合气体，内含有大量一氧化碳，且比重大，更易在室内弥存，增加中毒的危险性。

误区五：在火炉上放白菜叶、橘子皮、松树枝，可以防止煤气中毒

其实，白菜叶之类不能与一氧化碳起任何化学反应，这些东西都不能解煤气之毒，自然也就不能预防煤气中毒的发生。

误区六：装设烟筒或风斗就不会煤气中毒

其实，遇大风倒烟、烟筒被堵塞等情况时，煤气排不出或排量少，也会发生煤气中毒。而许多人家使用旧风斗，或风斗过小、安装高度不够等，煤气排出不畅也能引起中毒。

误区七：门窗上有缝隙不会引起煤气中毒

室外空气比煤气重，如果门窗缝隙处于低处，煤气便不易排出，也可能发生煤气中毒。

误区八：患者醒了就没事了

有的中毒者在事后的2周至3个月时间内又突然出现痴呆、大小便失禁、偏瘫等症状，往往被误诊为脑出血、精神病等。其实，这仍是煤气中毒的特殊表现，只要把救治时间延长一段，就可防止这些后续症状的发生。

煤气中毒的急救原则

❶关闭煤气，迅速将患者抬出煤气中毒环境，让其躺在空气流通、门窗打开、氧气充足的环境里。

❷患者应安静休息，避免活动后加重心、肺负担及增加氧的消耗量。

❸对于轻度煤气中毒的病人，可以让他喝些浓茶、鲜萝卜汁或绿豆汤，可缓解煤气中毒的症状。

❹对于重度煤气中毒的病人，尽快抬出中毒环境，让病人平躺下，解开衣扣和裤带。在最短的时间内，检查病人呼吸、脉搏、血压情况，根据这些情况进行紧急处理。

❺如果重度中毒的病人出现呼吸、心跳停止，立即进行人工呼吸和心脏按压。还可以针灸，针灸时可刺入人中、足三里、十宣等穴位。

❻在救助的同时，可以呼叫120急救服务。

❼病情稳定后，将病人护送到医院进一步检查治疗。

❽中毒者应尽早进行高压氧舱治疗，减少后遗症。

防止煤气中毒，以预防为主。只要大家具有较强的安全防范意识，大多数煤气中毒事故是可以预防的。煤气中毒可导致并发症、后遗症，有些重度煤气中毒患者需一两年才能完全治愈。所以，即便暂时感觉好了，也不可掉以轻心。

第15课

房间突然着火怎么办

焦点案例

2011年8月，武汉江汉区花楼街小蔡家巷内一栋三层楼出租房煤气罐发生爆炸并引发火灾。几分钟后，楼上燃成一片火海。就在这时，楼上有个女孩在大喊救命，她怀里还抱着一个小男孩。火势越来越大，女孩急了，她举起小男孩从窗子里扔了下来，紧接着自己也站上了窗台，一跃而下。下面的街坊们赶紧将两个孩子送到附近的医院抢救，尽管两个孩子浑身是血，衣服也被烧坏，所幸的是，他们脱离了危险。

据两个孩子的妈妈介绍，她和丈夫是该处租户。她每晚都在附近餐馆打工，一般要到凌晨4点才下班。丈夫因前段时间腿被车撞伤，当晚正在房里休息。事发时，丈夫因行动不便，已被垮塌房屋掩埋。后来，消防官兵及时救出了孩子的爸爸。

在生活中人们难免碰到火，火给我们带来了方便的同时，也给我们带来一次次教训。由于儿童年龄小、身心稚嫩、生活经验缺乏等，儿童消防安全已经成为社会一个不容忽视的重要问题。作为家长该怎么样教会孩子应对火灾呢？

教会孩子安全用火

5～12岁是孩子最爱玩火的年龄，他们不是完全不知道火的危险，只是他们对什么都感到好奇，探索欲极强。火神秘和多变，恰恰满足他们的需求，引爆他们的好奇心。“爸妈不让玩火，我偏玩。”这个年龄段的孩子逆反心理很强，当某件事物被禁止时，尤其是在大人只做出禁止而又不加任何解释的情况下，最容易引起孩子的逆反心理。那么，面对这类孩子，家长该怎么办呢？

其实，最保险的做法就是做好家里火种的管理和预防，可以从以下几点做起：

❶家长要把火柴、打火机等放在孩子不易拿到的地方。

❷家长外出时要把煤气、液化石油气总开关关闭。

❸燃气器具在工作时，人不能长时间离开，以防被风吹灭或被锅中溢出的水浇灭，造成煤气大量泄漏而发生火灾。

❹使用燃气器具（如煤气炉、燃气热水器等），应充分保证室内的通风，保持足够的氧气，防止煤气中毒。

❺此外，家长外出，小孩要托人照管，不要让小孩单独留在家中，更不可把小孩锁在家中。

❻每一个家庭购置一个2千克以上的小灭火器是非常必要的，家里还应准备手电、绳子、毛巾等必备的防火逃生工具。

做好预防工作之后，家长们还需要从小就教育孩子用火安全，培养孩子消防安全意识。

❶告诉孩子不要玩火，火柴、打火机不是玩具，不能随便玩。点蜡烛、点蚊香有发生火灾的危险，使用时应注意远离可燃物。

❷告诉孩子不要随便动家里的电器、煤气、灶具开关等，家用电器、家用燃气都存在火灾危险性，应当在大人的监护下安全使用。

❸不要让孩子独自去燃放烟花爆竹，不得私自碰拿家里存放的易燃易爆

危险品。

❹告诉孩子家里哪些地方容易发生火灾，遇有火灾时怎样报警。告诉孩子家庭及住宅楼发生火灾时应该从什么地方逃生。

❺告诉儿童发生火灾时会有很多人帮助他们，如警察、消防人员、老师、邻居、医生等。

❻教会孩子如何辨认火灾信号，确信孩子知道烟雾探测器、火灾警报器以及社区警报系统（警报器、汽笛等）的声音特征。

❼让孩子记住家长的姓名、家庭住址以及电话号码，以便疏散后及时与家人取得联系。

室内着火时儿童如何逃生

火灾发生时，儿童可能会焦虑不安、慌乱或受惊。如果儿童不了解如何行动，对他们造成的伤害可能会更大。有些孩子认为火灾发生时应该先去扑救，这一点专家并不建议去做，因为孩子们现在岁数小，一些灭火器非常沉重，因为它本身还有压力，孩子们使用起来很危险，所以建议孩子们优先进行逃生，那么，怎么逃生呢?

❶向安全出口方向逃。家长们平常就应该告诉孩子哪些地方能够逃出，例如门、窗、天窗、阳台等，这样可以在主要通道被堵时，走别的路线求生。

❷告诉孩子门锁结构和怎样开窗户，在危急关头，可以用椅子或其他坚硬的东西砸碎窗户的玻璃。另外，门窗应该安装成容易开关的。

❸火灾来临，及时打报警电话119，迅速逃生，不要贪恋财物。报警时要向消防部门讲清着火的地点，还要讲清是什么物品着火了，火势怎么样。

❹逃脱方式：楼内失火可向着火层以下疏散，逃生时不要乘电梯。如果从蔓延着烟气的通道或楼梯间逃生，最好用过滤式自救呼吸器（防毒面具）进

行防护，没有自救呼吸器的情况下可用水浇湿毛巾或用衣服捂住口鼻，将毛巾折叠8层，烟雾消除率可达60%。如火势较大，可裹着或披着打湿的毛巾被或棉被快速逃离房间。家里最好自备手电筒，逃生时带上，以备不时之需。在逃生时，要尽可能弯腰低姿前行，以减小烟气的伤害。

❺若室外火情比较危险或大火封门，不具备逃生条件，最好待在室内等候救援。在等候过程中，应迅速用水浸湿床单、毛巾等堵塞房门的空隙，不断向门窗浇水降温，并躲避到洗手间等较安全的地方等待消防官兵的救援。

❻千万不要因为对火灾的恐惧盲目跳楼，在较高楼层跳楼求生的风险极大，迫不得已需要跳楼逃生时，也要先向楼下抛掷棉被、床垫或滑绳到离地面较近的位置，然后身体下垂，双脚落地跳下以减少伤害。

❼逃生时如果身上着火了，不要吓得乱跑，应就地打滚，或用厚重的衣物压灭火苗。

❽千万不要去乘坐电梯，着火时，电梯会成为一个烟道，非常危险，而且会很快断电，无法打开门。

第16课

儿童乘坐电梯安全与急救

焦点案例

2011年7月11日15时40分左右，上海一家超市里，一名10岁左右的男童独自在自动扶梯上玩耍时，不小心被夹到自动扶梯扶手与旁边墙壁的缝隙中，拖行了2米多，头面部受伤。

据目击者介绍，当时该男童独自在超市自动扶梯上玩耍，一开始双手撑在扶梯两侧扶手上，在快抵达顶端时仅一只手拉着左侧扶手，可能因为身体重心偏左，只见他一下子被夹到了缝隙中，上半身都在里面，大概拖行了2米多。

事发后，超市店员立马按紧急按钮，并赶到顶端击碎玻璃，在扶梯与墙壁之间撬开一道缝隙，将男童救出，整个救援过程持续5～10分钟。当时怀疑孩子颅内出血，立即将他送到一家儿童医院。经过全面检查，虽然无生命危险，但是头面部挫伤严重。

事发的超市内，虽然在扶梯上行入口处贴着“严禁攀爬、禁止嬉戏”的警示牌，但是事发后仍有小孩单独在扶梯上玩耍。

电梯在服务现代生活的同时，却也引起了不少事故和悲剧，而其中受伤害最多的就是儿童，有的孩子为此留下了终身残疾，还有些甚至付出了稚嫩的生命。究其原因，除了电梯质量问题之外，儿童乘坐电梯时行为不当也是事故频发的主因。

乘坐垂直电梯注意事项

孩子在进入电梯前，一定要留意以下几件事：

❶电梯门开关是否平稳、是否发出异常声音。

❷电梯的启动、运行、停止是否正常。

❸电梯各个按钮运作是否正常。

❹电梯内的电灯、楼层显示，电梯外的楼层显示等装置是否正常。

❺紧急装置是否正常，如对讲机、紧急按钮、排气扇以及监视器等。

❻电梯停下时，是否和每层的地面水平。

一旦以上几种情况出现异常，就应立即停止使用，并马上通知物业进行检修。

以上说的是进入电梯前应注意的事项。进入电梯后，有两种情况需要告诉家长和儿童，以便心理上能够做到提前预防。

第一种情况：小心电梯门

电梯门相关的安全事故占了直梯事故率的80%左右，这是因为电梯的门锁开关频繁，老化非常快。有人喜欢倚靠在电梯门上暂时休息，有的人会拍打电梯门，而在电梯门要关合的时候，许多人还会用手或者脚来阻止门关闭。这些都是危险举动，倚靠、拍打、手推、撞击、脚踢、撬门等举动都会影响电梯门开启，或者因为门误开而不留神掉进井道。而在电梯门要关闭的时候用手脚挡或者硬挤进去，发生过人被夹伤，甚至夹死的状况。电梯在正常运行中，楼层门和轿厢门都应处于关闭状态，如果发现电梯门没有关上就运行，说明电梯故障，这时千万不要乘坐，以防发生剪切事故。另外，乘坐电梯时不要在电梯楼层门与轿厢门之间过多停留，以防电梯在意外故障状态下突然运行而造成剪切事故。

第二种情况：电梯高速下落或冲顶

电梯下坠指电梯的轿厢在控制系统失效的情况下发生垂直下坠的现象；当轿厢失去控制向上冲到电梯井道的顶部时，称为电梯冲顶。

遇到此类危险情况，应当告诉孩子以下应急处理措施：

❶遇到电梯下坠或者冲顶时，不论有几层楼，赶快把每一层楼的按键都按下。当紧急电源启动时，电梯可马上停止继续下坠。

❷如果电梯里有手把，一只手紧握手把，这样可固定人所在的位置，使你不至于因重心不稳而摔伤。

❸待电梯停下后，迅速利用电梯内应急电话或者手机与值班人员、维保人员取得联系；将受困信息发布给电梯使用单位或电梯所在的大楼管理机构或电梯维护保养单位。告之电梯所在位置、梯内人员情况，如人数、年龄、身体状况和联系方式等。

❹保持镇静和体力。如果梯内照明熄灭了，每个梯内的应急照明装置会自动启动。千万不要尝试强行推开电梯内轿门，电梯天花板若有紧急出口，也不要爬出去。出口板一旦打开，安全开关动作会使电梯停止不动；如果出口板意外关上，电梯就可能突然开动令人失去平衡，在漆黑的电梯井道里；乘客可能被绊倒，或因踩到油垢而滑倒，从电梯顶上掉下去。乘客待在电梯内，待救援人员到现场后，听从救援人员的指挥。

❺从物理学角度讲，电梯高速下落时，电梯中的人不要直立，也不要蹲着，这两种姿势在着陆时对身体都有伤害，轻则骨折，重则瘫痪或死亡。正确

姿势是：双腿分开、屈膝、踮脚，双臂展开，扶着电梯壁，会在着陆时有缓冲，能够保护关节和脊柱。

乘坐手扶电梯注意事项

在扶梯事故中，接近一半的原因都是机械部件之间间隙产生的挤压，如脚被卡在了台阶与挡板之间的间隙里。事实上发生这些事故的，也是小孩子居多。还有，很多小孩都喜欢在扶梯上玩耍，非常不安全。因此乘坐自动扶梯时要注意以下事项：

❶乘坐自动扶梯时，乘客应面向扶梯的运行方向，手握扶梯两侧的扶手，脚应站在踏板四周的黄线以内，防止裤脚边卷入运动的缝隙中。手和头不要伸出扶梯，防止在自动扶梯运行过程中被旁边的障碍物碰伤。

❷乘坐手扶梯时站在电梯右边，把左边的通道留给有急事要行走的乘客，这种做法其实也有问题，因为在电梯上行走并不安全。另外，许多的扶梯都有黄色安全警示框，双脚都应该站在框内。此外，还要系好鞋带，小心松散的衣服被电梯挂拽。

❸此外还要教育孩子，应当看到人多就走楼梯，按照承重来讲，一节手扶梯的台阶最多站两个人，看到人太多，就等等再走或者走楼梯最为安全。

特别提醒：遇到扶梯突然逆行怎么办？在扶梯逆行事故伤者中，最多的是挤压伤和跌落伤。应当提醒孩子在扶梯和楼梯上要注意和前后人保持距离，尽量远离拥挤人群。人多时，靠边不居中，贴墙不贴人。一旦遇到拥挤伤害事件时，最重要的是保护好自己的头部和颈椎，可一手抱住枕部，一手护住后颈，身体屈曲，不要乱跑，就地保护；遇到扶梯倒行时，迅速紧抓扶手，压低身姿保持稳定，保持冷静，切忌拥挤踩踏。

第17课

异物入耳紧急处理法

焦点案例1

2014年11月28日，长沙市中心医院耳鼻咽喉头颈外科接到一位小患者——5岁女童妙妙。起因是妙妙在和小伙伴玩耍时，小伙伴不小心将一粒小珠子放在妙妙的耳朵里。开始时，妙妙觉得不舒服，就用手去掏，可是怎么也掏不出来，妙妙难受得直哭。后来，妈妈下班回来了，发现小珠子已经陷到妙妙耳朵里面很深的地方了，于是就带妙妙来到医院。经医生检查，在妙妙的外耳道中段处，很明显能看见一颗珠子堵住耳道，医生决定为其进行耳内镜下右侧外耳道异物取出术。

焦点案例2

2016年9月，王女士带着8岁的儿子来到南京市第二医院耳鼻喉科就诊。原来，夜里睡觉时，小朋友模糊间觉得什么东西钻进了耳朵，他随手捅捅耳朵眼儿也没当回事。然而到第二天中午，小朋友觉得耳内瘙痒不止，并“嗡嗡作响”，出现听力下降的症状。王女士赶紧带其到医院就诊。经耳显微镜检查，见右耳道深处有一个还在蠕动的黑色昆虫，经麻醉剂杀死后，最终取出一个长约1厘米的小蟑螂。

孩子识别危险的能力差，在家长看护不周的情况下，容易将一些异物塞入自己或其他孩子的鼻腔、口腔甚至是耳朵内，建议家长平时要密切留意孩子举动，若发现异样，请及时就医治疗。

养成良好习惯，防止异物进入耳朵

异物入耳可引起耳鸣、耳痛、瘙痒、听力下降、眩晕、反射性咳嗽等症状。动物类异物进入耳道后，在耳道内爬行、骚动，使患者躁扰不安，引起瘙痒，或刺激鼓膜产生擂鼓样耳鸣及眩晕，甚至导致鼓膜穿孔、出血；严重者甚至可致外耳道肌肤红肿、糜烂、疼痛。

一般来说，若是异物体积较小，家长可以用手将孩子耳廓向后下方提起，将头歪向异物侧，单脚跳，异物可能掉出来。若是遇上圆形或生物性异物误入孩子耳内，家长切不可自行用镊子掏取，以防异物被推向更深处而损伤鼓膜。

如果是豆类入耳，不可以用水去灌冲，因为豆类遇水后容易发生膨胀，不容易取出，而且时间一久就可能引起感染。

为了防止异物入耳，平常的生活中应养成良好的习惯：

❶不要随便挖耳朵，不要想方设法弄干净耳垢，因为耳垢能保持耳道的适宜温度，还可防止灰尘、小虫等直接接触鼓膜。

❷不能随便给耳朵里塞小东西，玩具要坚固，以免小零件脱落。

❸如果小飞虫不小心飞入耳朵，耳朵会有响声，不要用手指去扣，应用双手捂住耳朵，张口，以防鼓膜震伤。

❹游泳或洗澡时耳朵最容易进水，要及时将耳朵里的水清理掉，否则可能引起中耳炎。

❺耳道内滑进小圆珠、玻璃球时，不要用镊子取，因镊子有时滑脱，反会将异物送入耳道深部。

异物进入耳朵后的急救措施

如果耳朵里已经进入异物，应该及时采取急救措施：

❶小虫飞入耳道，应马上到暗处，用灯光、手电筒光或擦几根火柴等照有虫子的耳道，虫见光会飞出来。如果没有光，虫子在左耳就用手紧按右耳；反之，虫子在右耳，就用手按住左耳，以促使虫子倒退出来。

❷向耳内滴几滴刺激性小的油类（如芝麻油、橄榄油）或白酒，使小虫淹毙或逃出。

❸将香烟的烟雾徐徐吹入耳内可将虫子熏出。

❹沙土、煤渣等固体异物入耳内，可让患耳向下，用手轻轻地拍打另一侧耳郭，使其掉出。

❺耳道进水时，将头侧向患侧，用手将耳朵往下拉，然后用同侧脚在地上跳数下，水会很快流出。

❻铁屑入耳则可使用细条形磁铁伸入外耳道口将其吸出。

❼豆类进入耳道时，选一根细竹管，其直径与耳孔一样大小（如毛笔竹套）轻轻地插入耳道，然后嘴对着竹管外口，用力吸气，豆子会被吸出来。

❽如果没有合适的方法取出异物，不宜延误，应及时去医院。

第18课

异物入眼紧急处理法

中国北方多沙尘天气，每当沙尘来袭时，北方多地会被沙尘暴“攻陷”，紧接着各大医院的五官科的患者就会增多。沙尘被吹入眼会造成角膜擦伤、结膜充血、眼干、流泪等。如不清除沙尘，或用手揉眼睛，均会引起细菌性或病毒性眼病。

沙尘天气如何保护眼睛健康

沙尘天气必须做好以下三点：

眼镜、纱巾全副武装

在有风的天气里，大家最好佩戴上眼镜或者墨镜，因为这两者可以十分有效地保护眼睛，减少风沙进入眼睛的可能性，这样就能预防眼睛受到风沙的侵袭。

低头走路，避开风沙

沙尘天不要直视前方，应该低头走路。在风沙天，为了预防沙尘进入眼睛里，可以适当地闭合一点眼睛，靠眼睫毛来抵御一部分沙尘。

尽量减少戴隐形眼镜的次数

隐形眼镜直接接触眼球，在沙多尘多的情况下极易积累细菌，造成对眼睛的伤害。在大风天气不要佩戴隐形眼镜，因为大风和室内干燥会造成隐形眼镜本身失水，造成眼部严重的异物感，严重时甚至会导致眼部划伤。

异物入眼急救法

异物入眼后，可立即引起不同程度的眼内异物感、疼痛及反射性流泪，严重的会造成眼球损伤，使视功能受损，轻者视力下降，重者可完全丧失视力。因此，预防眼外伤的发生和正确处理异物入眼十分重要。

那么异物入眼后如何处理呢？

❶切勿用手揉擦眼睛，以免异物擦伤角膜。

❷先冷静地闭上眼睛休息片刻，等到眼泪大量分泌，不断夺眶而出时再慢慢睁开眼睛眨几下，多数情况下，大量的泪水会将眼内异物自动地“冲洗”出来。

❸若异物不能自行排出，仍有磨痛，异物可能在上眼皮里面的睑结膜上，可把眼皮翻过来找到异物，用湿棉棒或干净手绢轻轻擦掉，也可以用清洁的水冲洗，磨痛感立刻消失。

❹低下头，张大嘴，深吸气打出个哈欠，伸下懒腰，抬起头，再低头控下眼睛，眼睛里的东西就随眼泪出来了。

❺采取闭上眼睛、用力咳嗽的方法，这样可使眼睛里的异物排出。

❻如果各种冲洗法都不能把异物冲出，可请人或自己翻开眼皮，用棉签或干净的手帕蘸凉开水或生理盐水轻轻将异物擦掉。

❼若翻过眼皮仍未找到异物，那异物可能是在角膜上，千万不要自己取，必须到医院去治疗。

❽如果是刺激性物质入眼，切记不能直接用水清洗，用棉签或干净手绢将刺激性异物拨出，然后再用清水反复冲洗受伤的眼睛，至少要冲洗15分钟，再去医院做专业处理。

第19课

手被夹伤怎么办

焦点案例

周末的晚上，家住大连市的赵先生带着妻子和儿子一起出门吃饭，吃完之后，儿子先站起来自己跑到门口去玩。突然，门口传来了儿子撕心裂肺的哭喊，夫妻二人赶忙奔了过去。原来儿子的手被饭店的玻璃门夹住了。儿子不停地哭喊着"爸爸，我的手是不是断了！"

赵先生试图将儿子的手从玻璃门缝里取出来，饭店服务员也过来帮忙，给孩子手上和门缝上抹了许多油，但还是没能成功取出。小孩的手指被死死夹在门缝里，已经红肿。

无奈选择了报警，之后消防员很快赶来了，他们用衣服包裹孩子，防止玻璃碎裂击伤孩子，然后用撬门器将玻璃门撬开。

在救援过程中，怕孩子因疼痛乱动造成二次伤害，一名战士扶住孩子的手轻轻地揉搓，不停鼓励孩子要勇敢，并转移注意力以减轻疼痛。

不一会儿，玻璃门撬开一条大缝隙，孩子的手指终于解脱，小手已变成了紫红色，被送往医院进行治疗。

被门缝夹住时千万不要再次开关门

在日常生活中，推拉玻璃门经常会被用在商场、饭店等地方。随着门的推拉，在门和墙之间会出现一条缝隙。而这条不起眼的缝隙却经常会夹住孩子的手。那么一旦被推拉门夹住，该如何救援呢？

消防部门提醒，孩子被门缝夹住，如果夹得比较紧，自己无法移开，那么家长一定不要尝试再次开关门，因为门的缝隙会随着开关门的幅度再次减小，易造成二次伤害。

消防部门曾做过一个实验，实验人员找来了一只仿真假手，模拟孩子手被夹的情况。在实验中，顺着手被夹住的方向正向推门，假手有非常明显的被继续挤压的情况，局部已经严重变形。有人说正向推门不行，那反向推着试一试，没准就开了。实验人员做了反方向推门，结果发现反方向推门依然行不通，同样会对假手造成挤压。

有人说情况紧急，可以用硬物将钢化玻璃材质的门砸碎。事实是，尽管钢化玻璃落地之后都陆续碎裂成了小颗粒状，但我们可以很清楚地看到，在砸碎的瞬间，玻璃是分好几个大块掉落的。当我们敲碎玻璃门后，整体的玻璃往下坠，加上重力加速度之后更可能砸伤孩子。

那么，孩子手被夹，疼痛难忍，父母心急如焚，怎么办呢？

❶找身边的硬物，尽量塞住门缝，将门缝撑大，同时又可以防止门缝错位或者门缝忽然缩小，对孩子造成二次伤害。

❷用纱布、棉布等将孩子受伤的那只手包住，以降低门缝对手的伤害，如果手头没有纱布和棉布，可以用衣服包。

❸可以用工具试着从缝隙上下两端施力撬开一道缝隙，将手拿出。

❹如果手指不是夹得很紧，可以找润滑剂抹在孩子手上和门缝上，通过润滑作用把手指慢慢抽出来。

❺及时报警，寻求专业人士的帮助，以防止自身操作不当再次造成伤害。

小孩手指被门夹伤的案例在医院经常看到，看似平常的物件却给很多小孩带来了伤害，可见照顾小孩无小事。因此，能让孩子远离这些物品的尽量远离，如果不能，就必须有大人在一旁照看，一定要承担好监护人的责任。

意外夹伤的急救措施

如果出现意外夹伤，可以按下列方法救治：

❶家长不必惊慌，先安慰小孩，同时观察伤情，看见有出血处，及时进行止血和消毒。如果只是轻微挤压伤，一般家庭就可自己处理，处理方法是：冰敷伤指，不要直接将冰块接触伤指，应用毛巾或手帕单层包隔。冰敷时间20～30分钟。切忌按揉伤指以免伤势加重。

❷如果伤指伤情不严重，但有皮肤破裂，可用生理盐水清洗伤口后涂上碘伏，再用无菌纱布包上，用胶布固定，注意要松紧适度。

❸若夹伤较重，有可能造成指骨骨裂、骨折或关节脱臼。还有可能造成肌肉、韧带和软组织的挤压或撕裂伤。用厚纸板等物件支撑起手臂部，然后用绷带扎好，再将手臂用三角巾固定。

❹如果出现紫色的出血现象或肿胀时，应立即送医院做进一步诊查治疗。

❺如出血不止，可将受伤的手指抬高超过心脏，以减轻疼痛，并止血，应立即去医院。

❻如果伤指被夹导致甲床内出血（黑指甲），应及时冰敷并送医院治疗。如远离医院或不能及时送往医院，可用酒精灯（也可以用蜡烛或打火机）和注射针头（也可以用大头针、缝衣针或掰直的曲别针都行），先将伤指用碘伏整指消毒，将针用镊子或钳子夹住在火上烧红针尖处，迅速垂直刺向伤指发

黑的指甲，指甲会被迅速熔出小眼，立即拔出针头，淤积在指甲和甲床之间的血会立即流出，疼痛会立竿见影消失或显著减轻，指甲也不致因和甲床分离坏死脱落了。等指甲基本恢复原来正常颜色后，可以进行冰敷。

❼治疗夹伤期间避免入浴，患处沾水。

第20课

家庭灯光危害

中国国民体质监测报告表明，学生视力不良率小学生为31.67%，初中生为58.07%，高中生为76.02%，呈现逐渐增长趋势。专家建议，家长应注意给孩子选用冷色光源的台灯，孩子看电视或用电脑也应避免全暗的环境，需要一定的背景光，并同时要注意使用光源的安全。

由于儿童正处于生长发育期，学习照明灯具的选择不仅要考虑其安全性及材质是否环保，造型是否符合儿童的心理特点，更重要的是在光源上是否符合儿童的实际需要。

不合理用光用眼导致孩子视力问题日趋严重

与普遍认识不同，暖色调的光源因其色温较低，并不利于孩子阅读或书写，而5000开尔文和6500开尔文的高色温（冷色光源）更受孩子们的欢迎，较适于阅读、书写等要求较高的视觉作业。冷色光源有利于延缓孩子的视觉疲劳，提高学习效率，在照度水平大于500勒克斯的环境下，视觉作业的效率较高，视觉感受较好，更利于孩子阅读书写。

通常人们都注重将照明集中于工作台面，而忽视环境光照的设置。通过实验研究发现，对于使用台灯进行重点照明的学习环境，环境照明应当充分地考虑，不宜过暗。在设置孩子的家庭用光环境时，仅仅开启台灯，无环境照明的设计是不科学的，这样更容易导致视觉疲劳的加剧，从而影响其视力健康。特别是在进行涉及眼球来回移动的视觉作业时，例如抄写、使用电脑需要在屏幕与键盘间移动，环境一定不能太暗。否则，眼睛需要频繁调节以适应明暗变化，这样会带来眼睛的不舒适和工作效率的下降，长时间后会加剧视觉疲劳。

另外，对于看电视或玩电脑，也不要在全暗的环境下，也同样需要一定的背景光。

选择儿童学习及生活环境用灯注意事项

最佳的阅读光源是上午10点左右的散射自然光。传统台灯由50赫兹交流信号点亮，存在明暗变化（即频闪），光线的亮度不是稳定连续的，且偏色（白炽灯、石英灯偏红，日光灯偏青），白炽灯、石英灯是点光源，照度不均匀，易产生阴影。这些问题容易引发视疲劳，导致近视。因此对于儿童学习用灯要注意以下选择：

光源

目前为止，市面上的光源大致分为四种：白炽灯、节能灯、荧光灯、LED灯。最好选用那些光线不能直接照射眼睛并固定不动的台灯，LED护眼灯设计得比较合理，一般都是可以调节高度和角度，并且其光线比较柔和，能够达到护眼光线的标准。

使用传统台灯用作学习照明，白炽灯应该要40瓦，日光灯要20瓦，能够达到400勒克斯～700勒克斯的照明度，比较适合阅读；当然新型的LED护眼灯3瓦～6瓦就可以达到满足学习用台灯的亮度。

色温

常用的色温主要有三种：3000开尔文左右、4700开尔文左右、6000开尔文左右。4700开尔文左右的色温，是早上10点钟左右太阳光的色温，光线偏淡黄，明亮而且又不会感觉到刺眼。配合适合的亮度，感觉光线会非常舒服。人的眼睛感觉最舒适的色温是在4500开尔文～5000开尔文。

学习台灯的位置

阅读写字时，台灯要在书桌的左前方，以免右手挡住光线。如果使用左手写字的，应将台灯放在右前方并且学习台灯本身不宜太高或者太矮，因此选购合适的学习台灯也是非常重要的。台灯的实际使用高度要使眼睛看不到光源。以避免产生眩光和灯管发出的紫外线对眼睛的伤害。

减少光线明暗差

不仅看电视时不宜关灯，同样在看书时也不宜关其他灯而只开台灯，看书不仅要开台灯，最好还要打开房间的灯，这样可以减少明暗差对眼睛的不良影响。光线更加柔和的台灯更适合阅读。

壁灯导线须入墙

儿童的天性活泼好动，又对事物充满强烈的好奇心，尤其是年幼的孩子，但他们缺乏必要的自我保护意识。因此，儿童的房间里若安装有壁灯，那就要注意不要让电源线外露，以免不懂事的孩子拿电线当玩具来摆弄，从而造成触电的危险。另外，父母还可以为孩子加装墙式调光开关，这样可以方便孩子在夜里开关灯。

插座应有封盖

对于年轻的父母来说，家里淘气的孩子常会逗得大家笑不拢嘴，但小孩天生爱到处攀爬的个性，就要让你必须注意儿童房里的电源插座是否具有安全性。一般的电源插座是没有封盖的，因此，为了孩子的安全着想，选择带有保险盖的，或拔下插头电源孔就能够自动闭合的插座。

灯泡应有保护罩

父母在为孩子选择灯具时必须注意，如果孩子还很小，就不要挑那些容易让孩子触摸到灯泡的灯具，以避免发热的灯泡烫到小孩稚嫩的肌肤，最好是选择封闭式灯罩的灯具，或为灯泡加一层保护罩。另外，也应避免在儿童房里摆放地灯，以减少孩子触电的危险。

安装多个插座

儿童房是小孩在家里最自我的一个空间，无论学习、游戏，还是邀请同学、朋友来玩，大都得在这个自由的小天地里进行。因而，房间里的灯光布置要比大人房多得多，还有电脑、音响等电器设备。这就需要在儿童房装修时多安装些插座，以避免插座不够而导致在单个电源点上超负荷连接电器设备。一般来说，考虑到孩子学习、娱乐、活动及储物的需要，房间里最少要预留6个电源插座。其中有两个需安装在写字台的上方，其他可配置在墙角。

调整吊灯的方位与亮度

一般居住房间的灯大多数吊在天花板上，日常生活所需照明可用40瓦日光灯、60瓦灯泡、LED为3～6瓦，以达到400勒克斯～700勒克斯的照明度。如果能保证书桌有足够的光线，不用台灯也可以。

孩子看书写字时，如果光线暗淡，常能得到父母的劝导，而在较强的光线下看书写字往往被父母所忽视。实际上，强光对眼睛也是有害的。因为太阳光含有紫外线和红外线，如果经常在强光下看书，眼睛受紫外线刺激过多，眼球前面的结膜和角膜就会受到损伤，发生眼睛刺痛、流泪、怕光、睁眼困难等毛病。红外线的穿透力比紫外线更强，眼睛受红外线刺激过多，眼球内部的视网膜就会受伤。所以广大父母要重视强光对儿童视力的危害，要及时劝告孩子不要在太强的光线下看书写字，避免太阳光中的紫外线和红外线从书本反射到眼睛上而损伤孩子的眼睛。

对青少年学生来说，还要注意写字、阅读距离最好不小于30厘米，看电脑的距离不小于60厘米，看电视的距离不小于3米。

第21课

不要触摸危险品

焦点案例

8岁的小男孩欢欢在家里玩，他看到食物包装里的干燥剂后，感到非常好奇，以为可以用来做食物，就把它放进水瓶，并把水也倒进去。然而，谁也没有想到干燥剂会突然爆炸。

一声惨叫后，正在外面干活的妈妈冲了进来，她看见欢欢正用手捂着眼睛，发出痛苦的叫声。她急忙将儿子送到医院，经过一番急救之后，医生告知欢欢的妈妈，欢欢的眼睛被严重灼伤，眼球被碱性液体侵蚀溶解，右眼永久失去了视力。

干燥剂在很多食品包装中都可以找到，所以家长一定要小心，不要让孩子把它们当成食物或玩具。如果有干燥剂不慎溅入眼睛里，应该尽快用清水或者生理盐水从眼内向外冲洗。不便冲洗时，可以将双眼浸泡在水中，用手分开眼睑，转动眼球，晃动头部。

家中常见危险品有哪些

孩子的安全关系到每一个家庭的幸福，如何提高孩子的自我保护意识及能力是家长们非常关心的事情。那么，孩子应远离的家中危险物品有哪些呢？

❶药品及化学品。误服药物在儿童中的发生率非常高，而且后果往往比较严重。所以，家中的药品要集中放在一个固定的地方并锁好，不能让孩子拿到。家中常用的洗涤剂、洁厕剂、洗护用品、汽油、油漆、杀虫剂、粘合剂及食品袋中的干燥剂、妈妈的化妆品等，也一定要注意保管好。如果被孩子弄在皮肤上、眼睛里或吃下去，有些会烧伤皮肤黏膜，有些则会导致中毒。

❷玻璃器和瓷器。玻璃或陶瓷的茶具、餐具、花瓶等，都是容易摔碎的物品。碎片的边缘十分锋利，很容易割伤孩子的皮肤，而且摔碎时迸出的微小碎片还可能伤及孩子的眼睛。因此，千万不要让孩子拿玻璃器或瓷器当玩具。

❸电源插座。对孩子来说，它形状小，有神秘的洞，很容易触摸到，吸引力很大，但十分危险。为保证安全，家长应该在电源插座上加装塑料保护套。

❹丝带和绳子。如果孩子把它们绕在脖子上，有可能导致窒息。

❺棍状物。树枝、铅笔、钢笔或咖啡搅拌棒等对孩子来说很危险，特别是把它们放在嘴里咀嚼或开始乱跑时，应避免让孩子接触这些物品。

❻厨具。菜刀的危险是显而易见的，但刮皮器、刨丝器、搅拌机和榨汁机也不能忽视。家长要把这些放在锁好的盒子里，或是放到高处的橱柜里。

❼火柴及打火机。孩子玩火是酿成火灾的重要原因。不正确地使用打火机还可能引起打火机爆炸，更危险。

❽有尖有刃的物品。家家必备的菜刀、水果刀、剪刀、指甲刀、剃须刀、缝衣针、牙签、钉子等，对孩子来说都是危险的。家长一定要管理好这些物品，用过之后要马上收起来，放到孩子摸不到的地方。

误食危险品急救措施

日常生活中，由于看护不及时，孩子误食了一些危险品，怎么做应急处理呢？儿科医生建议，家长首先要判断是服了什么药物或毒物，根据药物、毒物的种类判断应该怎样做应急处理。对于较小的孩子发生误食中毒，不要轻易催吐，尤其对已经昏迷的患儿和误服汽油、煤油等石油产品的孩子，以防发生窒息。

孩子误服药品时，如果药品的不良反应或毒性小，如维生素类，吃错了或多吃了一两片，问题不大；如果误服了安眠药及某些解痉药、退热药等，儿童会出现昏迷、心跳加快，甚至休克；如果误服了一些外用药品，这些外用药物大多具有毒性及腐蚀性，必须及时处理。

孩子误服了腐蚀性液体时，如洗衣液、香水、502胶水、洗甲水、洗洁精、蚊香液等，很容易发生食道烧伤，严重者甚至可能致残、致命。急救措施具体如下：

❶误服腐蚀性液体：应立即喝牛奶、豆浆；

❷误服强碱药物：应立即服用食醋、柠檬汁、橘汁等；

❸误服强酸：应服用肥皂水、生蛋清，以保护胃黏膜；

❹误喝碘酒：应赶紧喝米汤、面糊等淀粉类流质，阻止人体对碘的吸收；

❺误喝癣药水、止痒药水、驱蚊药水：应立即多喝浓茶；

❻误服老鼠药、蟑螂药或其他不可食用物品：这种情况虽然发生率较低，一旦发生就是最严重、最致命的。最好不让孩子喝水漱口，除非保证孩子能将水全部吐出来，应立即送医院洗胃，不能当时看见孩子没有不适症状就大意，因为有些中毒症状的出现会有延后；在给孩子做了急救处理后应及时送医院就诊，最好带上装药品或毒物的瓶子及呕吐物。

为了防止孩子误食这些危险物品，家长一定要做好防范措施，将各种药品、有毒危险品放在孩子够不到的地方。

CHAPTER 4

饮食安全篇

第22课

饮料不能当水喝

焦点案例

10岁男孩的标准体重应该在37千克左右，然而，沈阳10岁小男孩哲哲的体重已经达到了47千克。这让哲哲的父母非常苦恼。

然而就一个月前，哲哲的体重暴减了10千克。同时，还发现哲哲每天晚上要起床尿尿三四次。几天前，哲哲在家里突然感觉没有力气后晕厥，之后甚至连走路都不行。

于是，爸爸妈妈带哲哲去医院做检查，化验结果显示，哲哲的尿酮体3+、尿糖3+，不但精神差、嗜睡、神情淡漠，而且体力下降，食欲不振。哲哲被诊断为糖尿病酮症酸中毒，重度脱水。

医生经过询问得知，哲哲在晕倒的当天喝了一瓶约500毫升的含糖饮料，哲哲平时也有喝饮料的嗜好，基本是以饮料代水，每日饮用含糖饮料至少3瓶，约1600毫升。饮料正是导致哲哲肥胖又暴瘦的罪魁祸首。

过量喝饮料的六大危害

现在市面上各种含糖饮料五花八门，品质繁多，有的家长因为溺爱孩子，只要孩子要喝就给买。家长们认为饮料主要是由水组成，危害不大，这是一种错误的认识，孩子经常喝含糖饮料，会给健康带来极大的伤害。实际上，白开水才是最健康的饮品。

危害之一：含糖饮料含糖量高，易导致肥胖、糖尿病

含糖饮料中含有10%左右的精制糖，每日摄入2罐含糖饮料便不知不觉吃下去70克白糖，带来280千卡的热量。如果每天不增加运动量，也不减少三餐食量，那么三个月中多摄入的热量相当于增加脂肪2.8千克。

危害之二：过多饮用含糖饮料会造成龋齿

含糖饮料中的酸性物质具有很强的腐蚀性，这些酸性物质同样会对孩子的牙齿进行腐蚀，使得孩子的牙齿保护层变薄，减少对牙齿的保护，牙齿变得极易受到损伤。同时，含糖饮料中的糖分也会增加孩子出现龋齿的概率，对孩子的牙齿健康造成一定的危害。

危害之三：过多饮用饮料还可能引发儿童的多种疾病

目前，由于无节制地喝饮料而导致“果汁尿”患儿的增多已经引起了人们的警觉。“果汁尿”形成的原因就在于果汁中大量糖分不能被人体吸收利用而从肾脏排出，结果使尿液发生变化，尿糖值增高。这种情况持续的时间长了，还会引起肾脏病变。

危害之四：饮料中的成分多饮易引发消化系统疾病

饮料中大都含小苏打成分，属于碱性物质，少量饮用可助消化、中和胃酸，过量饮用会使胃液呈碱性，胃的消化功能就会减退，从而出现消化不良的症状，并引发消化系统疾病。

危害之五：不仅不能解渴，反而会加重身体缺水

含糖过多的饮料不仅不易为人体细胞吸收，而且这些成分在体内氧化分解时还要消耗一些水分，致使饮后更加口渴。

饮料过量对孩子的危害实在太大了，专家建议，家长最好给孩子喝白开水。白开水具有促进新陈代谢、调节体温、输送营养、清洁内脏、增强机体免疫力、美容护肤等作用，从健康角度看，白开水才是孩子最好的饮品。

如何选购儿童饮料

目前，市场上出售的儿童饮品大致分为矿泉水、纯净水、果汁饮料、乳饮料及含糖饮料等几类。

甜味饮品很受孩子们的欢迎，但是，甜味饮品里都含有甜味剂。甜味剂，一般分为营养型甜味剂和非营养型甜味剂。前者主要指各种糖类和糖醇类，如葡萄糖、果糖、异构糖、麦芽糖醇等；后者热量较低，包括甘草、甜叶菊、罗汉果等天然甜味剂和糖精钠、甜蜜素、安赛蜜、甜味素等人工合成甜味剂。人工合成甜味剂在软饮料工业中被广泛应用，但其使用方法和限量有严格规定。

天然矿泉水可补充人体必需的微量元素，它的各类指标均有严格限定，应该是对人体健康有益的，但目前市场上销售的矿泉水质量良莠不齐，购买时应注意选择。

果汁饮料的卫生水平较高，但百分之百纯天然的果汁较少，大多为人工合成或添加香精与甜味剂的，儿童不宜多喝。

含糖饮料含有人工添加剂，长期大量摄入含糖饮料的人易骨折，容易引发各类疾病，所以，儿童不宜过量饮用。

含乳饮料不是牛奶，它与牛奶的营养成分不同，这个必须分清，含乳饮料添加了防腐剂，长期饮用无益于儿童健康。

因为口味的原因，大多数孩子都爱喝饮料，但父母不能指望孩子喝进去的是丰富的营养，而且摄入过多的糖分会降低孩子的食欲，对孩子的生长发育并没有促进作用。所以，作为负责的家长一定要控制孩子对软饮料的摄入量。

饮料不能代替水。应说服孩子每天饮用一定量的白开水，并大量食用蔬菜、水果，保证营养均衡。

鲜奶及酸牛奶营养丰富，孩子不妨放弃果奶等乳饮料，直接饮用百分之百的乳制品。购买时请注意生产厂家和生产日期。

鲜果汁、蔬菜汁营养丰富，父母不妨用榨汁机在家中自行制作，但请清洗干净，以免农药残留，导致孩子中毒。

人体所需的维生素、蛋白质、钙等营养成分均可通过食物摄取，不要把饮料当成营养品给孩子补充营养，多吃天然食物才对身体有益。

第23课

拒绝不健康的食品

焦点案例

6岁的小媚刚刚上小学。一天，妈妈接她放学，她却喊自己肚子疼，妈妈开始没在意，谁知一直到晚上小媚都在喊疼。妈妈只得带着她去医院做检查。检查结果出来时妈妈当时就吓懵了，医生确诊小媚患了肝癌，并且已经发展到晚期。

小媚的母亲称自己家族没有患肝癌的亲人，孩子平常身体也非常好，只是从小就爱吃方便面、火腿肠，也喜欢喝碳酸饮料。

医生说小媚的病与不健康的饮食习惯有关。方便面、火腿肠里面含有大量的防腐剂以及亚硝酸盐，长期吃这类食物会让这些物质积留于肝内，这可能是导致孩子患肝癌最大的诱因。

不健康食物就在孩子的周围

所谓不健康食品，是指含人体所需营养成分，经过炸、烤、烧等加工工艺使营养成分部分或完全丧失，或在加工过程中添加、生成或长期过量食用在人体内产生有害物质潴留的食品。

孩子分辨不出哪些食品是健康的，哪些食品是不健康的，他们往往只选择好吃的。作为家长，我们应该帮助孩子减少摄入不健康食物，防止病从口入。

不健康食品之一：油炸食品

油脂反复高温加热会产生有毒有害物质。因为油脂反复高温加热后，其中的不饱和脂肪酸经高温加热后所产生的聚合物——二聚体、三聚体，毒性较强。大部分油炸、烤制食品，尤其是炸薯条中含有高浓度的丙烯酰胺，俗称丙毒，是一种致癌物质。经常吃油炸食品的孩子，每天由脂肪提供的热能明显超过上述指标，因此很容易出现肥胖。

不健康食品之二：膨化食品

膨化食品一直是孩子们的最爱，薯片、虾条、爆米花……膨化食品的配方造成了其营养成分主要是碳水化合物，高脂肪、高热量、高盐、高糖、多味精、属于“四高一多”食品，有资料显示，膨化食品的脂肪含量约占40.6%，对于需要丰富均衡的营养来茁壮成长的孩子来说，长期大量地食用膨化食品必定会影响他们的健康。

不健康食品之三：甜食及甜味饮料

长期吃甜食可能给儿童带来精神方面的隐患，使孩子情绪激动，具体表现为好哭好闹、爱发脾气、多动好动、容易烦躁。对于甜食，不是说绝对不能吃，而是应合理地摄入。营养学家主张，在孩子的食谱中，蛋白质、脂肪和碳水化合物（包括主食、水果及糖类点心和零食）的比例应维持在1：3：6的水平。

不健康食品之四：速食快餐

速食快餐是100%纯“三高”食品，首先是高糖，速食快餐的饮品全都是高糖类制品，无论冷饮热饮都一样，是含大量糖分的甜品，加上饮料、雪糕类的甜品，更令食物糖分特高；其次是高盐，为了保证口味和口感，快餐类食物都是高钠类食物，盐分超标；再次是高油，为了缩短制作时间，快餐食物都是以炸为主，这需要大量油脂辅助加热。儿童长期食用“三高”食物，体内会聚集大量的营养和热量，形成脂肪，对于成长发育期的儿童极为有害。

不健康食品之五：腌制食品

腌制品（咸鱼、咸肉、腌菜等）含盐量太高，高盐饮食易诱发高血压病；腌制食物中含有大量的亚硝酸盐，它和黄曲霉素、苯丙芘是世界上公认的三大致癌物质。有研究资料表明，幼儿期间开始吃腌制品的孩子，成年后患癌的可能性比一般人高3倍，特别是咽癌的发病危险性高。

不健康食品之六：含茶碱及咖啡因的食物

小孩子不宜饮茶。茶叶中含有大量鞣酸，会干扰人体对食物中蛋白质、矿物质及钙、锌、铁的吸收，导致孩子缺乏蛋白质和矿物质，进而影响其正常生长发育。咖啡因是一种很强的兴奋剂，可能诱发少儿多动症。

让孩子爱上健康饮食

拒绝不健康饮食是父母的共同愿望，能够让孩子爱上健康饮食才是我们的目的。那么，如何让孩子爱上健康饮食呢？

第一，多花心思在菜色上做变化

在饮食均衡的条件下，父母可以用多种类的食物取代平日所吃的单调的米饭、面条。例如，有时以马铃薯当成主菜，再配上一些蔬菜，也能拥有一顿既营养又丰盛的餐点。年龄较小的孩子多半不喜欢黏稠的食物，如芝麻糊之类，他们比较喜欢脆脆的，咀嚼时会发出声音的食物。

第二，随时保持健康食品在手边

家长为孩子准备的健康食品尽量放在餐厅或客厅易拿处，令孩子可以随时吃到。例如，妈妈们可以将水果切好了放在台面上，而不是冰箱里，因为从冰箱取出太冷，需要等一会儿才能吃，这个过程中孩子就可能去吃一些别的速食食品。

第三，不要为食物贴上好或坏的标签

要将食物与孩子关心的事情结合起来，如他们喜欢体育，家长可以说奶制品中的钙能增强他们的骨骼和力量；她们爱漂亮，就说蔬菜、水果中的成分能增强皮肤和头发的光泽。如果孩子吃油炸食品，你可以说加上新鲜草莓味道更好，以及在家里经常准备干果作为小食。

第四，给孩子一个时间限制

不能让孩子无限时间进餐。若吃不完，便不动声色地将食物拿开。在此基础上，定时定量让孩子进食，以培养良好的饮食习惯。要求家庭成员统一态度，如果一味对孩子的用餐拖延迁就或让步，以后便很难弥补。

第五，让孩子参与做饭的过程

如上市场买菜、帮忙提回家、一起清洗水果蔬菜等，甚至可询问孩子的意见，请孩子协助你一起做饭，孩子不但能有参与感，同时也能了解做菜之前的准备步骤，进而更喜爱吃饭这件事。

第六，为孩子创造一个愉快融洽的进餐气氛

在孩子吃饭时尽量营造出安静舒适的环境以保持孩子精神放松。切勿在饭桌上训斥甚至体罚孩子，增加孩子的心理压力，更不要逼迫孩子吃饭，应采取一种顺其自然的态度。当孩子说“够了”的时候要尊重他们的意见；说“不要”时可拿走食物，少吃或多吃一点其实对孩子并无太大影响。

第七，将餐桌变成家庭感情交流互动的场地

在吃饭时，加入一些轻松、活泼的语气，为吃饭增添趣味性，让吃饭不再只是吃饭而已，将吃饭变成一件有趣的事情。让家庭生活的愉悦性与吃饭联系在一起，做到通过融洽的吃饭过程来让孩子享受家庭爱的气氛，而不是单纯将吃饭当作孩子营养摄入的过程。

第24课

损害孩子健康的五种零食

如果让爸爸妈妈们说出孩子们平常最爱的零食，父母们一下子就能说出好多种：碳酸饮料、果冻、爆米花……这些孩子们最爱的零食，其实还有一个绰号，那就是“健康杀手”，这些看似美味、漂亮的零食，孩子如果长期食用，对身体健康是极其有害的。

号称“健康杀手”的5种零食

零食一：果冻

果冻中的“果”，早就失去了水果的价值，水果中含有的维生素C早就在加工过程中损失殆尽。果冻是由增稠剂、香精、着色剂、甜味剂等配制而成，这些食品添加剂吃多或常吃会影响儿童的生长发育和智力健康。果冻中还含有糖和明胶，糖是增肥的祸患，明胶则是一种很难保证“出身”的添加剂。

零食二：碳酸饮料

除了水，碳酸饮料基本不具有营养价值。相反，碳酸饮料中一些成分，在一定情况下，可对人体健康造成损害，如过量的二氧化碳、磷酸、咖啡因等，碳酸饮料中含有的热量还被认为是儿童肥胖的“帮凶”。经常饮用，会积少成多，易致孩子体重增加，同时也易养成嗜甜的不良饮食习惯，只喜欢喝有甜味的水，而不喝白开水。

碳酸饮料中含有的叫磷酸的成分会降低体内钙的吸收，影响孩子骨骼生长及身高的正常发育。正值生长发育期的儿童需要充分的钙质，使骨骼正常生长发育，维持良好的骨骼新陈代谢，并使骨骼密度达到最佳状况，所以不宜长期饮用碳酸饮料等含糖饮料。

零食三：方便面

小孩子会被方便面发出来的那种浓郁味道吸引，另外，由于家长没有做好榜样，常常用方便面代替正餐给小朋友吃，也是小朋友受到方便面“毒害”的原因之一。

方便面主要成分是面粉、油脂和调味料，并不完全具备蛋白质、脂肪、碳水化合物、矿物质、维生素、水和纤维素等人体所必需的七种营养物质。方便面在加工过程中还会破坏和丢失营养素。如果长期吃方便面，会使人体营养不良，出现一系列的疾病，如头晕、乏力、心悸、精神不振等，还会造成脂肪、热量的长期过多摄入，从而导致肥胖，并增加了心脏病、糖尿病、高血脂、高血压等疾病的发生概率。

零食四：罐头

罐头类食品为了使色佳味美，加入了一定量的人工合成色素、香精、甜味剂等食品添加剂。另外，为延长保存期，几乎所有的罐头食品均加入了防腐剂，虽然对人体的健康影响有限，但过多食用也会在体内蓄积，带来各种副作用，对于儿童的发育非常不利。另外，由于罐头食品在生产过程中要高温杀菌，水果、蔬菜的营养成分会有很大损失。还有很多罐头为防止腐烂，都加入了很多盐类。所以说罐头食物基本上就是零营养的食物了，不应该给小朋友吃。

零食五：爆米花

在生产爆米花的时候，往往会在里面添加一种物质叫作“双乙酰”，这种物质是一种添加剂，可以使爆米花产生一股黄油的香味。不过研究发现，如果长期吸入“双乙酰”的话，会在肺部的气管造成阻塞，类似“尘肺”。这种就叫作“爆米花肺”。“爆米花肺”的症状主要是呼吸困难和哮喘，如果症状严重的话，还会危及生命安全。

爆米花含铅量很高，铅进入人体会损害神经、消化系统和造血功能，对于正处于脑部发育的小孩子来说，这可是非常有害的。铅被人体吸收后，主要危及神经、造血系统和消化系统，使儿童生长发育迟缓、抗病力下降。所以，以后就尽量不要给孩子食用爆米花了。

除此之外，像薯片、棒棒糖、果脯、泡泡糖等小朋友非常钟爱的零食也是健康杀手，爸爸妈妈们可一定要把好孩子的零食关。

帮助孩子区分可以吃的零食

零食不可以无限制、无选择地吃，那么，孩子应该怎么吃零食呢？

❶谷类制品。含碳水化合物较多的谷类食物经膨化制成的食品，酥脆易于消化，可适量摄入。另外可选一些品质优良的面包、饼干等作为孩子的课间加餐，补充能量。

❷坚果类。如花生、瓜子、开心果、榛子、核桃等，含油脂较高，经加工制作后吃起来不但味道很香，还含有人体需要的一些必需脂肪酸、B族维生素、微量元素锌等，这些都是孩子们长身体时需要的营养素。

❸水果。新鲜的水果可以吃，例如苹果、香蕉、梨、葡萄、桃子等，这些水果含有葡萄糖、果糖、蔗糖等，易被人体吸收；水果中的有机酸可促进消化，增进食欲；水果中还含有果胶，有预防便秘的作用；另外，水果也是维生素C的主要来源之一，是孩子们很好的零食。

❹饮料。鲜牛奶、鲜榨果蔬汁、酸奶、红豆汤都是健康的饮料，可以作

为孩子的零食。但是也不能一次性喝得太多。

吃零食有哪些原则

吃零食的根本原则是：在不影响正餐的前提下，合理选择，适时、适度、适量，必要时限制食用。

原则一：零食不能多吃，不能妨碍正餐

零食只能作为营养补充，孩子的主要营养吸收还得靠正餐。有些孩子零食不离口，做作业时吃、看电视时吃、聊天时吃、休息时吃、睡觉前吃，甚至走路时也吃，这种吃法等于以零食代替正餐了。试想，正餐时他还会再有胃口吃吗？等正餐时间过了，他又饿了，又抓起零食吃，零食吃饱了，下一餐又没胃口吃了，久而久之，不良的饮食循环就建立起来了，一到正餐就没食欲，正餐一过就吃零食，消化功能就会发生紊乱，必然影响到身体健康。

原则二：可以用新鲜、天然的食品当作零食

父母要让孩子远离那些膨化食品和一些不合格的烘干食品，在选择零食时，不要只考虑到口味，要选择一些有营养价值，有利于孩子身体健康的食品，如奶类、蔬果类、坚果类，都是有利于孩子身体和智力发育的好食品。

原则三：油炸、过甜、过咸的食物尽量少吃

这类食物不仅营养成分少之又少，更重要的是危害人的身体健康，是导致高血压、高血脂、高血糖的罪魁祸首。但是，现实生活中许多孩子都爱吃，因为这类食物口味重，会刺激孩子的味觉神经，对孩子的吸引力非常大，所以家长一定要控制孩子对这类食物的摄入量。

第25课

如何控制儿童肥胖

焦点案例

家住江苏的军军5岁了，因为太爱吃，身高108厘米的他，体重已经长到了55千克（正常5周岁儿童的体重应该在16千克～21千克）。

两岁半时，军军的饭量已经和大人差不多，一顿能吃300克～400克饭，而且他吃得特别快，看上去都不嚼，一顿能吃掉一个肘子。平均每个月能长1千克～1.5千克。

医生建议妈妈必须控制军军的饮食，每顿少吃，多运动。这之后妈妈只给军军盛一碗饭，他很快就吃完了，还要一碗时妈妈就坚持不给他吃，可军军总是哭喊着要吃饭。在一旁的爷爷奶奶开始时还劝孙子少吃点，但看见孙子哭就不忍心了，只得又给军军盛上饭菜。

肥胖是儿童罹患高血压的危害因素之一。肥胖程度越高，血压也越高。同时，儿童肥胖也是诱发脂肪肝、高血脂和胰岛素抵抗的危险因素。有研究显示，重度肥胖儿童脂肪肝发病率高达80%。

肥胖的儿童平时动作缓慢，上体育课时因为身体笨拙、动作不规范等常招致哄堂大笑。在学校里，同伴喜欢给胖孩子起外号，如“肥猪”“胖墩”等。这些都会对肥胖儿童的心理造成影响，导致他们变得沉默寡言、性格孤僻、缺乏自信，进而与周围的人逐渐产生心理隔阂。这种自卑心理还会影响学习，使精力不集中、情绪低落、学习成绩下降。

儿童肥胖的减肥方案

针对儿童肥胖，家长们一定要让孩子快速进行减肥，合理安排孩子的饮食，少吃高盐、油腻性的食物。每天的饮食当中一定要达到七分饱，千万不要吃得过量，要带孩子经常去做一些运动。减肥不是一件容易的事情，孩子很辛苦，家长亦辛苦，那么，具体该怎么做呢？

第一，帮助孩子制定目标

制定一个目标，减肥计划才会更容易实现。你可以问问你自己，为什么想让孩子减肥？是为了在学校的时候更活跃？还是为了能够穿更好看的衣服？

制作一个食物表，如果孩子吃了健康的食物，那就给他加一个星星，如果吃了不健康的食物那就给他打一个×。然后再给孩子制定一个奖惩制度，达到多少颗星星的时候给孩子奖励，达到多少个×的时候给孩子一定的惩罚。

第二，制定严格的进餐时间表

早餐一定要让孩子吃，而且要吃得健康丰富，如果孩子不吃早餐的话，那么他午餐、晚餐可能会吃很多，对减肥不利。早餐、午餐和晚餐的时间必须固定，不要随意变动，过了吃饭的时间点就不要再给孩子吃了，即使他并没有吃多少，也必须禁止。家长一定要相信，孩子某一顿少吃些并不会影响太大，我们的主要目的在于控制孩子饮食，将孩子的饮食调节到正常轨道上来。

第三，放慢进食速度

由于孩子吃饭时注意力不集中，为了让孩子安心吃饭，有些家长会要求孩子在规定的时间内吃完。这样对孩子的健康是不好的，让孩子放慢吃饭的速度，能提高孩子对饥饿的忍耐性和食欲敏感性，可以避免孩子暴饮暴食而引起肥胖。所以在吃饭的过程中，要培养孩子细嚼慢咽的习惯。

第四，多喝水

多喝水可以帮助减肥和降低食欲，在喝水的时候可以添加一些柠檬调味，但是尽量不要喝果汁和碳酸饮料等高糖、高热量的饮料。

第五，控制每日热量摄入，适当减少三餐主食

导致孩子肥胖的原因主要在于主食糖分、热量过高。控制孩子一天主食量的过程应当是一个循序渐进的过程，不可疾风暴雨般减少每天主食分量。否则，孩子将不易配合。专家建议，可先在原有基础上减少1/5～1/4，而后逐渐过渡到1/3。由于儿童处于生长发育的快速时期，减至原有主食量的1/3左右就不可以再减了，以防影响孩子的生长发育过程。

第六，选择有益零食

零食对孩子的诱惑不小，肥胖的孩子更喜欢吃零食，怎么改变这种情况呢？家长可以将孩子平时常吃的糖、汽水、饼干、薯片、蜜饯等高热量的零食，更换成脱脂奶、坚果、水果沙拉等健康食品。口渴时尽量选择白开水，因为白开水才是人体最健康、最经济的水分来源。

第七，坚持锻炼

为孩子选择一样他比较喜欢的运动，如足球、游泳、篮球、棒球等。将这项运动长期坚持下来，你就会惊讶地看到孩子变瘦了，变得更加健康了。专业的减肥教练建议，肥胖孩子每天至少要慢跑20～30分钟，做25个仰卧起坐或是俯卧撑，这样不但可以锻炼手臂力量，而且对消化也很有好处。运动贵在坚持，如果家长能带孩子坚持半年，肯定能够看到效果的。

第26课

日常食物中毒急救法

食物中毒是指食用了不利于人体健康的物品而导致的急性中毒性疾病，通常都是在不知情的情况下发生食物中毒。食物中毒是由于进食被细菌及其毒素污染的食物，或摄食含有毒素的动植物，如毒蕈、河豚等引起的急性中毒性疾病。变质食品、污染水源是主要传染源，不洁手、餐具和带菌苍蝇是主要传播途径。

生活中容易引起中毒的食物

豆类食物中毒

❶豆浆：生豆浆中含有丰富的蛋白质、脂肪和糖类，是微生物生长的理想条件。所以，豆浆必须煮熟烧透。生豆浆加热到80℃～90℃时，会出现大量的白色泡沫，实际上这是一种“假沸”现象，此时的温度不能破坏豆浆中的皂甙物质。应在出现“假沸”现象后继续加热3～5分钟，使泡沫完全消失，使其中的有害物质被彻底分解破坏，微生物被杀死。

❷四季豆、芸豆、黄豆、扁豆等豆类：同上所述，这几种豆类也含有皂素，未煮熟就会造成恶心、呕吐、腹痛、头晕等中毒症状，通常在服用后的1～5小时出现中毒症状。所以，妈妈在为孩子做这类食物时应该将其完全煮熟才行。

果壳类的食物中毒

❶部分水果的果核或种子是有毒的，如苹果、梨、桃、杏子、李子、樱桃、枇杷等水果的种仁中含有氰苷（也称为“含氰糖甙”“生氰苷”等），水解后会产生有毒的氢氰酸，一旦食用会使细胞失去能量来源而致人中毒。所以，父母在给孩子吃水果时应注意去掉果核和种子，告诉孩子果核和种子有毒不能吃。

❷白果：又称银杏，不同于开心果，它含有多种植物毒素，儿童及易中毒者不宜多吃，多吃会出现呕吐、抽搐等症状，严重的致人死亡。建议无论大人小孩，都不能多吃白果。

真菌类、五谷食物中毒

❶鲜木耳：鲜木耳含有一种啉类光感物质，食用后若被太阳照射可引起皮肤瘙痒、水肿，严重的可导致皮肤坏死。若水肿出现在咽喉黏膜，会出现呼吸困难。干木耳是经曝晒处理的成品，在曝晒过程中会分解大部分啉类，而在食用前，干木耳又经水浸泡，其中含的剩余毒素会溶于水，因此水发的干木耳无毒。

❷野生蘑菇：常见的野生蘑菇有上百种，但能食用的野生蘑菇只有三四十种。一些有毒菌与无毒菌外形相似或混杂生长，常常误采误食发生中毒。所以不要随意采摘野外不认识的蘑菇类食物，如误食后，应立即催吐、洗胃，然后到医院救治。

❸霉变的甘蔗、大米、小麦、玉米等。通常发霉的食物要立即将其丢掉，有些人觉得可惜，但却不知它的毒害有多么严重，毒素食入后引起神经麻痹、惊厥或呼吸麻痹而死亡。

海鲜类食物中毒

❶河豚：河豚的毒素主要在卵巢、肝脏，其次为肾、皮肤、眼、鳃和血液。河豚的毒素很易吸收，摄入后口周围及舌很快出现麻木感，重症病例可于

30分钟内死亡。毒素摄入后迅速分布于肾、心、肝、脑、肺、肠和血液中，潜伏期一般为10分钟至3小时。一般先在末梢（手指、口唇、舌）有麻木刺痛感，然后出现恶心、呕吐、腹泻，并有四肢无力、发冷，继而出现神经麻痹，重者出现全身瘫痪，最后死于呼吸麻痹、心肾衰竭。潜伏期愈短，则症状愈重，死亡率愈高。

❷蛤蜊：蛤蜊的功效很多，但是隔夜的蛤蜊是不能吃的，因为会引起食物中毒。很多人都觉得蛤蜊没吃完，扔了怪可惜的，就把蛤蜊等海鲜放在冰箱里，第二天拿出来热一热再吃，而且间隔的时间也不长，应该没什么问题。但是过夜的蛤蜊不能微热，一定要热透，否则里面寄生的细菌会导致腹泻等症状。

蔬菜类食物中毒

❶新鲜黄花菜：鲜黄花菜中含有秋水仙碱，进食后可使人体产生中毒反应，出现恶心、呕吐、头痛、腹痛，大量进食可导致血尿、便血，甚至死亡。经蒸煮加工的干品黄花菜，其秋水仙碱被溶出，则不会导致人体中毒。

❷青色的或发芽的马铃薯（土豆）和青色番茄：我们平常购买马铃薯和番茄的时候尽量挑选熟透的，因为青色的马铃薯和番茄也含有毒素。

❸木薯（地瓜，甘薯）或者竹笋：生的或者没有煮熟的木薯或竹笋含有天然的毒素，食用后会导致人体食物中毒，严重的致人死亡。建议木薯煮透，竹笋切片后煮熟。

食物中毒的急救处理措施

食物中毒一般在用餐后4～10小时发病，高峰期出现在用餐后6小时左右。食物中毒后第一反应往往是腹部的不适，中毒者首先会感觉到腹胀，一些患者还会腹痛，个别的还会发生急性腹泻。与腹部不适伴发的还有恶心，随后会发生呕吐的情况。

食物中毒一般可分为细菌性（如大肠杆菌）、化学性（如农药）、动植物性（如河豚、扁豆、豆角）和真菌性（如毒蘑菇）食物中毒。食物中毒既有个人中毒，也有群体中毒。

发生食物中毒如何处理

一旦有人出现上吐、下泻、腹痛等食物中毒症状，首先应立即停止食用可疑食物，同时拨打120呼救。在急救车到来之前，可以采取以下自救措施：

❶催吐：如食物吃下去的时间在1～2小时内，可采取催吐的方法。立即取盐20克，加开水200毫升，冷却后一次喝下。如不吐，可多喝几次，迅速促进呕吐。亦可用鲜生姜100克，捣碎取汁用200毫升温水冲服。如果吃下去的是变质的荤食品，则可服用十滴水来促进迅速呕吐。有的患者还可用筷子、手指或鹅毛等刺激咽喉，引发呕吐。

❷导泻：如果病人吃下中毒食物的时间较长（超过两小时），而且精神较好，可采用服用泻药的方式，促使有毒食物排出体外。用大黄、番泻叶煎服或用开水冲服，都能达到导泻的目的。

❸解毒：如果是吃了变质的鱼、虾、蟹等引起的食物中毒，可取食醋100毫升，加水200毫升，稀释后一次服下。此外，还可采用紫苏30克、生甘草10克一次煎服，若是误食了变质的饮料或防腐剂，最好的急救方法是用鲜牛奶或其他含蛋白质的饮料灌服。

需要提醒的是，保留食物样本，送去医院治疗时医生需要确定中毒物质，这样能更快更好地进行恢复治疗，因此，在发生食物中毒后，要保留导致中毒的食物样本，以提供给医院进行检测。如果身边没有食物样本，也可保留患者的呕吐物和排泄物，以方便医生确诊和救治。

第27课

化学物质中毒急救法

焦点案例1

6岁的小男孩鹏飞，被妈妈抱着送到医院急诊科时嘴部损伤、口腔溃烂，痛苦不堪。原来是他误将邻居伯伯的氢氧化钠水溶液当成饮料拿起来喝，入口后因味道难闻又本能地吐出来，虽然液体只在口腔短暂停留，但娇嫩的口腔已被氢氧化钠水溶液严重灼伤，嘴唇和面颊等沾了液体的地方，也被不同程度腐蚀。

焦点案例2

5岁多的小雅，看到家里角落放着面包，伸手抓过来就往嘴里塞。幸好被妈妈及时看见，急忙伸手把拌有老鼠药的面包从孩子口里抠出来。看见孩子嘴里还残留了一些碎面包，妈妈拿起水杯让小雅漱一下口，结果孩子将水咽下，本来只残留在嘴里的老鼠药被咽进肚子去了，吓得妈妈马上把孩子送到医院。在留院观察时，孩子出现了抽搐的症状，幸亏医生急救，小雅才转危为安。

在儿童意外伤害中，因误食中毒的事件并不少见。据北京儿童医院统计：2013年，因意外伤害而送来医院急诊的患儿80%为低龄的孩子，其中中毒急救占所有意外急救的三分之一以上。这说明部分家长对孩子中毒意外的防范意识欠缺，且一旦各种中毒意外发生后也缺少应急处理知识。为此，作为家长有必要学习一些基本的预防中毒及处理轻度中毒事件的专业知识。

皮肤接触有毒物质导致中毒的紧急处理措施

一旦孩子不小心皮肤接触到有毒物质，家长应该立即做如下紧急处理：

❶尽快将患儿撤离至安全环境中，脱去身上的污染衣服。

❷皮肤黏膜沾染的毒物应尽快冲洗，可采用清凉冷水或肥皂反复冲洗20～30分钟，并注意清除毛发及指甲里的残留物，冲洗要充分。注意在清洗的过程中不可以用热水，因为热水会导致毛细血管扩张，增加了毒物的吸收。清洗完后尽快将患儿送往医院寻求救治。

❸如果眼睛污染，宜用温水由眼内往眼外冲洗15～20分钟，因为眼内角有一小管通往鼻腔，如果眼外往眼内冲，会把有毒物质冲往鼻腔，因而进入胃肠道内，造成另外的中毒，不可不慎。一旦眼睛冲洗过后还有刺激、痛、肿、流泪及畏光等症状时，必须再请眼科医师继续治疗。送医时，请将毒物带往医院，医师将更容易快速处理。

有毒物质接触到皮肤按照上面的方法处理，一旦有毒物质进入口中或者被孩子误食，引起中毒，家长应该立即视情况进行处理。

孩子神志清醒，中毒症状不严重时可以先让孩子饮大量温凉清水，然后取一根干净的筷子，或者汤匙压患儿舌根部位，刺激咽喉使其呕吐。实在找不到东西，可以用手指压孩子的舌根部催吐。

这个动作要反复多做几次，不停地让孩子喝水，催吐，再喝水，再催吐，直至吐出物澄清、无味为止。

催吐要及时，要快，不要等，因为三四小时后，毒物已进入肠道，催吐也就失去了意义。另外，如果孩子是误服有毒物质中毒，不可以做口对口的人工呼吸，这样做很容易导致施救者吸入有毒物质而造成中毒。

但是，不是所有的中毒都要催吐，下列情况就不适宜催吐：

❶已昏迷或抽搐的患儿不能进行催吐，以防窒息发生。

❷强酸、强碱、石油类碳氢化合物（汽油、煤油），不可给予清水及催吐急救，因为强酸及强碱再催吐，会造成食道反复灼伤，应该立即给患儿服用牛奶、豆浆、蛋清，以减轻酸碱性液体对胃肠道的腐蚀。

❸汽油、煤油等石油类碳氢化合物，服食后不会造成中毒，但是呕吐后不幸吸入肺部，反而会造成吸入性或化学性肺炎。

❹樟脑类物质中毒会很快让孩子昏迷或抽搐，呕吐时极容易让呕吐物呛入气管里面，造成呼吸困难。

误服腐蚀剂的紧急处理措施

如果孩子误服了化学腐蚀性的物质，其后果是相当严重的。化学腐蚀物质是指强酸、强碱等物质，误服后会引起食管腐蚀性烧伤。

小儿食管腐蚀性烧伤大多数是因为无知，误将液状化学腐蚀剂当水饮，或将晶状腐蚀剂当作糖块吃下。少数患儿是被人故意伤害。腐蚀剂以强碱为多，最常见的是苛性钠，强酸次之。强碱进入胃内，由于有胃酸中和，一般对胃的损伤较轻。但强碱吸水性较强并有脂肪皂化及溶解蛋白的作用，析出的氢氧离子可继续向组织深部侵蚀，造成食管的严重损伤，进而引起食管的瘢痕狭窄。强酸使组织脱水，蛋白质凝固，局部结痂，故损害不易向组织深处发展，形成的瘢痕较浅，发生食管狭窄较轻，但强酸进入胃后易导致胃壁损伤，甚至穿孔致死。

小孩子误食腐蚀剂类强酸强碱物质后，会立刻感到如吞一团火，疼痛难忍，口唇有烧伤痕迹，口腔、食道、胃部有水肿现象，有时呕吐或大便带血，声音嘶哑和吞咽困难。重者发生食道、胃穿孔，休克等。强酸被吸收入血后，发生酸中毒，出现气急、呼吸困难、惊厥、昏迷等；强碱被吸收后，发生碱中毒，出现头痛、头晕、手足抽搐等。

腐蚀剂中毒的病人应立即送医院急救。但如在送医院前做些初步处理，将极有利于减轻病情。

首先，腐蚀剂类强酸强碱中毒的病人一律禁止催吐、洗胃，以免发生胃穿孔。

其次，误服强酸者可以口服氢氧化铝凝胶80毫升，每日3次。也可以口服石灰水上清液200毫升。但要注意不能服碳酸氢钠，以防产生二氧化碳气体，引起胀气、穿孔。

再次，误服强碱者可以口服食醋、橘子汁、柠檬汁，每次100毫升～200毫升，多次反复进行。碳酸氢钠、碳酸钾中毒时忌用稀酸溶液，以免胀气、穿孔。

经上述处理后，为保护消化道黏膜，还可服用鸡蛋清60毫克或牛奶200毫升，也可服用米汤、面糊、淀粉糊。之后，服花生油或芝麻油100毫升～200毫升，以利排毒。

第28课

异物进入食道、气管急救措施

焦点案例

2017年3月21日中午12时左右，上海长宁区天山第一小学四年级一学生在午餐时，从教室走到大厅饮水处，随后昏倒。教师接学生报告后立即赶到现场，因学生昏倒原因不明，拨打120急救电话，并通知家长。后经医院抢救无效，于当日14时宣告死亡。据医院方介绍，这名小学女生12时20分由120救护车送入该院，来院时心跳、呼吸都已经停止。医生抢救了一个半小时，但最终没能挽救回孩子的生命，死亡原因为“气道异物引发窒息”。事后调查中，有学生反映，该校当日午餐中有鱼肉丸子这一道菜。

一个鲜活的生命就这样离开了，带给家庭无法承受的痛苦，这件案例也警告所有家长，孩子的事情无论多小都要关注到，告诫孩子平常吃饭时要细嚼慢咽，不要和同学边嬉闹说话边吃饭，也不要大笑，避免悲剧的再次发生。

预防异物进入食道和气管

气管是人呼吸的通道，如果误将异物吸入气管，就有可能引发咳嗽、呼吸困难、窒息，甚至危及生命。怎样预防异物进入食道或气管呢?

家长们首先需要了解一下为什么小孩容易发生食道或气管堵塞?气管和食道都与咽部直接相连，呼吸时，通向气管的气道开放，进食下咽时，食物通道开放，气道关闭。而儿童这方面的协调功能不完善，尤其进食时说话、跑跳、大笑等，会不能及时关闭气道，容易使食物呛到气管里。尤其是果冻，最为危险，这种食品具有弹性，体积又比较大，一旦发生呛入，因果冻软而易变形，容易造成呼吸道完全堵塞致窒息死亡，窒息时间一旦超过6分钟，死亡率和致残率都非常高。除果冻外，像黄豆、花生米、坚果等小颗粒食物，鱼刺、纽扣、硬币、纽扣电池等异物，都容易卡到食管、气管造成堵塞。

气管异物一般是从口腔误食进入的，所以小孩在玩的时候一定不要将纽扣、玻璃珠、图钉等物品和一些玩具的小零件放在嘴里，这样既不卫生，又极容易发生危险。另外可以把一些大的食物切成小块，细嚼慢咽，在吃东西时不要同时做别的事情，更不要相互追逐、打闹，以免将口中的食物误吸入气管内。

一旦孩子不小心将异物吸入气管或食道，家长应该先拨打120急救电话，在等救护人员来之前的这段时间，必须尽力给孩子做正确的急救。

异物进入食道和气管后的急救措施

异物卡入气道的抢救时间是4~6分钟，时间很紧张，有时来不及去医院，因此家长学会一些急救方法是非常重要的。

一些孩子，特别是五六岁的低龄孩子，就餐时由于神经系统不尽完善，调节机制较差，如果没有好的进餐习惯和秩序，吃饭讲话、打闹、嬉笑、不专心，容易将异物卡在咽部。

鱼刺扎在喉咙时，家长不要让孩子强行吞饭或喝醋，这样会划伤食道，引起其他疾患。应细心了解情况，可以先试着用汤匙或牙刷柄压住舌头的前半部，在亮光下仔细观察其舌根部、扁桃体及咽后壁，如果能找到鱼刺，可用镊子或筷子夹出。如上述方法不能奏效，或吞了流食后痛感加重、异物感更明显，应立即到医院看急诊。千万不要强行大口吞咽蔬菜、馒头，以为能把刺带下食道，这样只会使刺扎入较深的部位，或卡在食道内，造成更严重的后果。

枣核等异物卡在食道中，人的咽部会感到刺痛或有异物感，吞咽也很困难。如果异物刺激喉黏膜，则会引起剧烈咳嗽，并因反射性喉痉挛及异物阻塞而出现呼吸困难，并可能有不同程度的喘鸣、失音、喉痛等。最严重的是，如果异物较大，则很快会造成窒息死亡。只要异物没有进入咽喉深处和气管，可用手指抠挖取出。还可以用双臂从孩子身后将其抱住，一手握拳，用拇指掌关节突出点顶住幼儿腹部正中线脐上部位，另一只手的手掌压在拳头上，连续快速向后、上推压，冲击6～10次，注意不要伤其肋骨。如果无效，隔几秒钟后，重复操作一次。

花生、瓜子等食物卡到孩子的喉咙时，不要去拍其背部，这样只能使食物在气道卡得更紧，应使患儿平卧，抢救者跪下或立在其足侧，或者大人坐着，并使患儿骑坐在你的大腿上，背朝你，用你的两手的中指和食指，放在患儿胸廓和脐上的腹部，快速向上冲击，直到异物排出。

特别提醒家长，一旦发现异物卡入孩子气管，堵塞气道，家长必须保持镇静，使孩子不哭闹，以免加重病情。

孩子天生是活泼好动的，良好的行为习惯都是需要在家长和老师的引导下逐步培养起来的，尽好各方的职责，很多悲剧是可以避免的。

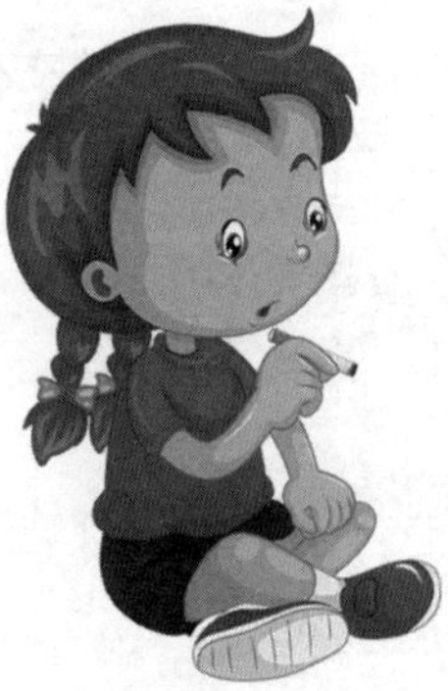

CHAPTER 5

医疗安全篇

第29课

儿童日常烫伤、烧伤急救法

焦点案例

2014年9月，12岁的小丽躺在市一医院烧伤科病床上一个劲儿地喊疼。“唉，都怪我，要不孩子就不用遭这罪了。”爸爸不断地自责着。小丽今年刚上初一，晚上从学校回来后，小丽想冲凉，爸爸谢某觉得女儿大了，就让小丽自己去拎煤炉上的热水冲凉，第一次提热水的小丽一不小心将热水弄洒了，烫伤了右腿。

爸爸情急之下想起以前邻居说是汽油可以擦伤口，于是找到邻居要了点汽油。他让小丽妈妈帮忙将汽油淋在小丽大腿伤口上。在一米多远处，放着正在燃烧的煤炉。突然，小丽和妈妈身上瞬间起火。爸爸立即叫车将妈妈和小丽送往医院。经检查，小丽全身烧伤面积达60%，属于三度烧伤，主要是四肢烧伤，特别是臀部以下烧得最严重。

处理烧烫伤的常见误区

在我们日常生活中时常会有烧烫伤事件发生，尤其是孩子，孩子好奇心强，什么东西都想动一动，对于危险因素的认知能力不足，而且孩子的动作又不协调，回避反应迟缓，所以很容易发生烧伤或者烫伤的意外。孩子烧伤或烫伤后，由于受传统观念和习惯的限制，又缺乏相关的医学常识，许多家长会手足无措，或者采取一些“土方”，这不但没有效果，还会给随后的治疗带来困难。

误区一：冰敷

烧烫伤后要立即降温，于是有人就说，干脆用冰敷，效果肯定比凉水好吧。其实这是个误区，因为冰块的温度太低，冰敷的时间长了，皮肤容易冻坏。高温会伤害皮肤，低温也会造成伤害。烧烫伤后，受损的皮肤已经失去表皮的保护，不可以直接冰敷，以免冻伤。要立刻以缓和、流动的冷水冲30分钟，或冲到不痛为止。

误区二：用盐水洗伤处

有些人看见医生用生理盐水清理伤口，于是也用盐水洗伤处，其实，家庭中临时所制盐水不一定是生理盐水，浓度有所偏高。而且盐水并不能起散热作用，只能起一定的消炎作用。

误区三：用蛋清、香油涂抹

绝对不能用蛋清和香油涂抹，这两种东西不仅不能减轻伤口，反而会使创面感染。

误区四：用酱油涂抹

烧烫伤后不能用酱油涂抹，首先酱油含有盐，会使创面细胞脱水收缩，加重损伤。其次，酱油不是无菌的，如果不进一步处理，有可能引起感染。再次，酱油的黑褐色覆盖了创面，影响了医生对创面深度的判断。

误区五：用牙膏涂抹

涂抹牙膏会让热能包覆在皮肤上继续伤害皮肤。立刻冲水降温，才是正确的处理方式。

几种不同的烧烫伤紧急处理法

烧烫伤发生后，现场急救非常重要，关键的是要抢时间，这关系到烧烫伤的伤口愈合。

儿童被开水烫伤

处理开水烫伤时，最为简单有效的急救就是用大量的流水持续冲洗降温，持续20分钟左右。在冲洗的过程中应该注意，流水冲洗的力量不应过大，要尽量保存烫伤后水疱皮的完整性。如有衣物，应予以剪除，以免在脱衣服的过程中破坏疱皮的完整。

火灾引起烧伤

火灾发生时身上的衣服被烧着，很难脱下来，此时必须卧倒在地滚压灭火，或用水浇灭火焰。切勿奔跑或用手拍打，否则可能使得火借风势越烧越旺，使手被烧伤。也不可在火场大声呼喊，以免导致呼吸道烧伤。要用湿毛巾捂住口鼻，以防烟雾吸入导致窒息或中毒。

如头面部烧伤后，常极度肿胀，且容易引起继发性感染，容易被漏诊因而延误抢救，因此一定要及时护送到医院治疗。

电熨斗烫伤

被电熨斗烫伤时首先要做的是断电，然后根据烫伤程度选择不同方法。小面积的轻度烫伤，早期未形成水疱时，有红热刺痛者，首先降温，也就是流水冲洗，之后用麻油涂布或消毒的凡士林纱布敷盖。已形成水疱者，先用0.1%新洁尔灭溶液或75%酒精涂拭周围皮肤，创面用生理盐水或肥皂水冲洗干净，在无菌条件下，将疱内液体抽出，创面用三磺软膏、四环素软膏、烫伤膏或消毒凡士林纱布加压包扎。二度烫伤处理应注意预防感染，并给止痛片减轻疼痛。大面积烫伤必须立即送医院急救。

被油烫伤

做饭时热油不小心溅到身上或手上，应立即用柔软的棉布轻轻擦掉，再拿干净毛巾沾冷水打湿后，敷烫伤处，或者干脆用厨房的自来水管冲洗20分钟，这样做的目的是降温。尽量减轻烫伤的深度。烫伤程度浅，一般不会留有疤痕。但在创面愈合干燥后会有色素沉着，只是这些色素沉着完全消退得需要一定的时间，短则数天，长则一个月左右。在伤口愈合前最好忌辛辣刺激性食物，忌烟酒。

化学品灼伤

不小心被化学品灼伤皮肤，应立即离开现场，迅速脱去被化学物沾污的衣裤、鞋袜等。无论酸、碱或其他化学物烧伤，立即用大量流动自来水或清水冲洗创面不少于30分钟。

喝水烫伤

一般来讲，喝开水时不小心烫伤，属于轻度损伤，会剧烈咳嗽，会出现声嘶，同时伴有咽痛、吞咽困难等症状。受伤者小孩居多。若发生咽喉烧烫伤，轻者可在家休养治疗：一是不要吃硬的或热的食物，而以软、凉食物为主，注意休息；二是可用中药大青叶、荆芥、薄荷、黄连、桔梗、甘草各10克，煎水，频频吞咽。对咽喉水肿严重，已明显影响呼吸者，应立即送医院诊治。

电击烧伤

先将电源切断，或用绝缘体将电源移开，切记不要直接用手接触触电者，可以用干木棒、树枝、扫帚柄等。在浴室或潮湿的地方，救护人要穿绝缘胶鞋，戴胶皮手套，或站在干燥木板上以保护自身安全。

第30课

儿童哮喘的家庭预防与急救

哮喘是一种严重危害儿童身体健康的常见慢性呼吸道疾病，其发病率高，常表现为反复发作的慢性病程，严重影响了患儿的学习、生活及活动，影响儿童的生长发育。

哮喘的发作会使得呼吸困难，身体氧气供应不足，肺里的空气呼不出去就会停留在肺部，这样就容易形成与肺气肿相似的临床表现。在哮喘发作时，由于小气管的阻塞，咳嗽时肺泡内压力可以更高。此时某些较薄弱的肺泡就有破裂可能，气体跑到肺外的胸膜腔，造成气胸。终日持续的哮喘病对药物没有明显效果，就像呼吸道被关闭，不受外界干扰一样，这种哮喘病最难治。

长期哮喘病的患者有可能引起胸廓畸形；因为哮喘发作时剧烈咳嗽，有可能导致肋骨骨折。

预防孩子哮喘的方法

因为哮喘患儿是过敏性体质，而过敏原又无处不在，所以护理一个哮喘患儿，家长往往要付出更多的精力。

❶注意天气变化，气温下降时及时给小孩添加衣物，避免受风寒，要特别注意颈部的保暖，最好给孩子穿纯棉制品。冷空气、空气湿度的变化、气压

的高低均可诱发儿童哮喘的发作。

❷孩子的被罩床单要常清洗，房间采用湿式清扫做法，室内湿度控制在50%以下，以控制尘螨的生长。

❸改善居住环境，通风防潮，不要养狗、猫等宠物，不要用地毯，尽量避免空调环境，难以避免时空调要定时清洗。

❹要避免孩子与已知或可疑的过敏原接触。

❺父母尤其是母亲必须戒烟。根据调查，大约7.5%的儿童哮喘是由母亲吸烟引起，同时患儿自身成为吸烟者的可能性也比父母不吸烟的孩子高出2倍。新的研究还发现，从小生活在二手烟环境中的儿童，其患上慢性咳嗽、咯痰等可能引发哮喘的呼吸道病症的风险比普通孩子高7倍。

❻儿童患有哮喘必须注意饮食，在饮食上不宜过饱，不宜过咸，不宜过甜，不宜过腻，不宜过激（如冷、热、辛、辣等），不宜进食易导致过敏的食物，如鱼、虾、蟹、牛奶、杧果、桃子等。这六个不宜必须牢记。

❼呼吸道病毒感染所诱发的气道炎症是引起哮喘病患者气道高反应性的重要原因之一。所以注意调节免疫力，预防呼吸道感染是非常重要的。

❽儿童哮喘患者进行必要的身体耐寒锻炼，提高耐寒阈值，增强对温度、气候变化的适应性，增强抗寒及抵御上呼吸道感染的能力，能够较为有效地防治哮喘的发作。患哮喘的小孩一般活动耐力较差，应该选择不太剧烈的活动，如游泳、慢跑、羽毛球等就很好。而短跑、足球、篮球等刺激或对抗性大的运动不适合哮喘患儿。

哮喘发作的急救措施

儿童哮喘发病急，一般半夜在家中发作，所以在医生的指导下掌握现场的自我处置手段是非常重要的。一旦哮喘发作，则会引发咳嗽、气急、喘憋、呼吸困难，如不及时处理，可出现缺氧，口唇紫绀，面色苍白，青紫等严重症状。哮喘病反复发作，甚至会危及生命。因此，每位患儿家长最好能掌握一些哮喘病常用的用药方法和防治原则，这样有利于及早控制哮喘病。哮喘在家里发作时家长应做到以下几方面：

❶迅速使患儿脱离过敏原。一旦脱离过敏环境，即使不给任何药物治疗，也可缓解病情。

❷吸氧。中、重度哮喘发作时，由于呼吸道阻塞，肺泡通气不足，造成机体明显缺氧，必须及时补充氧气。当病人已出现严重呼吸困难，口唇、指甲青紫时，更应尽快吸氧。可将家里备用的氧气袋连接鼻导管以吸氧，调整吸氧浓度为25%～40%即可。

❸安慰孩子以解除心理压力。让孩子半卧位，消除恐惧心理和焦虑情绪，因哮喘发作时，孩子常有恐惧感，烦躁不安，这些精神刺激因素也可促使哮喘发作和症状加重。但是一定要慎用镇静剂。

❹针刺天突、定喘、合谷、曲池等穴位，留针10～15分钟，并可不时捻转以加强作用。若家长不会针灸，则可以用拇指与食指紧压患儿大椎穴并不断揉动，或紧压双手合谷穴至患儿感到酸胀为止，对平喘也有一定的效果。

❺哮喘发作较重或呈持续状态时，向120急救中心呼救，请急救医生前来救治。待病情稳定后，再送孩子到医院就诊。

第31课

儿童高热惊厥急救法

焦点案例

亮亮8岁了，他的爸爸妈妈在外地工作，他一直和奶奶生活。一天夜里，亮亮突发高烧，奶奶为此忙了一夜。第二天凌晨5时许，亮亮突然脸色发黑，手脚抽搐，口吐白沫，这可吓坏了奶奶。这时候，亮亮奶奶想到了之前听说过的一个治疗抽筋的“土方”，就是将手伸进嘴里，去抠孩子的喉咙，亮亮开始还在挣扎，但过了五六分钟之后，亮亮就不动了，全身软了下来，奶奶使劲儿叫他摇他也不醒不动，奶奶吓坏了，赶紧拨打120求救。不久，亮亮被送到了儿童医院抢救，不幸的是，经过一个多小时的抢救，最终亮亮还是离开了人世。

其实上例中亮亮的病叫高热惊厥，就是俗称的“烧抽了”。这是一种低龄儿童发烧时常见的并发症，经历过孩子热性惊厥发作的家长常常用“胆战心惊”“恐怖”“可怕”等字眼来描述当时的情景，他们以为会失去孩子，害怕孩子的大脑被烧坏，影响孩子日后的学习能力和智力等。那么，高热惊厥到底是怎样的一种病？孩子病情发作时家长该如何紧急施救呢？

什么是高热惊厥

凡由小儿中枢神经系统以外的感染所致38℃以上发热时出现的惊厥称为小儿高热惊厥。高热惊厥属儿科常见急症，发病率为3%～5%，复发率为30%～40%，惊厥出现的时间多在发热开始后12小时内。

高热惊厥发作时样子有点吓人，孩子通常表现为突然发作的全身或局部肌肉抽搐，呼叫孩子也没有反应，头向后仰或歪向一侧，双眼往上翻或斜向一侧或频繁地眨眼，脸色、嘴唇颜色苍白或发乌，牙关紧咬，口吐白沫（如果咬伤舌头时会吐血沫），四肢僵硬或有节律地抽动，还可能出现大小便失禁。

其实，单纯型热性惊厥一般愈后良好，很少遗留后遗症，随着年龄的增长，发作概率也逐渐减少。只有当热性惊厥反复发作或发生惊厥持续状态的患儿，才可能对大脑造成损伤，遗留后遗症。

事实上，绝大多数的热性惊厥发作时间都非常短暂，有时甚至只是几秒钟，这种短暂的惊厥发作是一种良性无害的发作，不会烧坏孩子的大脑。国外大量研究表明，得过热性惊厥的孩子的智力和学习能力不比没得过的差，95%～98%有过热性惊厥的孩子不会发展为癫痫。

只有出现下列情况的孩子有可能发展为癫痫：

❶单次发作时间持续1小时以上。

❷发作时只是单侧身体抽动。

❸24小时内多次发作热性惊厥。

❹在不发烧的情况下发作惊厥。

确诊癫痫除了参考临床症状表现外，还需要结合脑部检查的结果。

高热惊厥的急救措施

一些孩子家长，尤其是岁数比较大的家长，会轻信一些“土方”，怕孩子出现惊厥后会咬坏舌头，甚至迷信孩子的喉咙里钻进了一只蛤蟆，就用手塞进孩子的嘴巴里去抠，以为这样子就能止住惊厥，其实恰恰相反，这样只会增加危险。因为伸进孩子喉部的手指不仅会导致孩子窒息，而且还会造成迷走神经强烈兴奋而造成心脏停止，如果得不到及时抢救，极有可能会导致死亡。更为夸张的是，有些“土方”还用上了灌水、灌油。这些都是不科学、不正确的。

一般情况下，孩子出现热性惊厥3～5分钟会自行停止。但是在这么短暂的时间里家长千万不可用错方法，不可以用力摇晃孩子、强行控制肢体抽动、捂汗退热。家长此时要保持冷静，按下面的方法做：

❶不要搬动孩子，因为这时孩子的肌肉是僵直的，搬动容易造成骨折，高热惊厥发作快，恢复也很快，家长应该积极急救，而非消极等待医生。

❷迅速将孩子仰卧平躺，松解衣裤领扣，轻轻扶住孩子的身体，以免造成关节损伤或摔伤。

❸将孩子的头侧向一边，以防呕吐物误吸造成窒息。必要时定时清理孩子嘴里、鼻子里的分泌物，动作轻柔，以防损伤呼吸道黏膜。

❹惊厥发作时，孩子会无意识地咬伤舌头，可在上、下磨牙间安放牙垫，防止舌咬伤，亦可以用清洁纱布包裹小木板（或婴儿勺的勺棒端）置于孩子的口腔中。

❺抽搐发作时，可用拇指压按人中（鼻子下中间位置），以开窍醒神，直至抽搐缓解，但指甲不可太尖，也不可太用力，以免刺破孩子皮肤造成不必要的损伤。

❻给孩子降温。降温可以采用冷敷，在患儿前额、手心、大腿根处放置冷毛巾，并常更换；也可以将热水袋中盛装冰水或冰袋，外用毛巾包裹后放置

在患儿的额部、颈部、腹股沟处或使用退热贴。除了冷敷，家长还可以用温水给孩子擦浴，用温水毛巾反复轻轻擦拭大静脉走行处，如颈部、两侧腋下、肘窝、腹股沟等处，使之皮肤发红，以利散热。

在惊厥病因不明时，家长不要自作主张给孩子服退热药，以免耽误病情。如果确定是发烧引起的高热惊厥，家长要及时给孩子吃退热药，并采取相应的物理降温措施，让孩子退烧，缓解惊厥症状。

经过护理，即使患儿惊厥已经停止，也要到医院进一步查明惊厥的真正原因，避免延误治疗。就医途中，将患儿暴露在外，伸直颈部保持气道通畅。切勿将患儿包裹太紧，以免患儿口鼻受堵，造成呼吸道不通畅，甚至窒息死亡。

由于高热惊厥常见于体质较差的小儿，因而平日要加强体育锻炼，增强机体免疫力；随着天气的冷热变化，家长也要注意及时给孩子增减衣服，预防上呼吸道感染。家中常备退热药，观察测量体温，一旦达38℃应立即口服退热药物，以防高热引起抽搐。孩子有高热惊厥史的，要密切观察病情，防止复发。

第32课

孩子鼻出血紧急处理法

鼻腔中的黏膜布满血管，尤其幼儿的鼻黏膜比大人脆弱，游戏中的碰撞、习惯性搓揉或用力打喷嚏等，都有可能造成黏膜血管糜烂而流鼻血，甚至有些孩子流鼻血几乎成了常态。

严格来讲，小儿鼻出血不算是一种疾病，它是鼻科常见的一种症状。由于鼻出血是鼻科急症之一，临床上，根据病因和出血程度，一定要积极采取不同的处理措施，避免后续并发症的出现。儿童鼻出血的愈后一般较成人要好得多，约90%的鼻出血在短时间内能够止血，多不需要住院治疗。

引起儿童流鼻血原因很多，像鼻外伤、鼻部疾病、血液病、鼻腔异物、剧烈咳嗽、鼻窦手术等损伤鼻血管黏膜；有些小孩子有挖鼻孔的不良习惯，也很容易造成鼻出血。少量鼻腔出血可能对人的健康危害不大，但反复出血或急性大出血，家长则应该在送医院前先给孩子采取一些止血措施。

弄清楚鼻出血的原因

生活中的外伤

这是儿童常见的一种流鼻血原因。孩子比较好动，比成人容易出意外，鼻部又是面部比较脆弱的部位，一旦受伤会引发鼻出血，甚至比较严重，出血量较大。

用力挖鼻

儿童喜欢用手挖鼻，或将各种异物塞入鼻腔内，也常引起鼻出血，这种情况出血量较少，但也是临床很常见的现象。另外，剧烈喷嚏、用力擤鼻、鼻腔异物等也很容易引起鼻出血。

干燥性鼻炎

这是儿童鼻出血最常见的原因。通常是由于鼻黏膜干燥，血管脆性增加，在排便、打喷嚏、睡眠时引发出血，多数是由于饮食不当，如不吃蔬菜、饮水少引起的，在临床上占90%以上。

过敏引起

鼻子的过敏现象在冬天特别明显，也易因鼻黏膜的脆弱及冬天干燥的冷空气引发流鼻血。容易流鼻血的孩子，大部分有过敏性鼻炎的病状，因过敏性鼻炎的鼻黏膜常会有糜烂症状，且会因瘙痒感而常搓揉鼻部，造成鼻黏膜受伤流血。

鼻部急慢性炎症

一般来讲，儿童鼻炎、鼻窦炎远较成人要轻，病程短，难治性的鼻炎少见，所以单纯由鼻炎引发的鼻出血少见，程度也比较轻。

鼻出血家庭紧急处理办法

那么，孩子流鼻血时，我们家长在这个时候应该如何来进行急救呢？

❶如果出血量小，可以让孩子坐下，身体微微前倾，并用手指捏住鼻梁下方的软骨部位，持续5～10分钟，稍微向内向上用力即可止住。

❷出血量大，或用上法不能止住出血时，可采用压迫填塞的方法止血。具体做法是：用脱脂棉卷成如鼻孔粗细的条状，向鼻腔充填。不要松松填

塞，因为填塞太松，达不到止血的目的。再继续捏住双侧鼻翼10分钟左右，即能止血。

❸在鼻腔干燥时，可用棉团蘸净水擦拭鼻腔，也能除去结痂。

❹平时，教育孩子不要用手指挖鼻孔，养成良好卫生习惯。

❺秋燥的主要原因是身体缺水，因此最重要的是补充水分。注意，不要短时间内喝进大量的水，以免引起腹胀，要少量多次，保证充分吸收。

❻饮食上不要吃辛辣上火的东西，应多吃新鲜蔬菜和水果。

❼应加强孩子鼻部的日常保健：保持鼻部清洁和健康，改善吸入气体的质量。

❽如果孩子经常鼻出血，建议家长带幼儿去医院检查原因，对症治疗。

许多家长对孩子流鼻血存在认识误区。他们以为流鼻血是遭碰撞才会发生的。事实上，在天气干燥时，正常鼻黏膜因散发水分过快会形成干裂损伤而发生鼻出血，这样的情况下，千万不要让孩子用手去抠鼻子，同时，多吃水果和蔬菜，补充维生素，使得鼻腔湿润，避免干燥发痒用手抠。

孩子流鼻血后，很多家长会要求孩子把头仰得老高，他们认为这样可以止血。其实这种做法是完全错误的。当鼻出血发生时，可自行做冰水湿巾冷敷鼻面部，但需要保持头低位，向前倾，不要把头仰起，以免鼻血经咽部流入气管、食道等器官造成误吸，或吞咽入食道，引起胃肠反应。同时，仰俯动作可增加头部活动，加重出血，这样的话不易让医务人员了解到出血量，对进一步确诊和治疗不利。

第33课

儿童骨折急救法

孩子容易发生骨折的原因

跑步、行走时摔倒

小孩子都好动，特别是男孩，跑跳追闹，难免有碰倒摔伤，如果摔倒时姿势不对，很容易出现前臂或肘关节周围骨折。

滑梯、蹦床上摔伤

每年因为滑梯、蹦床上摔伤而住院治疗的孩子不在少数。现在公园、游乐场的游乐设施增加了不少，为小朋友们带来欢乐的同时也隐藏着不小的隐患。这需要家长们在照看孩子时特别留神，不要让孩子做危险动作。有安全隐患的娱乐设施更是不能让孩子去玩。

滑板、旱冰摔伤

滑滑板和旱冰是时下不少小朋友的爱好，特别是男孩子的最爱。所以提醒家长们，如果孩子真要滑滑板和旱冰，请帮孩子选择质量可靠的滑板和旱冰鞋，并请做好安全防护措施，戴好护膝、护肘、头盔等。

自行车摔伤

自行车伤导致骨折有两种情况：一种是大孩子们自己骑自行车摔倒所致的骨折；另一种是小朋友们坐在爸爸妈妈的自行车、电动车后座上，脚伸到轮子里被辐条挤压导致的骨折。被辐条挤压常导致踝关节、小腿骨折，而且常有皮肤、软组织撕脱，甚至跟腱断裂。这种创伤很容易避免，只要家长们有足够的安全意识，在自行车、电动车的后轮两侧安装网盖防止孩子小脚伸进辐条内就可以避免了。

高处坠落伤

有的家长因为有事情要出门，但家里又没有人照顾孩子，于是就将孩子一个人关在家里，结果孩子没事情做，想出门玩，但房门锁着，只好去开窗户，结果可想而知。高处坠落不发生则无事，一发生就是大事，家长们一定要注意。

车祸伤

现在机动车越来越普及，与之相关的危险也相应增加。车祸伤所致的骨折既可发生于车外的小孩，也可发生于车里面的小孩。车外孩子的骨折自然不用多说了，坐在车里的孩子也不是“高坐无忧”的。国外对儿童乘坐机动车有严格的规定，必须将儿童安全座椅安装在车里，保证发生车祸时小乘客能得到最大的保护。所以家长朋友们开车时千万小心，为了你的孩子，也为了别人的孩子。

孩子发生骨折的急救方法

从得知孩子骨折，到去医院治疗有一段时间，这段时间必须正确施救。

第一，避免搬动受伤的肢体

家长要保持头脑冷静，不要惊慌失措，判断孩子发生骨折后，应避免搬动受伤的肢体，以免加重骨折的程度，进一步发生错位，避免骨折处的骨刺损伤血管、神经。千万不能乱揉，有人习惯用手给小孩揉捏伤部，这样可能会给正常治疗带来困难，直接关系到康复。

第二，注意观察孩子体征

如果是小孩的颈部或背部遭到损伤后出现了骨折，要先检查看孩子是否出现面色苍白、呼吸加快、出汗、口渴等症状，如果有这些症状，要立刻就诊，而不要搬动、扭转被折断或脱臼的部位。

第三，固定受伤部位

在送医院治疗处理前，不能让骨折部位活动，可用小木条、树枝、铁条、铝条等进行简易的固定，在固定物与肢体之间，垫一层毛巾，用带子捆绑松紧适宜，固定时支撑物长度要超过骨折上下两个关节，四肢固定时要暴露手指、脚趾，以便观察指部位血液循环情况，随时调节固定物的松紧。这样做好后，再搬动受伤的肢体，送医院专科处理。

第四，判断伤情

先看一下是开放性骨折（骨折附近皮肤及皮下软组织破裂，骨折断端与外界相通的一类骨折）还是闭合性骨折（闭合性骨折后，两闭合性骨折端相互摩擦时，可产生骨擦音或骨擦感），如果出现开放性骨折有出血时，则要用生理盐水清洗伤口，并敷上消毒纱布，以免造成更严重的损伤和感染。

第五，不是所有的骨折都需要看急诊

可以等上一段时间，看看孩子不舒服的感觉是否会自行消除。这期间家长唯一需要做的是举高并固定住肢体。如果在2～4小时内，孩子感觉活动或走动时疼痛更加剧烈，则父母应考虑带孩子去医院骨科就诊。

怎样对骨折处做简单的固定

骨折后不能立即送往医院时，应该先用夹板对骨折处做简单的固定，可以按下面的方法做：

❶找到可以做夹板的材料，在上夹板前，凡是和身体接触的地方要用棉

软的衬物垫好，避免进一步压迫，摩擦损伤。

❷因骨折造成的畸形处，或者骨头的凹凸处，一定要加够厚的棉织品软垫才能避免再度损伤。

❸在做固定绑扎时，应将骨折处上下两个关节同时固定，才能限制骨折处的活动。要求夹板长度一定要超过骨折处上下两个关节。只有大腿骨折时夹板的长度是从腋下至足跟，因为大腿肌肉丰厚，仅仅固定髋及膝关节，难以固定牢固。

❹骨折固定绑扎的顺序：

a.应先固定骨折的近心端，再固定骨折的远心端；

b.然后依次由上到下固定各关节处；

c.下肢骨折和脊柱骨折要将两脚靠在一起，中间加厚垫，用“8”字包扎方法固定；

d.绑扎松紧度以绑扎的带子上下能活动一厘米为宜；

e.四肢固定要露出指（趾)尖，以便随时观察末梢血液循环状况；

f.如果指(趾)尖苍白、发凉、发麻或发紫，说明固定太紧，要松开重新调整固定压力。

在现场紧急处理后，就要马上把患者就近送往医院接受专业治疗。如果伤患是四肢骨折，经固定后可用普通担架运送。如果是脊柱骨折病人，就必须平卧于硬板上，同时要固定好头颈部。运送的原则是迅速、平稳。运送途中注意观察全身情况及创口出血情况。在安全转运的过程中有几个原则需要遵循：

❶保暖措施：尽快脱掉更换伤者潮湿的衣物，利用一切可以利用的工具，如电热毯、热水袋、热水瓶、棉被、麻袋，甚至救护者的衣物帮助伤者尽快升温保暖。

❷不要喂食：在等待转运的过程中，原则上不要给予伤者任何饮料和食

物，最好经过详细检查后再做决定。伤者自觉口渴难耐时，可用小勺少量喂白开水，并密切观察伤者的反应，是否出现呛咳、恶心、疼痛加剧的表现，如果出现则立即停止。

上述方法只适用于骨折后的临场救护，如果现场没有任何材料或者伤病比较严重的，一定要等急救人员的到来，不要擅自对伤者进行处理，以免加重伤情。在将伤者送往医院后，一定要进行专业的检查与治疗。

第34课

儿童脱臼急救法

焦点案例1

2017年5月14日，福州的余先生8岁的女儿在某儿童游乐场内玩耍时，从滑梯滑下时发生左手臂脱臼；而在5月20日，也是该滑梯项目，市民张先生的5岁女儿也发生意外，右手臂出现扭伤脱臼。

焦点案例2

2014年11月，广州禅城某小学两名6年级的“熊孩子”打架后，被打的孩子小言（化名）回家向父亲哭诉，结果气头上的家长找到打人者小吴，双方发生了拉扯，在动手过程中，小吴的手指脱臼。

从案例中可以看出，孩子在受到外力的情况下比较容易发生脱臼，当然这里面也包含了案例1中游乐场设施不合格的责任和案例2中学生家长遇事不够冷静的原因，但孩子易脱臼是摆在我们面前的一个事实，是需要引起重视的。5～12岁的孩子，身体各方面都在发育和成长，由于他们的骨头柔韧性较好，稍有不慎，就容易发生脱臼的现象，在儿科的疾病里也是占到一定的比例。

如何提防孩子脱臼

孩子天性好玩，生活中孩子玩耍时、做游戏时、爸爸妈妈拉孩子胳膊时，动作不当可能造成胳膊脱臼，脱臼的部位有手腕处、肩膀处、胳膊肘处。孩子疼得直哭，粗心的妈妈们还不知道孩子胳膊已经脱臼了。

脱臼非常疼，大人有时都受不了，何况孩子。孩子关节脱臼往往是一刹那的事情，伴随着剧烈疼痛感，孩子会大哭，喊疼，一般情况下都能指出是哪儿疼。

如果孩子指出是哪个地方疼，家长怀疑是关节脱臼的话，可以让孩子试着抓握东西，或者让他自己举起受伤处，如果真的脱臼，那根本没法自由活动，稍有动作就会疼痛难忍，而且，孩子会拒绝大人去触碰受伤处。

作为家长，在平常生活中就应该多注意防护，防止孩子发生意外脱臼事故。

❶平时带孩子的时候，家长应该多注意孩子，特别是孩子还不太会表达自己的时候，总会哭着说疼，具体也不知道哪里疼。家长拉孩子的时候尽量不要使劲儿拉孩子一只手或一只胳膊，避免用力过猛造成脱臼。不要让孩子提重物。

❷送孩子上学后，家长要跟老师讲，孩子有脱臼的经历，做游戏的时候让老师多关照孩子一下。

❸最重要的是如果孩子胳膊真的脱臼了，要赶紧看医生，专业的医生马上就能把孩子胳膊接好。

儿童常见关节脱臼急救方式

小孩子们一般都是非常淘气的，由于身体发育不完全，平时蹦蹦跳跳的，或是家长用力拽一下孩子的胳膊，都很容易导致孩子出现脱臼现象。脱臼常发生在关节活动度大、关节囊比较松弛的部位，比如肘关节和肩关节就很容易脱臼，加上小孩的骨关节还没发育好，一点点拖拽就可能引起关节脱臼。如果对于这种情况处理得不适当便很难痊愈。

肘关节脱臼

肘关节脱臼最为多见。孩子突然跌倒时上肢外展、手掌着地，力量沿前臂向上传递，肱骨前下端受身体重力作用，突破关节囊前壁，向前移动，就会导致肘关节脱臼。

肘关节脱臼急救措施：孩子关节脱臼后，如果不懂，家长不要自己强行将处于半伸位的伤肢拉直，以免引起更大的损伤。先帮孩子用布条兜住伤肢前臂，使伤肢肘关节呈半屈曲位固定在前胸部，再前往医院接受治疗。

肩关节脱臼

肩关节脱臼不常见。孩子跌倒时，上肢外展外旋或后伸，手掌或肘部着地，外力向上传导使肱骨头冲破关节囊的下方，就会造成肱骨头向前脱臼。肩关节后脱臼比较少见。

肩关节脱臼急救措施：需要3个人全力施救，先让孩子坐好，一人双手抱住孩子侧腋下，另一人握着孩子手腕部，将患肢外展30°～40°，这两个人做对拉牵引，并缓缓外旋患肢，第三个人双手握住肩部，并将肱骨头向内向上推动，能听到弹响声音或弹跳，说明复位成功。家长没做过这类救助的话，最好找骨科医生去做。

第35课

儿童擦伤、割伤、韧带拉伤急救措施

焦点案例

2015年5月，苏州一医院接诊了一位女童。女童名叫静静，左手中指的末节发黑，已坏死多日，为了防止病情进一步恶化，需进行截肢手术。令人震惊的是，女童静静手指坏死的原因仅仅是因为手指受伤后，贴了张小小的创可贴，但由于事后处理不当，造成手指血液流通不畅，最终坏死。

在案例中，奶奶对伤口处理不当，结果孩子永远失去了一节手指。生活中避免不了磕磕绊绊，造成一些外伤或者有出血的情况也是在所难免的。重要的是掌握伤病处理方法，这样才不至于造成更大的伤害。

擦伤、割伤的处理办法

意外无处不在，小学生如果受到了外伤，首先自己要镇静，不要慌张，也不要大哭大叫。学会几种常见伤害的应对方法，有效地在第一时间采取急救措施，在一定程度上可以减轻和延缓伤情，为进一步治疗争取时间。

小孩子割伤了手指、撞伤了手肘、摔破了膝盖之类的事是在所难免的。比较严重的伤口如果没有得到及时处理的话，几小时之内就会引起感染。正确地处理则能减少并发症的发生。

如果仅仅是擦伤或表皮割伤，可先用生理盐水清洗伤口，不具备条件也可用清水，再用碘伏或碘酒等擦涂在伤口上，然后用创可贴包好伤口，需要注意保持伤口局部的温暖干燥，隔1～2天应打开创可贴观察，并用碘伏等消毒创面。如果伤口较深，流血较多，用无菌纱布紧紧地压住伤口。如果压住伤口5分钟之后，血还没止住，应立即到医院处理。

什么时候该去医院看急诊？

❶压住伤口时间超过5分钟了，血仍未止住；

❷被动物或人咬伤出血的；

❸伤口很深或者划开了口子；

❹被玻璃或金属嵌入、扎入；

❺不感到伤口疼，有可能已伤了该处的神经；

❻伤处活动受限，有可能肌腱损伤；

❼伤口红肿热痛，有脓液，出现感染的迹象。

被铁钉、木楔扎伤的细长伤口容易感染破伤风杆菌。一旦感染就可能发展成破伤风，会影响整个中央神经系统，使肌肉抽筋僵硬，威胁生命。如果伤者5年内注射过破伤风防疫针，则一般不必再去医院注射破伤风抗毒素。如果距伤者上次注射防疫针已超过5年或从未注射过防疫针，建议立刻去打破伤风抗毒素，以防不测。

肌肉韧带拉伤的处理办法

关节韧带扭伤后，局部肿胀、疼痛、压痛，有皮下出血的可看见青紫区。

早期正确处理关节韧带扭伤非常重要。因为韧带组织不易再生恢复，如果处理不当或误诊而转成慢性疾病，可能遗留功能障碍，且以后易再次扭伤。

急性损伤发生后，应立即停止活动，以减少出血。立刻用冷水冲损伤部位或用冰块冷敷局部以达到止血的目的。然后覆盖绷带加压包扎防止肿胀。

韧带完全断裂或怀疑并发骨折的，在加压包扎后必须请医生进一步检查和治疗。经过24～48小时后，损伤部位的内出血已停止，这时可用温热毛巾热敷或按摩以消肿和促进血液吸收。在进行温热敷时，温度不要太高，时间不宜太长，按摩时也不宜太重，以免加重渗出、水肿或发生再出血。

为了促进关节功能的恢复，应注意动静结合，在没有疼痛感觉的前提下进行早期活动。再配合使用三七活血膏，贴于患处，活血化瘀，促进软组织再生。

基本痊愈后，应加强关节周围肌肉的力量练习，提高关节的相对稳定性。可以做以下拉伸练习：

❶热身。先活动头、手、腰、腿的各处关节，再慢跑15分钟。

❷拉韧带。先是脚踝，坐下，将左脚放在右腿膝盖上，双手握住左脚踝活动两个八拍。然后，保持姿势，一手按住膝盖向下压，来回两个八拍。接下来保持姿势将左腿放下，压右腿，要努力将肚皮贴上腿，做四个八拍后换脚。

❸竖叉。能下多深下多深，最好贴地面，要求后脚面贴地，上半身直立。

❹横叉。脚跟着地，双脚勾起，其余要求同上。

❺压胯。膝盖着地努力分开，注意不能趴在地上，双手支撑，将腰胯向后下方压，最大程度是贴地。

❻脚背。跪坐在地上，脚背贴地，向后躺，最后是后背着地。注意别把膝盖翘起。

第36课

中暑的预防及急救措施

焦点案例

2015年7月29日一大早，家住武汉的付先生就抱着6岁的女儿冲进省中医院儿科诊室，他说女儿“从前天晚上8点开始，一直喊头晕不舒服，身体忽冷忽热，还吐了两次”。他怀疑女儿得了重感冒，一直在责怪自己空调开得太大了，温度太低。他告诉医生，这两天气温骤升，怕孩子到外面玩会中暑，连门都没敢让她出，家里的空调连轴转了48小时。女儿怕热，温度开到26℃，一直穿着长袖长裤，“没想到还是把她冻感冒了”。

医生用手摸了摸孩子的头，不热；又让她去查了个血，正常。“这是中暑了”。听到这个消息，付先生有些意外，怎么会呢？孩子一直待在空调房间啊。后来医生告诉他，人的中暑有两种：一种是长时间在室外高温环境下作业“烤”出来的，叫“阳暑”；另一种是在空调房间待得太久“冻”的，叫“阴暑”。现在后一种情况发生得越来越多。

中暑有哪些症状

中暑是人长时间在高温条件下或受阳光暴晒所致，大多发生在烈日下长时间站立、劳动、集会、徒步行走时，由于环境温度过高，空气湿度大，体内余热难以散发，热量越积越多，导致体温调节中枢失控而发生中暑。轻度中暑会感到头昏、耳鸣、胸闷、心慌、四肢无力、口渴、恶心；重度中暑可能会伴有高烧、昏迷、痉挛等。所谓热射病就是重度中暑，其诱因如环境温度较高，湿度较大，通风不良等。热射病若得不到及时、妥善的救治，死亡率可高达50%。

先兆中暑的主要症状：在高温环境下，出现头痛、头晕、口渴、多汗、眼花、耳鸣、恶心、心悸、四肢无力发酸、注意力不集中、动作不协调等症状；体温正常或稍有升高；及时将病人转移到阴凉通风处，补充水分和盐分，短时间内便可恢复。

轻症中暑的主要症状：体温一般在38℃以上；除了头晕、口渴外往往有面色潮红、大量出汗、皮肤灼热等表现，还有出现四肢湿冷、面色苍白、血压下降、脉搏增快等表现。轻症中暑如处理及时，可在数小时内恢复。

如何预防中暑

孩子在进行户外活动时，必须预防中暑：

❶中午最热时尽量不要外出，如果必须外出，应该做好防晒的准备，最好穿宽松透气性好的浅色衣服或防晒衣，并戴防晒眼镜和遮阳帽。外出活动时，一旦有中暑的征兆，要立即采取措施，寻找阴凉通风之处，解开衣领，降低体温。

❷酷热时，不论在户外从事什么活动，都应放慢速度，注意劳逸结合，

避免过度疲劳。多洗浴，水能带走暑热；在大量出汗后，要及时补充水分；外出活动时，特别是远足、爬山或去缺水的地方，一定要带够充足的水。条件允许的话，还可以带些水果等解渴的食品。

❸随身带上必要的防暑药物，如清凉油、人丹、十滴水、风油精、藿香正气水等药品，发现不适可及时使用，以缓解轻度中暑引起的症状。

❹合理饮食，及时补充水分。饮食以清淡为好，多食富含蛋白质和B族维生素、维生素C的食物。因这些水溶性维生素容易随汗排出。每日补充足够的水分，特别是出汗多时，要喝些盐汽水。

❺小学生课间活动时，运动量不宜太大，要避免剧烈的运动。活动量大，流汗就多，容易中暑。

❻夏季昼长夜短，天气炎热，容易睡眠不足，尽量午睡，能够有效地补充睡眠，同时可以避开中午高温期，减少中暑的可能，不仅对健康有好处，而且能够保证有充足的精力投入到学习中。

中暑后的紧急处理及注意事项

在高温环境下，孩子如果发生中暑，家长不要慌乱，要掌握一定程度的应对方法。相关专家表示，一旦发现高温下有人昏迷，应立即将昏迷人员抬放至通风阴凉处，并积极予以物理降温，口服含盐清凉饮料，并迅速通知急救中心。等待救援时，让患者仰卧休息，解开其衣扣，敞开上衣，有条件者可服十滴水、人丹等药品。

若患者出现意识不清或痉挛，这时应取平躺体位，同时注意保证呼吸道畅通。时间允许下，可用冰水或酒精擦浴、置冰、冷水泡浴等方法为中暑者降温。

病人有先兆中暑和轻症中暑的症状时可采取以下方法：

❶应迅速撤离引起中暑的高温环境，选择阴凉通风的地方休息，解开衣扣，平卧休息。

❷患者头部可放上冷毛巾降温，可用30%酒精、白酒、冰水或冷水进行全身擦浴，还可在额部、颞部涂抹清凉油、风油精等。

❸意识清醒者也可服人丹、绿豆汤、十滴水或藿香正气水等，也可以喝一些淡盐水或清凉饮料。

❹如果发现血压降低、虚脱时，应立即平卧，并及时送医院治疗。

CHAPTER 6

交通出行安全篇

第37课

儿童过马路的安全常识

焦点案例

2009年12月的一天清晨，10岁的子康和哥哥子健像往常一样，吃完早点背着书包去上学。村头的十字路口是哥儿俩上学的必经之处，因为年纪小，子康每次都由哥哥牵着手过十字路口的红绿灯。

那天早晨，子康走到路口，红灯亮着，他看到过往的车辆稀少，就甩开了哥哥的手，他大概是想走在哥哥前面通过十字路口。就在他已经快走到马路对面时，忽然，一辆搅拌车从侧面疾驶过来，子康已经看见了搅拌车，他发现情况不妙，急忙快速跑向人行道。然而，还是没能躲过搅拌车，他不幸被卷入搅拌车下，尽管司机急踩刹车，子康还是被搅拌车后轮碾到，当场身亡。

儿童出行时最先都是跟着家长，上下学时由家长接送，过马路自然也是家长带领着过。家长的交通安全意识对孩子的安全很重要，因为大多情况下，孩子是在家长的带领或嘱咐下过马路的。有些家长嘴上告诉孩子“红灯停，绿灯行”，但一到自己过马路时就忘记了。他们的理由往往是：我急着上班，快迟到了；反正没车干脆就闯过去；别人闯得，我为什么不能闯？大不了人家不让闯咱就不闯呗……其实不然，习惯一旦养成，想改恐怕就难了。他们在接送孩子上下学的路上也如此。这些家长们总想着孩子知道红绿灯，也知道避让车辆，没必要那么紧张地循规蹈矩。抱有这种思想的家长其实是大错特错，必须纠正。

儿童过马路缺乏危险意识

孩子跟大人不一样，不能等同于大人。与成人相比，儿童缺乏道路危险意识。

孩子的视觉范围远小于成人

孩子的视力夹角一般情况下不超过70°，而成人的视力夹角则大于80°；孩子看到一辆行驶的汽车需要4秒钟，成人则只需要半秒钟不到；孩子判断车速需要靠固定标记，成人只需要目测一下就知道车速的快慢。

孩子对于道路的感知需要长期积累才能获得

对于稍微复杂一点的交通情况，成人可以通过全面观察，理智处理，尤其是遇到突发情况，成年人能迅速根据经验做出正确有利的判断，孩子则完全没有这种经验判断，他们的安全意识正在构建的起步阶段。

孩子的安全意识淡薄，不懂得危险，经常乱穿马路

孩子们心理上还处于不稳定状态，注意力也难于长时间集中，看见车辆靠近会惊慌失措，突然跑开。

孩子好动，自控力差

他们喜欢追跑打闹，没有自我控制能力和约束能力，有时会为了追皮球或者玩具而不顾一切地冲上马路，孩子们没有危险预见力。

孩子容易沉迷于某件事情

当他们专心于一件事情时，经常会集中全部的注意力，而忘记身处的周围环境，极易导致危险发生。

以上几点家长们必须明了，必须引起重视。孩子固然需要历练，需要成长，但孩子毕竟是孩子，他们身体尚没有长成，也缺乏道路危险意识，在过马路或者十字路口时，大人需要及时引导，对于较小的孩子则需要牵着孩子的手一起过，以保证安全。

一定要遵守红绿灯规则

生命很脆弱，只有一次，经不起车轮的碾轧。作为家长，一定要带头遵守交通规则，为孩子树立良好的榜样。同时教会孩子认识车辆的指示灯、交通警示信号和道路标志。

道路交通信号分为：指挥灯信号、车道灯信号、人行横道灯信号、交通指挥棒信号、手势信号。

对于孩子来讲，最主要的是认清红绿灯，知道红绿灯所代表的含义。

绿灯亮时，准许车辆、行人通行，但转弯的车辆不准妨碍直行的车辆和被放行的行人通行。

黄灯亮时，不准车辆、行人通行，但已越过停止线的车辆和已进入人行横道的行人，可以继续通行。

红灯亮时，不准车辆、行人通行。

绿色箭头灯亮时，准许车辆按箭头所示方向通行。

这些教起来，孩子一时记不住，家长们可以先教给孩子一个有关“红绿灯”的顺口溜：交叉路口红绿灯，指挥交通显神通，从小养成好习惯，不在路上玩游戏。绿灯亮了放心走，红灯亮了别抢行，行人应走人行道，没有行道往右靠。黄灯亮了要注意，人人遵守红绿灯，天桥地道横行道，横穿马路不能做。

红绿灯规则是最基本的交通行为规范，是保证交通顺畅，保护生命安全的规则，需要谨记在心。

教会孩子安全走路

上学读书、放学回家、节假日外出时等，孩子们每天都要走路。马路上人来车往，交通繁忙，稍不注意交通安全，就会铸成大祸。那么，孩子们该怎样安全走路呢？走路有什么规矩吗？

在放学路上，要遵守纪律排好队，在教师的护送下，有秩序地在人行道上行走。横过道路时，要选择有人行横道的地方，保持警惕，快速通过，切勿随意停留，人行横道是行人享有“先行权”的安全地带。在这个地带，机动车的行驶速度应该减慢，驾驶员也应该注意行人的动态。在没划人行横道的地方横过道路，最好不要横穿马路。

怎样避让车辆呢？最简单的方法是：先看左边是否有车来，没有车来再走；再看右边是否有车来，没有车来时就可以安全横过道路了。

横过道路不走人行横道，随便乱穿，或者在汽车已经临近时急匆匆过道路，都是十分危险的举动。

在没有人行道的地方，应靠路边行走。走路时，思想要集中，不要东张西望，不能一边走一边玩耍，不能一边走路一边看书，不能三五成群并排行走，不要乱过马路，不能追赶车辆嬉戏打闹，更不要在马路上踢球、滑旱冰、放风筝、做游戏。一旦被来往车辆撞倒，后果非常严重。

集体外出活动，要有教师的带领，排成两列纵队，在人行道上行走。不要随便离开队伍。不要在队伍里你推我拉，嬉戏打闹。不做妨碍交通安全的事，不在交通拥挤的地方集队、停留，以免影响他人通行。过马路时，应走人行横道。在没有人行横道的路段要看清路面情况，在没有车辆行驶时，抓紧时间通过。

有一些孩子总是喜欢在汽车前后急穿马路，这是很危险的。驾驶员眼睛看不到的地方，被称为“视线死角”。要是在车前或车后驾驶员眼睛看不到的“视线死角”内急穿马路，就会造成车祸。所以孩子们在横过马路前，一定要注意左右来往车辆，先向左看，后向右看，当看清没有来车时才可横过马路。在有“人行横道”和“人行天桥”上行走，这样才比较安全。

有的孩子认为乱过马路没啥关系，反正驾驶员会刹车的。其实，汽车不是一刹就停的。因为有惯性，刹车后车还会向前滑行一段路，这就是惯性。就像人在奔跑中，突然停下来，还会不由自主地向前冲出几步一样。何况还有驾驶员不注意、刹车不灵等情况。所以，乱穿马路是十分危险的，不少交通事故就是因为行人乱过马路造成的。

第38课

儿童道路出行交通安全

交通事故瞬间夺去了一个个幼小的生命，给无数个幸福的家庭带来了无尽的痛苦、悲伤，甚至是绝望。而很多事故都是因为孩子的无知和家长的疏忽造成的，这的确值得我们深思。教导孩子培养自我保护的安全意识和掌握必要的交通安全知识，是为人父母的责任和义务。父母必须从小让孩子熟悉交通环境，养成遵守交通规则和文明出行的良好习惯，确保孩子们健康、快乐、安全地成长。

父母应该以身作则，教会孩子交通常识

父母带孩子外出，无论是开车还是走路，都应该严格遵守交通规则，以身作则，给孩子树立好的榜样。在日常生活中，父母应该告诉孩子如何正确地过马路，如何避让来车，为孩子树立安全的交通意识。

父母应该教会孩子躲开拐弯的车辆。当汽车的方向灯一闪一闪的时候，就是汽车要转弯了。遇到要转弯的车辆，特别是大货车，不能靠它们太近。因为汽车转弯时，前轮通过道路的某一物体，很可能后轮却不能通过。这时孩子即使躲开了车头，也很有可能被车尾撞倒。

有些孩子喜欢在停车场玩，或者是在停泊的车辆附近玩耍，这是极其危

险的，因为司机的视野存在盲区，幼小的孩子长得矮小，万一汽车启动而司机又无法从前方、左右方视野中以及后视镜中发现孩子的存在，孩子就可能被撞倒。

过马路时，孩子因为视夹角受限和毫无经验，往往无法对空间、速度和距离做出准确的判断，因此，不宜独自过马路，过马路时父母要握紧孩子的手，带着孩子一起过马路。

2015年4月11日，河南郑州市某高架桥桥下施工工地一窨井吞噬一个7岁男童。据目击者称，事发时，窨井未盖盖，只铺了防尘用的白布。经过42小时的紧张搜救，坠入窨井的男孩在某污水处理厂被找到，但是不幸溺亡。

据有关部门统计数据表明，小学生发生交通安全事故最多的时候是在上学和放学路上。随着年龄增长，家住学校附近的孩子开始独自上下学，不再要求父母接送，这一时期的孩子逐渐脱离了成人的监管，但是环境危险无处不在，小心是家长常挂在嘴边的叮嘱，真正应该掌握安全防范本领的却应该是孩子本身，因此要对学龄儿童出行安全多加训练和提示，直到掌握基本规范。

对于稍大一些的小学生，独自上下学过马路时必须做到以下几点：

❶不在马路上追逐打闹玩耍，自觉遵守交通规则，交叉路口要注意行人和车辆；在道路上行走，要走人行道，没有人行道的道路，要靠路边行走；穿越马路时，要遵守交通规则，任何时候都要做到“绿灯行，红灯停”，不要因为别人闯红灯没事，自己也去尝试闯红灯。

❷集体外出时，最好有组织、有秩序地列队行走；行走时要专心，注意周围情况，不要东张西望、边走边看书报或做其他事情。

❸在没有交通警察指挥的路段，要学会避让机动车辆，不与机动车辆争道抢行。

❹在雾、雨、雪天，最好穿着色彩鲜艳的衣服，以便于机动车司机尽早

发现目标，提前采取安全措施。小学生外出可以头戴小黄帽，便于机动车及时发现、避让。

❺道路行走注意路面情况，严禁孩子在施工工地及维修环境下追逐玩耍，尤其注意高空坠物及下水道井盖缺失。

12岁以下的儿童不得骑单车上马路

2017年3月26日下午，上海一名10岁男孩骑共享单车违规上路，与大巴车相撞后，遭到碾轧，不幸身亡，引发普遍关注。现在，随着共享单车的普及，儿童违规骑车引发事故成了家长和学校普遍担心的问题。《道路交通安全法实施条例》中明确规定，在道路上驾驶自行车必须年满12周岁。上海事件发生后，许多小学发出告家长书，提醒家长积极配合学校进行安全教育，切实做好孩子的监护工作。

《中华人民共和国道路交通管理条例》明确规定："未满十二岁的儿童，不准在道路上骑自行车、三轮车。"在2004年发布的《道路交通安全法实施条例》也提到"驾驶自行车、三轮车必须年满12周岁"。

有些家长对这个规定有疑问，他们觉得自家的孩子骑单车已经非常熟练了，会刹车，能随时停住，技术很好，难道就因为不满12周岁就不让孩子上路骑单车了？这个年龄限制是否可以再低一点？

其实，以12周岁为界限并不是随便想出来的，从科学角度讲，年满12周岁的孩子在辨识能力、遵守规则等方面才足够适应道路的行驶状况。现在的孩子身体发育得快，长得也高，学骑车学得也快，但并不是说会骑车就可以上马路了，因为他在道路规则上不一定完全明白。现在12周岁以下孩子骑车发生事故的情况并不少见，一旦造成人身损害，对孩子和家庭都是巨大打击。即便在有大人的陪同下，不满12岁的孩子也不能骑单车上路。因为即使家长在旁看护，也不能完全避免交通意外的发生。一旦有突发状况，孩子的应对能力也是比较弱的，容易发生危险。

有家长问，未满12周岁的孩子是否可以在小区、公园内骑车？根据道路安全法，“道路”是指公路、城市道路和虽在单位管辖范围内但允许社会机动车通行的地方。如果小区、公园的道路允许社会车辆通行，孩子是不可以在上面骑车的。相反，如果是在小区空地、公园空地等不允许车辆通行的地方，孩子可以骑车。

法规并不能杜绝所有的违法行为，想要解决孩子骑车问题，关键还在教育上。家长和学校应该联合起来，给孩子上交通安全课，让孩子从小就知道要遵守交通规则。只有当孩子知道违反交通规则会带来多么严重的后果，孩子才会愿意去遵守交通规则。

第39课

儿童怎样乘车才安全

焦点案例

2014年10月，天津的黄先生载着母亲和不到10岁的儿子去青岛游玩。经过几个小时的长途行路，由于有点疲劳，黄先生使劲儿地揉了揉眼睛，就在这时，后面紧跟着的一辆小轿车猛然从他左侧超车而过，黄先生处置不当，向右边猛打方向盘，谁知撞破了公路的边护栏，黄先生的轿车冲到了路边沟里，直到撞上沟底的隔离栅立柱才停住。

所幸黄先生并没被卡在车内，他艰难地打开车门爬出来，发现坐在后排的母亲也没受多大伤，他拉出母亲后去救儿子却发现儿子不见了。原来车子撞上护栏时，由于力量巨大，坐在副驾上的儿子被直接甩出了车门，落在沟底部，幸亏那里有大面积草坪起到一定程度的缓冲。黄先生急忙打120，救护人员将孩子从沟底抬上来，孩子因为受到惊吓，脸色苍白说不出话来，手上还有大面积划伤，胳膊骨折，稍微移动都会疼痛不已，幸运的是，男孩并没有生命危险。

每到上下学的时间，学校附近的交通就会异常拥堵，各式各样的汽车在学校门口排起长龙来接送孩子上下学。稍微注意观察一下，就会发现，许多孩子上车之后并不是坐在后排座椅上，而是坐在了前排的副驾位置，有些孩子则独自坐在后排；更危险的是，有极个别孩子直接站在天窗口。殊不知，这时的小孩正处于危险之中，稍不留神便会发生安全事故。

儿童乘车的十大隐患

据相关数字表明，在中国每年因交通事故死亡的儿童数量，是欧洲和美国的2.5倍。从5岁开始，孩子的自主意识开始增强，经常会要求独立去完成某件事情，他们在乘车时也不安于乖乖坐着不动，一旦出行，让家长大伤脑筋。

孩子乘坐车辆时有以下几个隐患需要我们特别注意，千万不要大意：

隐患一：让不足6岁的孩子自己上下车，建议年轻的父母最好亲自下车给孩子开车门、关车门。

隐患二：让孩子坐在副驾驶位置，一旦发生危险，气囊打开，由于孩子较矮，打开的位置往往是孩子的头顶，非但保护不了孩子，反而会造成伤害。

隐患三：让孩子在车里做游戏，行驶时，孩子肯定会随之东倒西歪，如果撞到车内硬物就会受伤。

隐患四：开车时与孩子说笑、游戏甚至打闹。由于将注意力分散在孩子身上，严重影响行车安全。

隐患五：让孩子把头伸出天窗。若引擎熄火，天窗自动关闭，会夹伤小孩的头部。

隐患六：车内堆砌过多不安全的装饰物。对于车内装饰，绝对不能有尖锐的和硬的装饰物，避免儿童受到伤害。

隐患七：小孩子系成人安全带。孩子使用成人安全带，成人安全带的肩带会在儿童颈部位置，高速行驶中一旦发生碰撞，安全带会像利刃对儿童颈部造成伤害。若安全带太松，发生车辆碰撞时，孩子还可能会从安全带和座椅之间的空隙飞出去。

隐患八：注意汽车安全门锁。小孩子随时可能自行打开车门，因此应当在孩子上车后将安全门锁按下，防止出现行驶过程中门被打开发生意外事故。

隐患九：开车逗孩子。长时间坐在车里，对孩子来说肯定不舒服，当他哭闹或者乱发飙的时候，父母的注意力就会分散。大人别说哄逗孩子了，仅是一个不经意的回头观望，都会严重影响行车安全。

隐患十：车启动时及停车、倒车时，应让孩子站在汽车周围。由于孩子体型过小且容易跑动，当大人需要停车、倒车时一定要将孩子放在安全的地方，不宜在汽车周围活动。

儿童不能坐副驾驶

家长单独带孩子出门的时候，为了方便照看，常常让孩子自己坐在副驾驶的位置上，殊不知，这种做法一是会分散驾驶者的注意力，影响行车安全；二是现在的很多汽车尤其是中高级汽车都配备有双安全气囊，一旦遇到险情气囊爆开，其巨大的冲击力对儿童矮小的身体不但起不到保护作用，还会对孩子造成伤害。

还有很多三口之家驾车出行时，常常是爸爸开车，妈妈抱着孩子坐在副驾驶的座位上，这样的做法非常危险。因为将孩子抱在怀里，其头部刚好位于成人的胸部位置，如果发生猛烈碰撞，由于惯性，成人的胸部会自然向下挤压，猛烈压迫孩子的头、颈部。另外，如果遇到紧急刹车，怀抱中的孩子也有可能脱手“飞”出去受伤。

孩子自己坐在座位上，不用任何防护措施，也会让孩子受伤，因为孩子坐在座位上会左右摇摆，遇到紧急情况，身体就会失控，在车子里就会发生碰撞。尤其是年龄小的孩子，不用任何防护措施，坐在车子里非常危险。

儿童乘车需要专门的儿童安全座椅

儿童安全座椅对降低交通事故中儿童死亡或严重受伤发挥着很大作用。交警建议，12岁以下的孩子在乘坐车辆时都需要专门的安全座椅。这样能够保证孩子的安全。

美国的一项调查显示：在过去的30年里，儿童安全座椅挽救了约8325名儿童的生命；仅2016年，儿童安全座椅就很好地保护了约425名5岁以下的儿童。美国交通管理部门对汽车上配置的儿童座椅是有规定的，要求儿童安全座椅应该在以下状况保护儿童的乘车安全：

❶前向碰撞或紧急刹车时，能有效阻止儿童身体向前急速运动，避免二次碰撞，不能因为约束系统的定位不佳而向前滑动。

❷侧向碰撞时，靠背侧翼和头枕侧翼能有效地保护儿童的躯干和头部。

❸后向碰撞时，靠背和头枕能承托住儿童的躯干和头部，避免儿童颈部损伤。

❹侧翻时，儿童身体及约束系统只有少许移位，绝对不能松脱。

❺儿童睡觉时，座椅侧翼能保证儿童身体不会严重歪斜，以免碰撞时受到伤害。

车载儿童安全座椅不要安装在副驾驶位置，在发生交通事故时，司机会出于本能保护自己，下意识地往左打轮，所以副驾驶位置往往是最危险的地方。另外，由于副驾驶设有安全气囊，一旦发生意外，安全气囊可在几毫秒内完全充满，并以时速300多公里的速度弹出，其巨大的冲击力，会给孩子娇弱的身体造成无法逆转的严重伤害。

儿童安全座椅不要安装在汽车座位后排中间位置。有些家长觉得车上安装儿童安全座椅后，空间就大大减少了，尤其是后排中间位置坐不了人。因此，这些家长们将安全座椅安装在后排的中间位置上。其实，这样做是不正确的。因为大部分儿童安全座椅都是用车载三点式安全带安装或是isofix接口安装，而大部分车型的中间位置并没有isofix接口，安全带也只有一根腹带，并不能有效固定安全座椅。

出于儿童安全考虑，专家建议，儿童安全座椅不要安装在副驾驶位置，或者后排中间的位置，最好安装在后排两侧座位上。在这两侧座位上，首选驾驶员后排座位。

如何正确使用安全座椅

体重在10千克以下的孩子，建议使用后向式安全座椅。家长可以将安全带放置于较低的卡槽中，应与肩部齐高或略低。需要提醒的是，千万不能将朝后坐的儿童放在前排副驾位置，那里有安全气囊，一旦发生事故将不可挽回。

体重在10千克以上，20千克以下的孩子，应该使用前向的儿童安全座椅，家长同样要将安全带放置于较低的卡槽中，应与肩部齐高或略低，并要保持安全带贴在孩子身上。

体重在20千克以上，个头不足1.5米的孩子，最好使用安全带定位加高座椅，并将安全带紧贴前胸系在肩部以上，腰部安全带不应高过肚子。最后要确保安全带不会卡在孩子脸部、颈部以及胳膊上。

对于那些身高在1.5米以上的儿童来说，最好使用腰部和肩部安全带，肩部安全带应刚好穿过胸前系在肩部；腰部安全带应系在稍低一些的位置，贴紧孩子的大腿，不应高过肚子。

有一点需要提醒，有些家长将肩部安全带系在胳膊下面或者孩子后背，大一点儿的孩子有时也会自己这么做，但这样做危险太大了，一定要改正，正确地系好安全带。

为了孩子的安全，12岁以下的孩子都应该坐在后排的安全座椅上。当然，家长不要以为有了安全座椅就可以放松警惕，可以将孩子单独留在汽车座椅上自己下车去买东西，孩子无论在何时都需要照看好。家长需要下车加油时，可以将孩子的安全座椅锁扣解开，这样一来，遇到危险，孩子便可以自由活动。当然，对于较小的行动能力不够的孩子，家长应当及时将孩子从车上抱出来，带到远处安全地带。

儿童安全座椅也应该时常检查，若在事故中有所损坏，应及时更换。不要让卡扣处于半锁定状况。在紧急情况下要能够快速将孩子抱出。不要让座椅接触腐蚀性物质。还要特别关注在何种情况下应当松解安全座椅，防止出现安全座椅带来的安全隐患。

第40课

搭乘校车的安全常识

随着校车的使用，大大地方便了学生的上下学，但随之而来的伤亡事故也是触目惊心的。2016年9月22日，河南一幼儿园校车发生重大车祸，酿成了2死10余伤的惨剧；2011年12月，江苏某大型客车，因操作不当，造成车内的23名学生伤亡。一个个含苞待放的花蕾倏忽凋零，无法生还，给无数个家庭带去了一生都挥之不去的巨大伤痛。

全国每年有2万多名中小学生因交通事故伤残、死亡。交通事故已经成为中小学生安全事故意外伤亡当中最主要的“杀手”。孩子是每个家庭的希望和寄托，触目惊心的校车事故提醒我们，如何解决安全乘坐校车问题已经是迫在眉睫。

站在固定的位置排队上下校车

让孩子乘坐校车上下学方便了孩子，更方便了家长。校车在学校有老师管理孩子的上下车问题，在家里就需要家长多提醒孩子乘坐的注意事项。

为确保孩子的乘车安全，培养孩子的良好习惯，家长需要告诉孩子们以下几点：

❶固定时间、固定地点等校车。家长早上应提前5分钟送孩子准时到达乘车点，等车时要站在马路边，不要站在车道（包括机动车道、非机动车道）上等车，不要太早，也不要迟到，迟到会影响其他同学的上课时间。

❷下午放学时要按时到指定的教室等车。一般来讲，放学后学校会安排老师在固定地点组织学生等候校车。等校车时不能离开候车区域，更不能私自出校园，不要乱扔杂物，要爱护公共财物。上车时不要拥挤，不要插队，更不要追逐打闹，应该按照要求排队按序上车。

❸等校车停稳车门打开以后再上下车。这一点尤为重要，小朋友喜欢打闹，还没等车子停稳便争先恐后挤上挤下，司机措手不及，很容易发生踩踏和碰撞事故。所以，家长一定要告诉孩子，有序上下车，不要拥挤。

❹下车前注意车门前后有无行人车辆。要在没有车辆驶近的情况下再打开门，防止车门突然打开撞上自行车或摩托车而发生意外。车停稳下车后，不要从车前或车后横穿道路，应在车前或车后20米远处，选择有红绿灯的地方过马路。

❺不要携带易燃易爆、尖锐物品上车。有些孩子会在兜里装水果刀或者铅笔刀之类的尖锐物品，如果没有合上极易弄伤别人；还有的孩子会将打火机、爆竹类禁带物品带上车，这些易燃易爆物品容易在挤压、碰撞或车辆震动过程中引起燃烧和爆炸，严重危及大家的生命安全。

❻乘车地点和时间变动时需要及时告知校车司机。孩子有事请假时，应事先告知校车司机，因家庭搬迁等原因需转换乘车线路和改变上下车站的，也应该提前告知校车司机和老师。

系上安全带后按规矩坐好

❶上车后按指定座位就座，摘下书包，系好安全带，按校车规矩坐好。刹车的时候，由于惯性的作用，人更容易向前倾倒碰撞。因此，乘车时一定要记得系好安全带。如果有多辆校车，不可以随意串车，随意更换座位，只能在固定站下车，家长应及时到站点接孩子。

❷校车行驶过程中不要把手、胳膊、头或身体其他部位伸出窗外，因为这样容易被过往的车辆碰到，也极易被路边的树枝刺伤。不得向车外扔任何物品，以免伤及他人。

❸不得在车上大声喧哗，不要离开自己的座位，否则遇到急刹车时有可能会摔倒甚至被甩出去。在车上要服从校车驾驶员和老师的管理，严禁打闹，校车在拐弯、刹车的情况下，惯性的作用非常大，要注意发生意外伤害。

❹不在车内看书、写作业，不在车内吃零食或喝饮料，避免行车中的颠簸和急刹车造成食物或饮料误入呼吸道，小朋友可能因为气管异物造成窒息，甚至是死亡。

❺副驾驶位置最好不要坐，其实这个位置是最危险的地方，一旦发生意外很容易受到伤害。

❻自觉遵守校车陪护员、校车司机的安排，不得有任何干扰校车司机的行为。避免任何高声的或破坏性行为，避免分散校车司机的注意力。

第41课

晕车、晕船、晕机的急救措施

晕车、晕船、晕机，医学统称为“晕动症”。2岁以下的孩子几乎没有这种晕动症，3～12岁的孩子最容易晕车。在4岁以前，孩子的大脑前庭功能正处在发育阶段，4岁后不断趋于完善，16岁时才完全发育成熟。因此，孩子的晕动症状比大人重，而且也更普遍。

晕车、晕船、晕机的表现

大多数孩子晕车、晕船时都会静静地蜷缩在一旁，眼睛紧闭，双手紧抓座椅，并有恶心、呕吐、烦躁症状。这些症状一般下车后会有好转。但是，孩子的语言表述能力很有限，他们不会用“头晕”“不平衡”这样的话来描述，取而代之的可能是“身体不舒服”“东西有两个影子”等说法，这时家长就应该警惕了，孩子可能是晕车或晕船了。

那么，晕车、晕船、晕机究竟是怎么回事呢？有一种说法叫作感觉冲突失调，认为是感觉冲突导致了晕动症的发生。感觉冲突症认为，我们身体的皮肤、肌肉和关节都有丰富的感觉受体，能准确地感知四肢的位置状况，以及移动的速度，也能向大脑提供信息。通常情况下，这几种感觉信号是一致的，当你走在路上时，你的内耳判断出身体是在向前移动，眼睛通过观察周围物体也能判断是在向前移动，人体肌肉、四肢和关节也能判断出向前移动。这些器官会同时反馈给大脑向前移动的信息，于是大脑就知道了现在的身体是在向前走。但是，在某种情况下，这些传递给大脑的信息会出现不一致，当不一致发生时，大脑就会出现紊乱。

现代医学经过仔细地研究实验后认为，每一个人体内都有一个平衡感受器来维持自身的平衡，身体平衡系统可分为前庭、视觉、本体感觉三大部分，其中，前庭平衡系统对于身体平衡系统的影响最大。位于内耳里的前庭平衡系统，又可分为三半规管及球囊与椭圆囊两部分，它们互相配合，我们才能够知道身体正处于旋转、前进、下降、上升等动作中。只要前庭平衡系统工作正常，视觉系统正常地将我们所看到的事物传送至大脑，我们的身体便能维持直立、平衡的状态。人们在变动的环境中，能够保持直立的姿势，而不感到头晕、前后走路摇晃、走路倾斜，甚至跌倒，以及追踪眼前移动的物体，依靠的便是身体平衡系统各部分的协调和合作。但是，如果大脑来不及调整身体时，没有及时做出反应，那么就会发生一些反应：不停地出汗、呕吐、心跳加快等。

孩子出现以上症状时，家长要特别注意。但是，也不用过分担心，这是一种生理性正常的反应，只要人们脱离刺激环境后症状可自然消失，我们可以下到地面上，休息片刻，就能够逐渐减轻或恢复。

平时多练习可以预防

大部分孩子的晕动症是可以治疗的，只要外界刺激因素一消失，身体很快就会复原，家长们如果能加强认识其成因、症状，即可通过有效的预防、保健、治疗办法，减少孩子晕动症的发生率及不适感。

医生建议平常让孩子有意识地做些含有摇摆和旋转方式的运动，例如可循序渐进地做一些低头弯腰、摇晃脑袋和反复下蹲起立的运动，待逐渐适应后可做一些旋转度较大的锻炼，如借助转椅慢速左右交替旋转身躯。这些运动能够增强内耳前庭器官对不规则运动的适应能力，从而克服晕动症。

如果是较小的孩子，家长们平常可以带孩子玩以下几种游戏：

❶荡秋千。荡秋千是一种增强前庭功能的稳定性，提高人体平衡能力的最简便、最经济的训练方法。家长可以让孩子经常练习荡秋千，这样能减少晕车、晕船、晕机的毛病。

❷旋转。家长平时可以让孩子原地慢慢旋转几圈，旋转速度和时间都要以孩子能够承受的范围为准。练习时可以让孩子每一次转过来都盯着一个点看，比如看一棵树，每次转过来就看那棵树，其余的东西不管也不要看，这样可以防止晕倒。

❸起飞。让孩子先蹲下，然后慢慢站起来，向上伸展，直到踮起脚跟，经过一段时间的训练之后，可以渐渐加快速度。

❹滚动。在干净平滑的地板上躺下，多尝试滚动几次，开始时慢滚，等身体适应并不感觉晕时，逐渐加快速度，延长时间，多翻滚几次。

❺平衡木。大人可以扶着孩子走平衡木，先走低一些的平衡木，然后试着渐渐放手，让孩子自己去走完，逐渐加大力度和强度。

突然晕车、晕船、晕机的急救办法

生活中，许多孩子往往是在乘坐车船或飞机时突然感觉头晕不适。当晕车、晕船一旦发生或即将发生，最好能平卧休息。如无条件平卧，可将头靠在椅背上，闭目休息，最好能换坐在靠近窗子的位置上，空气清新有利于缓解、减轻症状。我们可以试着采取以下几种办法减轻晕动症：

❶呼吸新鲜空气。身体不舒服时应该打开车窗，让空气流通，避免闻汽

油味、烟味，如果实在不舒服，可以下车适当休息一会儿，活动一下身体，呼吸外面的新鲜空气，这些都是很有效的方法。

❷尽量靠车的前部乘坐。晕车、晕船、晕机的人，在选择座位时应避免后部，要坐在车的前座，车的前面震动要小，对晕车的人要好一点。

❸分散注意力。由于坐在后座的人，相对视觉和内耳前庭平衡系统感受的落差更大，因此家长可以提前准备好玩具，分散孩子的注意力。另外，诱导孩子凝视远方的固定目标物，有助于他辨认身体是前进的，若当时缺乏目标物，不妨让孩子闭目养神或睡觉，同时别忘了尽量固定他的头部，减少颠簸的感觉。

❹束紧腰带。身边没有带药时，可在上车前将腰带束紧，防止内脏在体内过分晃动，上车后双目注视远处，尽量少看近处物体，尤其在下坡时注意抓紧扶手，减缓惯性对内脏的冲击。密封较严的汽车或汽油味偏大的车厢要注意通风，这样有助于预防晕车现象发生。

❺不要吃太饱。乘车前，不要让宝宝吃得太饱、太油腻，也不要让他饿着肚子，给孩子吃一些可提供葡萄糖的食物。另外，上车前在孩子肚脐处贴片生姜，可缓解晕车症状。

❻睡觉。感觉一直很难受的话，可以让孩子睡觉，选择靠车前方较合适的位置睡觉，睡觉往往是最好、最省钱、最有效的防晕车方法。

第42课

儿童乘公交车遇险急救措施

6～12岁这一时期的孩子已经具有了一定的社会环境活动能力，很多孩子已经在这一时期自行上下学，除校车外，乘坐最多的就是公共汽车。但是，孩子们在公交车上的“危险动作”真不少，对学龄期的孩子，适当进行公交车安全出行常识培训是必要的。

必须了解的公交车里的应急设备

公共应急设备1：安全锤

放置位置：安全锤一般放置在车厢内两侧，车窗玻璃无法打开的车窗旁。

使用方法：拿起安全锤，锤击钢化玻璃的四个角的地方，不要敲击中间，中间部分最为结实。因为有些玻璃是贴膜的，所以玻璃破碎以后不会立即脱落，可以用脚踹开。玻璃脱落以后要及时有序地跳出车体，转移到安全的地方。

公共应急设备2：车内手提式干粉灭火器

放置位置：每辆公交车有两具干粉灭火器，通常放置在驾驶员旁边1具，放置在车辆的后门1具。

使用方法：先把干粉灭火器拿到距火区2米处左右，站在上风口，拔去保险销，一手紧握喷嘴对准火焰根部，另一手握紧压把开关进行喷射。对准火焰由近至远反复横扫，直到火完全熄灭。

公共应急设备3：车门控制应急阀

放置位置：4个在车内，1个在车外。车外的车门控制应急阀位于前门的左手边，也是一个黄色和红色相间的小盒子，旁边清楚地标明“车门控制应急阀”的字样以及使用方法。

使用方法：打开阀盖，转动旋钮，听到放气的声音，然后再用手向里拉动车门，就可以把车门打开了。用后将旋钮归位，盖上阀盖，车内就能停止报警。

公交车发生事故紧急自救法

孩子难免会乘坐公交车，作为父母，我们可以做点什么来保障孩子的安全？该让孩子知道哪些自救的常识，来应对意外的发生呢？

❶提高警惕，正确候车。在站点等车的时候，尽量站在路基石上，也就是人行道上，不要在机动车道上候车，公交车进站时，应提高警惕，时刻注意车辆动向。

❷文明礼貌，有序上车。当公交车靠站时，不要跟着车走或追，那样很容易被推进车轮里，而应该排队有序上车，注意不要携带易燃易爆等危险物品。

❸乘坐公交车时不要坐在司机旁边，不要随便离开自己的座位，行驶途中不能将身体的任何部位伸出窗外。

❹如果公交车掉进水里，有能力的孩子还是得想办法自救。车子刚入水的时候，车门外水的阻力不大，要第一时间尝试能否打开车门，可以打开的话，就立马开门出逃，因为车子在两分钟之内即可完全沉没，所以动作要快。如果车门外水压过大，暂时打不开时可以先打开车灯，这样做可以让别人更方

便找到你。车门还是不能打开的话，只有从车窗逃生，但要注意车门上残留的玻璃依然很锋利。

❺公交车发生碰撞时，应对方式是“两脚一前一后向前蹬”。副驾驶位是最危险的座位，如果坐在该处的话，首先要抱住头部躺在座位上，或者双手握拳，用手腕护住前额，同时屈身抬膝护住腹部和胸部。后座的人最好的防护办法是迅速向前伸出一只脚，顶在前面座椅的背面，并在胸前屈肘，双手张开，保护头面部，背部后挺，压在座椅上，也可迅速用双手用力向前推扶手或椅背，两脚一前一后用力向前蹬。

❻公交车冲出路面时，首先要保持冷静，不要乱动，等驾驶员把车子停稳之后，再按次序下车，以免造成翻车事故。不要在车身不稳时下车。前轮悬空时，应先将前面人员逐个接下车；后轮悬空时，则应先让后面的人员逐个下车。车上的人一定要沉着、稳定，不要拥挤。

❼若不幸公交车发生侧翻或火灾事故，要在保持冷静的同时，准确判断出逃生路径，有序下车。可以选择从前后车门逃生。车门无法打开时，需找到公交车前后门上方的应急开关，按照提示方向扳动开关，打开车门（车外也有应急开关，必要时请车外人协助），也可以选择从车顶“通风口”逃生。不要忽视车顶的“通风口”，事实上，车顶的通风口也是紧急逃生出口。还可以从车窗爬出。如果距离车门较远，可将挂在车厢两侧的安全锤取下，用尖头处垂直朝玻璃四个角用力敲下，砸碎车窗玻璃后逃生。逃出后要迅速远离车辆，快速拨打报警电话。

一般情况下，校车出现危险时不要盲目跳车，应在车辆停下后再陆续撤离；但如果车辆翻滚的速度比较慢，可抓住时机跳出车厢，注意应向车辆翻转的相反方向跳跃。落地时，应双手抱头顺势向惯性的方向滚动或奔跑一段距离，避免遭受二次损伤。

第43课

儿童乘坐火车遇险急救措施

焦点案例

2011年7月，我国发生了一起特大火车交通事故，甬温线北京南至福州D301次列车与杭州至福州南D3115次列车发生追尾事故。事故造成38人死亡，192人受伤，惊动全国。

事后采访，一位姓吕的乘客讲述了自己在事故中的做法。当天，他坐的是最后一节车厢，火车到永嘉时稍微停留了一下，到达双屿路段下岙路时，他突然感到猛烈撞击，吕先生瞬间意识到，火车出事了！他想到自己坐飞机时每次都会讲的自救法，尽量固定自己的身体，关键要护好头部和胸部。吕先生转身死死抱住自己的座椅，同时含胸，把头抵在椅背上。这时他感觉到车厢在翻滚，车厢内箱包横飞，还有乘客的惊叫声。翻滚过后，吕先生缓过神来，发现自己基本没有受到损伤。在黑暗中，他朝车厢尾端爬去，找到一扇裂开的玻璃，将玻璃砸开了一个洞，将头先钻了出去，但身体被卡住，当他双肩一使劲儿以后，整扇玻璃破碎。吕先生自己脱险后，还救助事故中的其他人从失事火车中出来。

大型的火车事故极少，然而一旦发生就会引起可怕的后果。上面的案例中，虽然是成年人的自救，但同样适合于孩子。事故发生的一瞬间要冷静，先找到固定的东西来固定自己身体，最好的就是座位，火车上的座位设置是非常牢固的，它能承受较强的冲击力，失重时可以像吕先生一样死死抱住座位。如果自己前排的座位离自己太远，可以转过身抱自己的座位。这样做可以减少被甩出去的危险，在事故中将伤害降到最低。

家长带孩子乘坐火车的注意事项

孩子乘坐火车出游时，如果旅途太长，超过6小时以上，建议父母还是买卧铺比较好。火车上对于小孩子有一系列的规定，比如，身高在120厘米以下的儿童可以免费乘坐火车，而120厘米～150厘米的儿童可享受半票优惠。乘车时，可以让孩子在车厢中适当走动，但一定要叮嘱孩子注意安全，不可攀爬火车上的各种设施。

小孩子坐火车要注意什么呢？父母要如何提前准备，才能让孩子在漫长的火车旅途中不感觉无聊呢？

❶长途旅行最好买张下铺。孩子长时间坐硬座会很累，大人小孩都休息不好。硬卧车厢里的下铺比较方便，孩子喜欢来回跑动，大人也要不停地为孩子做一些琐碎的小事，时不时需要起身走动，下铺做这些事情比较方便。

❷出门乘车前，要准备基本的必备药品，例如，感冒药、发烧药、咳嗽药等，以防孩子去外地水土不服而生病。

❸夏季出行父母最好为孩子准备一件长袖衣服。火车上有空调，长时间吹会着凉。夜间空调关闭或者调到较高温度时，孩子又会感觉热，父母要时常注意给孩子添减衣服。

❹提醒孩子注意门。列车上人多，空间小，不要认为孩子在火车上，不

会出什么事情，在两节车厢的连接处，缝隙特别多，孩子的手指很细，一不小心就会被夹，上厕所的时候也要防止门夹到手指，

❺要特别注意火车上的开水。火车上不时有人去开水间接水，如果孩子不小心乱跑乱撞，极有可能将开水打翻，烫伤自己。

❻在一些较大的经停站台，可以适当带孩子下车活动活动，但切记不能走远，必须在自己所乘车厢门口，以防来不及登车。在下车活动时要注意看管好孩子，不要让他独自下车，或者被坏人拐跑。

❼上厕所一定要家长陪同。由于火车会摇摇晃晃，厕所的空间又小。小孩子很容易站不住脚，一不小心就会撞在车壁上。

❽火车旅途很单调，风景看够了，孩子觉得很没意思。这时候就需要父母陪着一起玩玩具，或者讲故事，所以玩具和图书是必不可少的了。

火车出轨碰撞的应急逃生方法

一般来说，火车出事的概率不大，但一出事就是出轨、相撞。而晚上发生事故时，硬座的人更容易被惊醒，反应更快速。硬卧车厢中，人睡在上铺相对危险些，当列车追尾或者颠覆时，就很容易掉下来。

有一点需要记住，火车出轨的征兆是紧急的刹车，剧烈的晃动，而且车厢向一边倾倒。在判断火车失事的瞬间，乘客首先应该做的是变成比较安全的坐姿，具体措施如下：

❶面朝火车行驶方向乘坐的人，立即抱头屈肘，头靠在前排座位的后边，用胳膊护住自己的脸和头部，或者抱住头部就地侧身躺下。

❷背朝火车行驶方向乘坐的人，立即双手抱住后脑部，屈身抬膝护住胸、腹部，或者抱住头部就地侧身躺下。

❸发生事故，如果座位不靠近门窗，应抓住牢固的物体或者靠坐在座椅上，

低下头，下巴紧贴胸前，以防头部受伤。若座位接近门窗，就应尽快离开。

❹在通道上坐着或站着的人，立即让自己倒在地上，背部贴地；脚朝火车头的方向；双手抱在脑后；脚顶住任何坚实的东西，膝盖弯曲。

❺在卫生间里的人，如果有时间反应，不要管屁股擦了没有，裤子提起没有，赶快采取行动，背靠行车方向的车壁，坐到地板上，双手抱头，屈肘抬膝，护住腹部。

❻在卧铺车厢里的人，如果来不及做出迅速反应，那就尽量呈放松的静卧状态，这是撞击求生中最关键的一个因素。

❼在车门附近，应立即远离车门，甚至可以趴下，抓住牢固的物体，以防被抛出车厢。

❽火车出轨正在向前冲时，不要尝试跳车，确定火车停下需要跳车避险时，应注意对面来车，并采取正确的跳车方法。跳下后，要迅速撤离，不可在火车周围徘徊，这样很容易发生其他危险。

❾火车失事时注意避免触电，如果车厢看起来也不会再倾斜或者翻滚，待在车厢里等待救援是最安全的。

火车发生火灾的应急逃生方法

在旅行的火车上遇到紧急火灾事故时，要沉着冷静，准确判断，切忌慌乱，然后采取措施逃生。

迅速制动

火灾发生时要冷静，千万不能盲目跳车，那无疑等于自杀。失火时首先应该做的是迅速通知列车员停车灭火避难，或迅速冲到车厢两头的连接处，找到链式制动手柄，按顺时针方向用力旋转，使列车尽快停下来。或者是迅速冲到车厢两头的车门后侧，用力向下扳动紧急制动阀手柄，也可以使列车尽快停下来。

大多数车门附近都会贴有紧急制动的方法，很简单，上车之前可以看一下。

向火车前方跑

如条件允许，要立即关闭车窗，因为火车在运行中的风速特别快。如不关车窗，火借风势会更加严重。发现火灾无法扑灭时，必须顺着列车运行方向撤离，因为在通常情况下，列车在运行中火势是向后部车厢蔓延的。

有序逃离

当起火车厢内的火势不大时，被困人员可从车厢的前后门疏散到相邻的车厢。当车厢内浓烟弥漫时，被困人员要采取低姿行走的方式逃离到车厢外或相邻的车厢中。当车厢内火势较大时，应尽量破窗逃生。

通道逃生

旅客列车每节车厢内都有一条长约20米、宽约80厘米的人行通道，车厢两头有通往相邻车厢的手动门或自动门，若火车发生意外引发火灾时，这些通道是被困人员利用的主要逃生通道。被困人员应尽快利用车厢两头的通道，有秩序地逃离火灾现场。

窗户逃生

旅客列车车厢内的窗户一般为70厘米×60厘米，装有双层玻璃，每节车厢前后两侧共设置有四个逃生窗，均标有红色圆点。在发生火灾的情况下，被困人员可用锤子敲击车窗4个角的任意角，钢化玻璃砸中间是没用的。

总之，切勿在火车还没有停下来时就跳车，事故发生的瞬间应该在原地保护自己的头部和胸部，确定车厢不会再移动后，迅速逃离现场，在逃离时要注意观察铁道情况，速速撤离。

第44课

儿童乘坐地铁遇险急救措施

焦点案例

2014年11月6日晚高峰，河北籍女子潘某在北京地铁5号线的惠新西街南口站，被夹在闭合的安全门和车门中。随后车子开动，潘某被挤后跌落站台，车站工作人员立即采取列车紧急停车和线路停电措施，迅速将受伤乘客抬上站台，由120急救车送往中日友好医院，医院全力抢救无效，最终被宣布死亡。

巨大的客流量和复杂的地铁空间，使得安全保障成为地铁运营的重中之重。在搭乘地铁的过程中万一遇到突发事件，孩子如何正确地使用地铁各种应急设备，并充分利用现有条件进行自救呢?

地铁里有哪些安全应急设备

火灾报警器

地铁通道里的火灾报警器有击碎玻璃式、拉下手柄式和按压按钮式三种。

所在位置：站台、站厅和通道的墙上。

外观：红色，巴掌大小，正方形或圆形，一般会有“火警”或“fire”等相关字样。

作用和目的：发生火灾时使用，能第一时间通知车站的工作人员和周边乘客。

用法：击碎玻璃，或拉下手柄，或按压按钮即可。

自动扶梯紧急停止装置

所在位置：自动扶梯的两端各一，较长的扶梯在中间可能也有。

外观：多为一硬币大小的红色圆形按钮，旁边会有“紧急停机”字样。

作用和目的：自动扶梯发生紧急情况时使用，能让运行的扶梯立即停下。

用法：按压按钮即可。

紧急停车按钮

所在位置：每侧站台两端的墙上。

外观：红色方框，上面标有“紧急停车按钮箱”字样。

作用和目的：有危及列车或人员安全的情况时使用，让列车停止运行。

用法：用旁边自带锤子击碎玻璃，按压按钮3～4秒。

屏蔽门手动解锁装置

所在位置：屏蔽门上。

外观：一般为绿色按钮或手柄。

作用和目的：列车停稳后，屏蔽门无法自动开启时使用，手动打开屏蔽门。

用法：根据屏蔽门种类不同而有所不同，按下绿色按钮拉开，或扳起、扳开手柄拉开。

屏蔽门应急门

所在位置：地铁每侧站台的两端。

外观：横着的一根白色或绿色推杆手柄，上面有“紧急时使用”字样。

作用和目的：当列车停稳时没有对准屏蔽门时使用，通过这个应急门可从列车进入站台。

用法：用力按压推杆手柄，从而推开屏蔽门应急门。

车内紧急停车闸或紧急开门栓

在地铁里面紧急开门首先会触发紧急停车；有些列车里面是与司机通话报警。非紧急情况切勿触碰！

地铁安全疏散标志

所在位置：站台、大厅、通道、出入口、地面均会有此类标志，在黑暗情况下会有荧光指示效果。

安全疏散标志主要包括五类：疏散指示标志、疏散导流标志、障碍警示标志、消防器材指示标志、蓄光型安全疏散标志。功能主要是指导乘客安全有序地乘坐地铁，方便乘客出行。

地铁发生意外时的紧急应对方法

地铁停电时的应急处理措施

地铁停电，若无其他突发事件，不要恐慌失措，更不必按响火灾报警器。停电时切勿惊慌冲跑，以免追成自己或他人的损伤。

如果是站台停电时，待在原地，保持沉着冷静，等待工作人员的解释及指引。若故障照明灯和逃生指示灯亮起，并明确疏散方向，可有序地按指引疏散。

如果是在列车内停电，请待在原位冷静等待工作人员的解释和指引。不必担心列车上的通风，即使全部停电后，列车上还有可维持45分钟到1小时的应急通风。切勿擅自打开车门或跳下隧道。

地铁火灾的应急处理措施

地铁发生火灾，应急原则是尽早撤离。注意撤离时切勿乘坐自动扶梯和电梯。

如果站台发生火灾，尽快通过附近的“火灾报警器”通知工作人员。用手帕或纸巾，湿的更好，捂住口鼻，弯腰快速、有序从安全出口撤离。

如果车厢发生火灾，立即通过“紧急报警按钮”或“紧急对讲按钮”通知工作人员。在安全前提下，镇定快速地利用车厢内的灭火器灭火。若列车没有停靠在站台时，要听从工作人员的指引从“安全疏散门”或“疏散平台”有序撤离。切勿自行拉门或砸窗跳车，以免摔伤或触电。

地铁里遭遇地震的应急处理措施

地铁的防地震设计标准是抗地震烈度7级。乘客最重要的是保持冷静，不要惊慌，避免发生踩踏。注意发生地震时撤离人员切勿乘坐自动扶梯或电梯。

若地震时在站台，离出口较近，可第一时间撤离到地面，若离出口较远，可就近找墙边抱头蹲下躲避，再择机迅速向出口撤离。

若地震时在车厢内，先马上蹲下抱头和固定身体，再留意工作人员的指引，迅速通过“安全疏散门”或者“疏散平台”向地面撤离。

地铁发现不明包裹

无论在站台或者是车厢发现无人的不明包裹时，不要随意捡拾，尽快通知工作人员并远离包裹。

地铁里闻到有刺激性气味

无论是在列车上或是在站台上，当突然闻到刺激性气味时，要用随身的衣服、手帕或纸巾捂住口鼻，湿的更好，尽量遮住裸露的皮肤，有序迅速撤离。到达安全地点后，最好能沐浴更衣，若没条件也要用水清洗裸露皮肤。

乘客掉入隧道

若万一意外掉下站台，要马上高声呼救并尽快逃离隧道，在隧道里要慎防触电。若刚好有列车驶来，要立即紧贴非接触轨侧墙壁，注意使身体尽量紧贴墙壁以免列车剐到身体或衣物。切勿就地趴在两条铁轨之间的凹槽里，因为地铁列车和道床之间没有足够的空间使人容身。

物品掉入隧道

当乘客上下车时，站台和列车之间是存在空隙的，请注意保护自己随身携带的物品，以免掉下空隙处。若物品掉入隧道，无论多贵重，都不应擅自去拾取，应立即通知工作人员帮助处理。

列车碰撞

碰撞一般突然发生，乘客很难有反应时间，但若时间允许或感觉到列车急剧减速时，乘客要尽量固定身体，以免身体随惯性向前冲击而撞伤。

如果不小心被夹在列车屏蔽门和车门中间，那么应当做如下反应：

❶设法抵住列车门，哪怕让门夹住胳膊或腿，决不让它关闭。

❷被夹住衣服、头发、包带什么的，都是因为太窄了，并没有影响车门锁死，所以仍然照常运行，这时要利用屏蔽门手动解锁装置向外拉动把手，让屏蔽门打开哪怕一个缝隙，列车也会紧急停止。

❸作为站台上围观的群众，应该立刻按动靠近车头和车尾的站台两端立柱上的紧急停车按钮。

❹作为列车上旁观的乘客，发现有人或物体被夹住应该立刻按动车厢中的乘客报警按钮或紧急开门栓。

第45课

儿童乘坐飞机遇险急救措施

大多数空难发生后，飞机都会爆炸燃烧，而在瞬间发生的空难里，空乘人员如果无法发挥作用，乘客的首要任务是保持冷静，采取措施自救逃生。从发出迫降预警开始，空乘人员便会向乘客发出指令。一定要听从指挥，不要擅自蛮干。

当然，飞机发生事故的概率是很小的，带孩子乘坐飞机出行的爸爸妈妈完全没必要过分担心，最主要的是做好旅途中及出发前后的安全措施。例如，尽可能地预订靠近机头的座位，因为飞机前舱的空气循环比后舱稍好，而且上下飞机更方便，在订机票时告知航空公司，以便安排好。一般而言，乘坐飞机出行，2周岁以下孩子没有单独座位，票价为成人全票价的10%；2～12周岁儿童的票价是成人全票价的50%，有单独座位；每位成人只能带一个儿童享受这种票价，登机时需出示可证明孩子年龄的出生证明或户口簿。

事先了解飞机上的应急设施

飞机上有应急设施专门对付意外发生，现代民航客机上的救生设施一般多用于紧急迫降情况，下面我们来看看飞机上都有哪些救生设施，怎么做才能在意外发生时得以幸存。

应急供氧

飞机上每个座位的上方都会有一个氧气面罩，平时收起来，当舱内气压降低到海拔高度4000米气压值时，氧气面罩便会自动脱落，旅客只需要按照正确的方法拉下戴好即可。

救生衣

救生衣在座位下方，每个座位都有，上面也有使用说明，乘务员也会做好示范。但是，救生衣要在出机舱后才能穿，因为事先穿上不容易出舱门。

应急出口

一般情况下，应急出口会设在飞机机身的前、中、后段，有醒目的标志，而且每个应急出口都有应急滑梯和应急绳索。

应急滑梯

应急滑梯是用尼龙胶布胶接而成，平时折叠好后放在门上专用箱内，上面写有“救生滑梯”几个字，应急使用时只要把滑梯的一端挂在客舱地板的专用钩上，再将舱门打开，应急滑梯便会自动充气鼓胀。

救生艇

当飞机迫降在水面，应急脱离飞机时可以用救生艇。平时救生艇不充气，需要时可以立即取出，充气使用。现代客机所携带的救生艇数量根据飞机载客量而定。当飞机迫降在水面时，应急滑梯可以作为救生艇使用。

在飞机的全部应急设施中，需要教给乘客的是如何正确使用救生衣。在飞机起飞之前，电子屏幕上都会教大家如何用救生衣。飞机机舱内配备的救生衣多为黄色和红色。黄色主要是提供给旅客使用，红色主要提供给机组使用，除防寒保暖作用外，每件救生衣都有定位灯，在接触到水后会自动发光并持续数小时。

虽然用到救生衣的概率非常小，但是，家长带孩子上飞机时还是要教孩子正确的穿戴救生衣方法：从包装袋内取出救生衣，穿戴牢靠，然后拉动手柄给救生衣充气，如果自动充气失效则需要用嘴向里吹气。飞机上的救生衣是不能带离客舱的，应急设备作为飞机应对突发事件的基础保障设备，在提高客舱应急管理方面发挥着重要作用。

飞机逃生“黄金90秒”

很多人以为，飞机失事时只能听天由命。但航空界人士说，只要掌握正确的方法，在飞机起飞或着陆时发生意外，逃生成功率也不低。

飞机失事无人生还的情况，一般是发生空中爆炸，或事故发生在开阔水域。飞机失事后的90秒，是逃生的黄金时间。

在“黄金90秒”里，人们该做些什么？

❶客舱失火出现浓烟时，一定不要大声呼叫，不要打开通风口，这样做会加大对烟雾的吸入。也不要惊慌失措全部涌向飞机的某一部分，会使得飞机重心失衡，离开失火部位4排以上座位即可。逃生时尽量低头弯腰，放低身子，屏住呼吸，或用湿毛巾、衣物堵住口鼻，因为烟雾中可能含有毒气体。找到出口后尽快撤离到安全地带，飞机着火严重可能随时会发生爆炸。

❷紧急撤离时要保持冷静，保持客舱秩序。不可携带行李，从行李箱内取行李，耽误时间，行李脱落会砸伤人，脱落行李堵塞过道影响紧急撤离速度，这时是以秒为计算单位的。且拎着行李逃生，也易挤伤人。跳滑梯时，行李会划破滑梯，滑梯漏气，造成的伤害会更大。

❸采取正确的跳滑梯姿势。跳滑梯时必须听从乘务员的口令一个接一个有序往下跳，不可推挤。跳时应该双臂平举，轻握拳头，或双手交叉抱臂(也可双手抱头)，从舱内跳出落在梯内时手臂的位置不变，双腿及后脚跟紧贴梯面，收腹弯腰直到滑到梯底，站立跑开。抱小孩的旅客要把孩子抱在怀中，坐

着滑下飞机。儿童、老人和孕妇也应坐着滑下飞机，但在梯面的姿势与正常人相同。伤残旅客根据自身的情况坐滑或由援助者协助坐滑撤离。援助者包括乘坐飞机的机组人员、航空公司的雇员、军人、警察、消防人员、身强力壮的男性旅客。跳滑梯时不要随身携带坚硬物品。眼镜、鞋子等都可能妨碍逃生，要及时除去。

❹迫降预警时，乘客需按客舱乘务员的示范做好防冲击姿势。成年旅客应身体前倾，头贴双膝，双手紧抱双腿，两脚平放用力蹬地，系紧安全带；或两臂伸直交叉紧抓前面座椅靠背，头俯下，两脚用力蹬地。对于双脚不能着地的儿童，可采取将双手压在双膝下，手心向上，弯下腰的方式。

❺起飞前仔细聆听安全须知录像，以备在发生意外时可有效地安全处置。每个座椅的背后也放有安全须知手册，旅客也需仔细阅读。这个安全须知目的是让旅客学会正确使用机上应急设备和了解应急出口的位置及逃生方法，有助于旅客在紧急情况下正确迅速地采取有效行动。

❻逃离失事飞机后，应该迎风快跑向安全区域。飞机发生意外时，往往伴随浓烟失火甚至爆炸。浓烟和火焰会随着风势蔓延。因此，顺风跑动的幸存者可能会受到二次伤害。

第46课

儿童乘坐轮船遇险急救措施

焦点案例

2015年6月，泰国芭堤雅警方接到报案，一艘载着102名中国游客的游船，行驶出码头后不久突然起火。接到消息后，警方立即派海警与救援船只前往现场。救援船只赶到事发海域，看到一艘木制结构双层游船正在燃烧，游船上没有人，游客们都已经穿着救生衣跳入海水中等待救援，救援船只立即将落水游客一一救起。事后统计，游客与船员总共有102人，无一人伤亡。警方带来大量灭火器、抽水机和胶管，很快将大火扑灭。随后警方检查失火船只，发现引擎的排气管堵塞，确定这是引发火灾的原因。

做好孩子乘船前的准备

轮船事故急救法不仅要父母自己学会，还要给孩子灌输，带孩子乘坐轮船应该事先做好准备。

❶不要乘坐无证船只，为了保证航运安全，国家都给安全船只颁发合格

证书，所以外出旅行的时候不要乘坐无证船只。

❷不坐超载的船只，这种船非常不安全。

❸不在恶劣天气下乘坐船只，如果出行日期恰好碰上大风、大浪、浓雾的时候，要推迟行程或者避免乘船。

❹上下船的时候不要争抢拥挤，要依次进行，避免出现落水或者挤伤问题。

❺上船后首先要做的是仔细查看逃生疏散路线，查看使用救生衣说明书，如果所在的舱房缺少救生衣，应该立即向船上的工作人员索要。

❻要用带盖带吸管的安全水杯，如果用敞口杯盛水，船只遇风浪颠簸时，水会洒出，烫伤孩子或自己。

❼尽量不要让孩子倒着坐，应该朝着船行驶的方向坐，相比成年人，孩子的平衡性比较差，倒着坐可能会让他们晕船。加之，船会上下颠簸，空气质量不好，睡眠不足等原因，孩子晕船的概率就更大了。

❽上船前不要吃太多食物，不要吃太饱，但也不能完全不吃东西，正确的做法是吃些容易消化的食物，这样会减少晕船的发生。

❾孩子的外套最好是防风面料的连帽衫，不要给孩子戴容易被风吹落的帽子，一旦帽子吹落就要去捡拾，难免会撞到栏杆或者其他硬的东西，磕伤比较麻烦。

❿不要让孩子在船头夹板上嬉戏打闹，避免落水。

⓫不拥挤在船的一侧，以防船体倾斜。

⓬要给孩子涂防晒霜，就算是冬天，去甲板也要涂擦防晒霜。

⓭如发生意外不要惊慌，要听从工作人员的指挥。

海上遇难自救法

乘坐轮船发生意外时，首先要保持冷静，不要盲目地跟着已失去控制的人乱跑乱撞，但是一味等待他人救援有时也会贻误逃生时间，如果可能，自救永远是有必要的。

人的体力不同，在水中生存的时间也不同。科学家们通过许多实验得出了人在不同温度的水中存活的时间是不同的，水温15℃～20℃，人可生存12小时；水温10℃～15℃，多数人可生存6小时；水温5℃～10℃，有一半人可生存1小时以上；水温2℃～5℃，大部分人生存时间不会超过1小时；水温2℃以下时，一般人只能耐受几分钟。

以上数据仅仅是人的生理耐受力测试，而在真正的海上事故中，心理恐惧往往会加速人的死亡。

海上事故发生时，需要大家快速做出反应：

❶判断事故类型。如果是起火，那就向上风方向有序撤离。撤离时，可用湿毛巾捂住口鼻，尽量弯腰、快跑，迅速远离火区。情况紧急时，也可跳入水中。如果是两船相撞，应迅速离开碰撞处，避免被挤压受伤。同时就近迅速拉住固定物，防止摔伤。情况紧急时，应听从船上工作人员的指挥，弃船逃生。

❷弃船逃生要冷静。乘客听到沉船警报信号时（1分钟内连续鸣笛七短声，一长声），立即穿好救生衣，按各船舱中的紧急疏散图示方向离船。听从指挥依次序登救生艇（筏）离船。此时应只带贵重物品，不要带食品和行李。弃船后，应尽快远离出事船只，因为下沉的船舶会造成旋涡，把人卷入。

❸多穿衣服。在撤离舱室前，首先应尽可能地多穿衣服，能穿不透水的衣服则更好，戴上手套、围巾，穿好鞋袜，不论什么季节，多穿衣服都是必要的，落水后可使身体表面与衣服之间有一层较暖的水，而衣服又能阻止这层暖水与周围较冷海水的对流与交换。穿戴妥当之后再穿救生衣。如果时间允许，离开舱室前还应带些淡水、食物，带一件大衣或一条毛毯。

❹上救生艇逃生。救生艇大多在船体两侧，部分船只在船尾。上救生艇时应该将火柴、打火机、指南针、手机等求生工具用塑料袋装起来避免打湿。在寒冷的气候中应蜷缩身体，用物品如帆布等包裹身体或大家拥在一起等方法保持体温，并适度活动身体保持血液流通，防止肌肉或关节僵硬。

❺跳水求生。万不得已需要跳水逃生时，应尽量选择较低的位置跳，如船左右倾斜则选择船头或船尾跳。注意避开水上的漂浮物，入水后尽快远离船只，避免被旋涡吸入水中。入水后双手在胸前交叉，双腿向腹部弯曲，避免挣扎节省体力，同时减少进入冷水的不适感。注意，不要轻易游泳，除非没有救生衣或者漂浮物，或者离岸边、救援船只很近。

❻发求救信号。要设法发出声响，例如，吹救生衣上配备的哨笛；另外要显示视觉信号，例如，摇动色彩鲜艳的衣物，以便岸上人员或其他船只发现。

❼逃生饮食要节制。在船难最初的24小时内，应该避免吃喝，培养自身节食能力。一般救生艇上会有食物，要注意定额进食。如果是海难，海水不可饮用，注意收集雨水。

第47课

儿童独自被困车内急救法

焦点案例

2015年7月，浙江宁波快递小哥发现靠路边停着的奥迪车灯不停地闪烁，他向车里看了一眼，发现后排座位上有个五六岁的小女孩。他赶紧打电话报警。警察赶来后，试图让小女孩从车内打开车门，但孩子似乎完全不明白。大概太热了，里面也闷，孩子没了耐心，情绪开始激动，哭得厉害。警察联系指挥中心，通过车牌查到了车主，但对方手机无人接听。差不多10多分钟过去了，车内的小女孩不动了。警察赶紧用破拆斧破窗，等孩子救出，像从水里捞出来一样，浑身湿透了。

没过多久，一名30岁左右的男子跑来，看见孩子抱起就哭，原来他正是女孩的爸爸。女孩的爸爸告诉警察，他因为有急事就匆匆上楼，结果忘记了自己把女儿锁在车内。警察打孩子妈妈的电话，手机没在身边所以没听到。夫妻俩就一个女儿，因为粗心大意，差点儿出了大事，事后都后悔不已。

近年来，儿童滞留车内事故频发，究其原因，孩子太小无法自救，但监护人疏于职守导致孩子受害才是主要原因。很多大意的车主父母可能都干过类似的事情，临时取个钱，进个超市，带孩子不方便，还不如锁车里一会儿。但殊不知在过去的几年中，全球至少有300多名儿童因被父母有意或无意单独留在车内而导致死亡。对于无力自救的孩子，一旦滞留在车内，除了密闭空间氧气有限，并且一氧化碳过高会导致窒息以外，还有就是车内温度过高，孩子易脱水休克。这都是真实的、让人心痛落泪的事件。无论怎样强调都不为过，千万不要把孩子单独留在车内，这是作为孩子监护人的基本的安全常识。

父母要特别牢记孩子滞留车内的危险

儿童独自滞留车内危险一：中暑

曾经有日本研究人员做过类似的模拟实验，他们发现如果将3岁孩子放在车内，在温度达到40℃的时候，孩子只需17分钟就会进入中暑状态；在45℃的温度下，只需13分钟即会中暑。

夏天路面温度高，汽车里面的温度更高。在阳光下暴晒的汽车，车内温度迅速就能达到60℃以上。而人体可承受的最高温度为41℃，这个温度是已到了严重危及生命的高温。尤其在汽车门窗紧闭的情况下，孩子很容易中暑窒息。

儿童独自滞留车内危险二：窒息

汽车内空间狭小，而且现在的车密封性都非常好，如果不开循环空调，外界的空气很难进入车内。在温度上升时，被关在车内的孩子会经历出汗、脱水，继而中暑，这时孩子难受就会挣扎，越挣扎消耗的氧气越多，再加上缺氧出现的心跳加速和血压升高，孩子很快就会出现昏迷，甚至窒息。

儿童独自滞留车内危险三：不可控的汽车故障和交通事故

汽车一旦出现故障或者遭遇交通事故，如汽车刹车失灵滑行、汽车失火，以及外来的撞击等交通事件发生时，独自滞留车内的孩子难以应对和处理。而且一旦发生，孩子也难以得到及时救治。

儿童不幸被困于车内怎么办

2015年6月28日，在湖南湘潭一小区，一名4岁男童被发现死在自家车内。死者爷爷称，当时孙子跟着父母外出，总共有4个孩子在车上。中午11点左右，他们回到小区，车子停在了停车坪，当时男孩在后座睡着了。大人就把其他孩子带下车，单独留着男孩在车内。等到了下午5点左右，家人想起车内的孩子，等找到时发现孩子已经死了。

事情发生后，就在同一天，记者在车内做了个实验，太阳暴晒下，车内的温度在10分钟内就升到了47℃。

作为监护人，不管在何种情况下将孩子单独滞留在车内都是不负责任的行为。在过热的车内，15分钟即会对孩子造成脑、肾脏器损伤。

对已经有一定行动能力的3～6岁年龄段的孩子，在日常生活中就要开始教会他如何解开安全带，如何打开车门，在紧急时刻引起注意的呼救等自救手段。告诉孩子，被困车中时，要使劲儿按喇叭或折腾出动静，有部分车子停车后喇叭也可以按响，因此只要有一丝希望都不要错过，一旦被困车中应该爬到司机座方向盘使劲儿按响喇叭。即便是喇叭按不响，由于前部视野较好，挡风玻璃透亮度高，爬到车头位置也容易被发现。平时孩子在家长陪同乘坐私家车时要注意反复操作、练习，直到掌握为止。

总之，最应该保护好孩子的还是监护人，即使你只是临时下车买个饮料或与偶遇的朋友聊上几句，也要把孩子带在身边，避免悲剧的发生。

除了自己的孩子要注意外，如果遇到这样被锁在车上的孩子，也一定要伸出援手，你的行动很可能就会救回一条生命：

❶尽快用利器砸坏玻璃，想办法第一时间打开车门，将孩子解救出来。

❷如果你打不开车门也无法弄坏玻璃，请马上报警和呼叫救护车，并寻求周围人的帮助。

❸将孩子解救出来后要先移至阴凉的环境，如果还有反应和呼吸，先给孩子喝水，然后用凉水打湿他的身体，帮助孩子降温，以及按摩孩子四肢帮助恢复循环；如果没反应没呼吸，则需要立即做心肺复苏。

再次提醒家长们，一定不要将孩子单独留在车里，这种做法是极端危险的，即使自己只是出去一小会儿，也不要将孩子锁在车里，尤其是在炎热的夏天。所以无论你离开多久，都别把孩子一个人留在车内。

CHAPTER 7

户外活动安全篇

第48课

儿童游泳应选择正规泳池

焦点案例

2015年6月，江西上饶一个山村的孩子在村附近一处水域游泳，6名小伙伴野泳3人溺亡，使两个家庭陷入一片悲痛之中。

孩子们遇难的地点位于山村村旁两公里处一个小湖，面积七八亩，3名遇难的孩子分别是小东、小强、小斌（皆为化名），其中，小东和小强是同胞兄弟，一个10岁，一个9岁，他们的父母常年在外打工，80岁的奶奶在家照顾着兄弟俩。

由于水域面积较大，深浅不一，最深处有五六米。打捞近2小时，才在深水区捞到小东和小强。“两人手指紧扣，相互抱得很紧。”据了解，当时小斌和小强不慎溺水，哥哥小东下去救人，不料一起出事。两兄弟的父母都在广东打工，听到噩耗后连夜赶回家，悲痛欲绝。

学生暑期安全成为学校和家长关注的重中之重。每到暑假，中小学生游泳的安全问题都会成为焦点，悲剧的上演再次给我们敲响了警钟，再怎么补救，三个鲜活的生命都再也回不到父母的身边，再也走不进朝气蓬勃的校园。

小学生游泳溺亡的两大原因：一个原因是物品掉进水里，前去打捞最终导致溺水身亡。比如，有的小学生在水边玩耍时不慎将书包、文具盒等物品掉在水中，脑子里只想着捞这些物品而导致溺水身亡；另一个原因是帮助落水者，结果自己也落水。要么是求助的孩子本身就不会游泳，伸手去拉落水者，结果自己也掉了下去；要么就是救助的孩子没有溺水者有劲儿，被生生地拖下了水。孩子们出于本能，见义勇为直接跳下水，或者是直接用手抓住溺水者进行相救，而他们在施救的时候并没有想到自己的安危，更不会想到其实自己是没有救助能力的。

在中小学生非正常死亡的人数中，溺水的人数约占三分之一，这真的是一个很可怕的数字。而这其中，有大约一半以上是因为救助落水同伴而溺亡。在百度搜索“中小学生溺水”字样，相关搜索竟高达十几万个。这不能不引起我们家长的注意。

游泳是一项十分有益的活动，深受小学生喜爱，不仅可以消暑，还能锻炼心肺功能，增加肺活量，游泳有助于身心健康，强身健体，增强体质，提高免疫力，但同时也存在着危险和一定的安全隐患。相关的专家提醒，家长除了告诫孩子不要游野泳外，还应提高孩子的自我保护意识，学会基本的自护、自救方法，避免悲剧的再次发生，做到安全健康地游泳。

慎重选择游泳场所

2011年7月4日，一名14岁的少年到泉州市区笋江桥游泳时不幸溺水身亡。据悉，该少年是四川人，他的父母都是来泉务工人员。那天下午，他和一名同学到笋江桥游泳，不料却被水卷走，他的同学赶紧报警。几个小时后，这名少年在晋江下游被捞起，但已不幸身亡。

这起悲剧向我们敲响了警钟，通过对多起类似案例分析，很多都是由于对游泳的场所选择不当造成的无可挽回的结果，小学生在外出游泳玩耍时一定要慎重选择场所。

❶尽量选择有安全保障的正规场馆或水域游泳，游泳的场所最好配备有救生员。

❷游泳池周围及池内水深变化地点，必须有醒目的水深标志。

❸如果选择露天泳池，不宜长时间暴晒游泳。长时间日光暴晒会产生日晒斑，引起急性皮炎，也称日光灼伤。

❹严禁小学生私自下水游泳，游泳时必须要有大人的陪同并带好救生圈。

❺不允许孩子结伴或单独外出到无人看管的河道等自然水域去游泳。

❻不要私自在湖边、海边、江边、水沟边、池塘边、水库边嬉水玩耍和追赶，以防失足滑入水中。

❼对于不明水域，比如水下有很多的水草或者深水潭，绝对不要去这些水域游泳，也不能进行跳水，即便有救护措施也不可以。大部分的小学生是没有经过专业训练的，一旦身体某些部位被水草缠住是没有能力自已脱身的。大量案例已经证明了这一点。

游泳前应该做的准备活动

严格地说，游泳者是需要经过体检的，患有严重心脏病、癫痫病、高血压等疾病，以及患有传染病和皮肤病的人群是不宜参加游泳运动的，因为病患游泳可能会加重病情或者将疾病传染给他人。

❶游泳前不宜过饱，亦不宜空腹。游泳过程需要全身肢体运动，加之在水环境中，热量散失较快，因此，游泳时人体能量消耗非常大，游泳之前应该摄入足量的米饭、面条、面包等碳水化合物和一些鸡蛋、肉等蛋白质物质。注

意不要过饥或者过饱，吃得太饱之后游泳，影响消化功能，易出现胃痉挛，甚至呕吐、腹痛等症状；而空腹游泳的话，体内能量储存不足，易出现低血糖、头晕、乏力。建议饭后1～3小时进行游泳运动。

❷入水前要做相关的热身运动。如可以做体操、慢跑，进行肢体的活动，可以用少量的冷水冲洗身体，这样入水后可以使身体尽快地适应水温，以避免直接入水后易出现心慌、头晕、抽筋现象。

❸小学生在感冒、生病、身体不适或虚弱的情况下不宜游泳。处在月经期的女学生也是不宜去游泳的。

❹水温太低、太凉时都不宜游泳。

第49课

儿童溺水救助方法

焦点案例

2017年5月17日下午，桂林灵川县8名小学生结伴游泳，结果5人不幸溺水。一名小学生称自己和朋友共救上4人，但还是有1名孩子不幸溺亡。

接警后，灵川消防迅速出动两辆消防车，14名官兵赶赴现场处置。消防官兵经侦查发现，在岸边遗留有溺水儿童随身物品和衣物，整个河面有50多米宽，水流较湍急，溺水位置正位于深水区，约有2.5米深。据现场目击者介绍，该男童溺水已有10分钟左右。2名消防官兵迅速穿着救生衣同1名当地群众下水搜救，其余人员在岸边准备救生绳索协助救援。经过3分钟潜水搜救，消防官兵发现了溺水男童。两名消防官兵迅速潜入水底，将男童救出水面。此时，岸边救援人员立即做好接应工作并做好急救准备，但不幸的是溺水男孩已经身亡。

溺水后的自救法

在暑假期间，酷热的天气会把更多的孩子吸引到清凉的河边、湖边，溺水死亡是学生暑期安全的头号大敌。家长要做好孩子暑期安全教育，防止孩子去危险的地方游泳，同时，也要教给孩子溺水急救的常识。

❶保持镇定。落水后不要慌乱，一定要控制自己，保持清醒的头脑。心一乱就不知道怎么办了，在水中胡乱踢蹬也会使身体下沉。

❷放松仰泳。全身放松，就像仰泳者一样，将鼻子露出水面呼吸，千万不要紧张，万一身体向下沉可以适当上下摆动腿脚，就能保持面部露出水面。

❸深吸浅呼。吸气要深，呼气要浅。做不到时要努力做。

❹缓解“抽筋”。若肌肉痉挛（“抽筋”），用手握住痉挛肢体的远端，做反复屈伸运动。

❺保存体力。会游泳者在落水自救的过程中，应注意防止“抽筋”，并保存体力。

一般情况下，抽筋持续的时间不超过5分钟。知道了“抽筋”的主要原因，我们在游泳时便可注意预防抽筋：

❶下水前先在岸边做简单的运动，活动一下头、颈、肩、腿、脚趾，让全身热起来。

❷不要过于疲劳，保证充足的睡眠。

❸下水前在身上泼点水，适应和感受水温，以免一下子下水身体不适应。

❹做好心理准备，放松情绪，初学游泳者不到深水区、池塘或河流下游处游泳。

❺游泳姿势很重要，最好能请游泳教练系统地教授，没有条件的，可以多看看别人的姿势。

❻吃过饭一小时后再下水游泳比较合适。

落水儿童上岸后的抢救措施

由于孩子溺水并可能造成死亡的时间很短，所以应以最快的速度将其从水里救上岸。

在水中救助落水儿童，应该从孩子的背后游过去，托起孩子的头部，使其面部浮出水面呼吸。如果孩子已经不挣扎，可以抓住孩子胸前的衣服，使其面部露出水面，拉着他游上岸。

孩子被救上岸后，使孩子头朝下，立刻撬开其牙齿，用手指清除口腔和鼻腔内杂物，再用手掌迅速、连续击打其肩后背部，让其呼吸道畅通。

清理溺水儿童的呼吸道非常重要，具体做法如下：

❶抢救者单腿跪地，另一腿屈起，将溺水儿童俯卧置于屈起的大腿上，使其头足下垂。然后颤动大腿或压迫其背部，使其呼吸道内积水倾出。

❷将溺水儿童俯卧置于抢救者肩部，使其头足下垂，抢救者做跑动姿态就可倾出其呼吸道内积水。清理积水的同时，先要用手清除溺水儿童的咽部和鼻腔里的泥沙及污物，以保持呼吸道畅通。注意倾水的时间不宜过长，以免延误心肺复苏。

水吐出后要马上进行人工呼吸，对呼吸及心跳微弱或心跳刚刚停止的溺水者，要迅速进行口对口（鼻）式的人工呼吸，同时做胸外心脏按压，分秒必争，千万不可只顾倾水而延误心脏复苏，尤其是开始数分钟。抢救工作最好能有两个人来进行，这样人工呼吸和胸外按摩才能同时进行。如果只有一个人的话，两项工作就要轮流进行，即每人工呼吸一次就要胸外按摩 3 ~ 5 次，并应尽快与医疗急救机构联系。

事故现场如果具备较好的医疗条件，可对溺水儿童注射强心药物及吸氧。

经现场初步抢救，若溺水儿童呼吸、心跳已经逐渐恢复正常，可让其静卧。仍未脱离危险的溺水儿童，应尽快送往医院，继续进行复苏处理及预防性治疗。

如何正确施救溺水儿童

岸上求助法

不会游泳者或没有救助经验者不要贸然下水救人，因为溺水儿童一旦碰到有人来施救，便会本能地紧紧抱住救助者不放，这对救助者会造成很大的威胁，甚至危及生命。救助者应大声呼叫请求支援，然后用长木棍或长绳等物将溺水儿童拉回岸边。

水中救助法

下水救助溺水儿童时，要从溺水儿童的后方游过去。从后方用手肘托住溺水儿童的头部或挽住其胸部，使其面部露出水面，然后将其拖上岸。

被溺水儿童紧紧抱住后的解脱法

❶对面抱头解脱法：当救助者被溺水儿童迎面抱住头时，可一手抓住溺水儿童的手腕，另一手将溺水儿童的手臂使劲儿往上推，身体同时下沉。在解脱的过程中，拧住溺水儿童的手臂，将其背部朝向自己，然后一手抱紧溺水儿童带向岸边。

❷对面抱腰解脱法：当溺水儿童对救助者抱腰不放时，救助者可用一手掌使劲儿上推溺水儿童鼻尖，使其疼痛而松开双手。趁对方松手之际，另一手压制其肩膀，将溺水儿童背部转向自己，然后抱紧，并带向岸边。

❸背后抱腰解脱法：救助者可用一手抓住溺水儿童一个手指头，使劲儿向外压，使其疼痛而松手；再将其手扭转，使其背部朝向自己，然后抱紧带向岸边。

第50课

游乐场安全

焦点案例

2008年9月27日，4名小学生在广州番禺某游乐场玩“空中飞人”时，不料系住飞船的钢丝绳索突然断裂，3名学生摔伤，学生阿祥（化名）经抢救无效死亡。

据跟阿祥坐同一“飞船”的同学阿杰（化名）称，当时有4个同学在一起，怎么都没想到在飞的过程中，系住“飞船”的钢丝绳索突然就断了。4人中有3人受伤了，阿祥流了很多血。3名受伤的学生都被送院治疗。不幸的是，阿祥由于伤势过重，经抢救无效死亡。

近些年来，儿童游乐业发展迅猛，大大小小的游乐场遍布各地，游乐设施种类很多，有水上游乐设施、观览车类、过山车、碰碰车类、滑行车类、陀螺类、飞行塔类、转马类、赛车类等。游乐项目具有新鲜感、惊险性和刺激性，往往具有快速、翻滚、高空旋转等特征，容易使游客头晕目眩、胆战心惊，有些游乐项目具有一定的冒险性。因此必须高度重视游乐场所的安全，特别是小学生，他们并没有太强的安全意识，对于各式各样的游乐设施充满了好奇感，有着强烈的体验意愿，那么安全问题更是不容忽视。

选择正规的游乐场所

面对着各种各样、形形色色的游乐设施，在玩耍的过程中，如何才能保证孩子们的安全呢?

选择正规的、有保障的游乐场所就成了首当其冲的问题。按《特种设备安全监察条例》规定，游乐设施都必须定期检验合格才能使用。游乐项目必须经过批准，并正式公布“游乐须知”“游乐规程”等，在入口处设置警示牌。对于未成年人来说，也就是说其监护人或者组织者一定要选择配有安全保险装置，并提供人身意外保险的游乐项目。

这里谈几种孩子们经常玩的游乐设施在安全方面的简单判断：

蹦床

曾有媒体报道，武汉某10岁男孩在玩了3次蹦床后，松开腰带的一刻，竟意外地摔倒在地，最终诊断胸髓严重损伤，双腿失去知觉。据儿童外科专家诊断，这种损伤属于“挥鞭性损伤”，类似于高处坠落伤，因为上下震荡，脊柱负荷过大，的确存在危险。

对于蹦床，保护孩子的关键在于缓冲，也就是蹦床的网布。家长对此的初步判断就是用手去反复按压一下蹦床的网布，不能感觉太硬。还有蹦极时给孩子用的弹力绳，更是保护孩子安全的，一定要仔细检查。

生产蹦床的相关厂家表示，制作蹦床的橡胶丝使用久了都会磨损，正常情况下只能拉伸十万次，按规定半年左右就要更换。

蹦床一般都是暴晒在室外的，在不确定网布和弹力绳是否合格的情况下，家长还是不要图一时之快就让孩子去玩，出于对孩子的安全考虑，这种忍耐是理性的，而且是非常有必要的。

充气城堡

2016年春，在前后不足两个月的时间，河南省就连发3起儿童充气城堡——气垫蹦床被大风刮走，正在上面玩耍的孩子们随着气垫被一起卷走，造成近50名孩子不同程度受伤，1名儿童死亡。

罪魁祸首是儿童充气城堡没有固定好！在遇到大风的情况下很容易被吹翻，甚至被刮走，所以固定是非常重要的。

充气城堡通常都设在室外，具有环保、柔软等特点，看起来就很有趣，通常使用卡通动漫人物的造型，正因为这可爱、独特的造型而深受小朋友的喜爱。在小朋友玩小型气垫床之前，父母一定要检查地上的“地钉”是否固定，这不仅仅关乎安全，甚至是人命关天的重要之举。很多的小型充气城堡仅靠几个沙袋和安全绳固定，遇到稍大一点的风便摇摇欲坠，在里面攀爬玩耍的孩子们遇到突发情况，并不能做到冷静处理，摔下是难免的，甚至发生碰撞、踩踏。

防风，是充气式游乐设施的最大安全问题。其实，在我们调查中，如果风力超过3级，充气城堡就有较大被风吹走的危险，不建议继续户外经营。

实验结果表明，无论是无固定还是有简单的配重压载，在风力达到五六级时，充气城堡都会被吹走并发生翻转。

除了固定引发的安全问题，还有孩子们在里面爬来爬去，日常的消毒问题也令人堪忧。

另外，充气城堡都是由一些塑料做的，一旦遇明火，很容易一下就会着起来，几乎都没有什么灭火设备，很让人担心。

家长在带孩子去玩充气城堡时，谨记“四不玩”：一是未加固定的充气城堡不玩；二是四级以上的大风天不玩；三是人太拥挤的充气城堡不玩；四是气压不足的充气城堡最好不玩。

参加游乐项目的注意事项

在游乐场活动时，需要注意以下几点：

❶孩子们最好有父母或者监管人带领，一定要遵守游乐场的安全规定；

❷在参加每一项活动时，都要严格按照规定采取保险措施，比如锁好防护栏、系好安全带、不要打闹或者做出一些危险的举动，对缺少安全装置的设备，严禁使用；

❸作为监护人，在进入室内游乐场前要认真阅读游戏说明，根据儿童的年龄、身高等要求去选择，不要让儿童去玩不适合其身高、体质的游乐项目；

❹如果游乐设施上发现有容易卡住孩子手指、胳膊、腿部等的缝隙，孩子在玩的过程中，监护人要特别留意，随时进行保护；

❺在玩充气类设施时，尽可能不让孩子带一些金属或坚硬的东西在身边，以免划破气垫城堡游乐设备或伤到自己和他人；

❻孩子在玩耍的过程中，监护人尽量全程陪伴，尤其是五六岁的低龄儿童，不能让孩子脱离自己的视线，更不要只顾着自己玩手机，而要随时在旁边对孩子进行保护，虽然辛苦一些，但是安心；

❼游乐设施在运行中，如果发现孩子发生晕眩等身体不适情况时，应立刻与管理人员联系，取得帮助；

❽如果碰到突发停电导致设备悬空或不能离开设备时，告诉孩子一定不要乱动，要耐心等待管理人员处理和救援；

❾告诫孩子，在游乐设施运行过程中，千万不要解除安全防护装置或跳离设备，待游乐结束设备停稳后，再解除防护，离开设备；

❿孩子在患病或身体不适的情况下，尽量不要勉强参加一些游乐项目。

第51课

郊游活动注意事项

现在小学生的课余生活越来越丰富了。一方面，学校会组织一些活动；另一方面，家长也会带孩子参加一些户外活动，如登山、滑雪、滑冰、郊游、野炊等。这些郊游活动对孩子来说，是大有好处的，可以提高孩子的身体素质，锻炼孩子的意志，加强孩子的团队意识，但同时也不可忽视户外活动中的安全问题。

郊游前做好充分的准备工作

小学生在参加郊游活动时，很多地方都是远离城市，甚至比较偏远，在出发前一定要做好充分的准备工作。

❶小学生郊游一定要有成年人的组织和家长的带领，尽量要集体行动。

❷要提前准备好充足的方便食物和饮用水，尤其是在夏季，因为在活动中会出不少的汗，要及时补充足够的水分，以免发生虚脱和中暑。

❸要事先规划好活动的路线和地点。

❹需要随身携带急救药品，如感冒药、中暑药品，还有应对外伤的云南白药、止血绷带等，以便在活动中发生扭伤、摔伤、碰伤时派上用场。

❺要穿轻便、防滑、大小适中的旅游鞋或者运动鞋，最好不要穿皮鞋，走

路多了脚容易磨出泡。

❻提前了解当地的环境和天气变化，备好衣服。

❼学校的郊游活动可以统一穿着校服，便于相互找寻，以防有人掉队。

❽最好随身携带手电筒，以备急用。

郊游活动中的注意事项

为了确保郊游活动中的安全，家长一定要在出发前告诉孩子注意事项，做好必要的安全措施。

❶首先在集体出行中，一定要遵守活动的纪律，听从组织者的统一指挥。家庭出游中，家长一定要看管好孩子，出游中的孩子大多是比较兴奋的，难以控制自己的行为，一定要教导孩子时刻跟在父母身边，切不可单独行动，以防发生意外。

❷提前规划好的出行路线最好不要临时改变，避免因为不熟悉相关环境而引发不必要的麻烦事，影响本该放松的心情，得不偿失。

❸在郊游活动中，不要随意采摘、食用不明的野菜、野果和野蘑菇，以防中毒。

❹如果是进山的话，早晚比较凉，要及时添加衣物，以防感冒。

❺拍照时要注意安全，一定不要单独去瀑布边、地形危险的岩石边照相，以防发生意外。

❻不能攀爬围栏、树木，玩游戏要量力而行。

❼不要到水边玩耍，严禁下水游玩，预防溺水事故发生。

❽看表演要守纪律，观看动物时不逗玩动物，不靠近猛兽。

第52课

野外迷路自救措施

孩子们总有一天会走出家庭，走出学校，走进大自然中，他们可能会跟着大人，也可能会和同学朋友结伴而行，只要有这种可能，我们就应该教给他们在大自然中的生存技能。

迷失方向时怎么办，是坐等救援，还是寻找走出去的路？如果要自救，如何进行正确的自救呢？这些都是儿童野外生存的基本技能，这些技能必须要学会。

学会在大自然中辨别方向

野外活动第一个技能就是学会辨别方向。如果迷路了，千万不能心慌着急，在没有地形图和指南针等器材的情况下，要学会利用自然界的一些特征判定方向，只要你冷静观察一下周围的景物，就会从大自然中找到许多识别方向的标志。

利用太阳

如果迷路时是早晨或傍晚，就可以按“日出东方，日落西方”的方法辨别方向。

利用树木

树皮一般为南面的较光滑，北面的较粗糙，有的树在其北面树皮上有许多裂纹及疙瘩，这种现象在白桦树上表现很明显；松柏类及杉树在树干上流出的胶脂南面的较北面多，且易结成较大的块；秋季里许多果树朝南的果实结得较多，尤其以苹果、红枣、柿子、柑橘等为明显，果实在成熟时也是朝南的先变色；长在石头上的青苔喜阴湿，以北面为多旺。

利用蚁洞

你可以根据蚂蚁洞穴来识别方向，蚂蚁的洞穴多在大树的南面，而且洞口朝南。

利用岩石

在岩石众多的地方，你也可以找一块较醒目的岩石来观察，岩石上布满苍苔的一面是北侧，干燥光秃的一面则是南侧。

利用星辰

北斗七星是大熊星座中七颗明亮的星，形状有如勺子，因容易辨认，故作为辨别其他星的用途。当处身北半球，只要找到北斗七星，就可找到北极星，因北极星长期像固定位于天北极的位置，故用作辨认北方的指标。寻找北极星的方法是，先寻找北斗七星，从北斗七星的斗口（即天枢和天璇）方向向上延长5倍就可以找到北极星。其实若在晚上花几小时看北斗七星，你会发现它是不断慢慢围绕正北方转的，唯有北极星一点也不动。我们只要认清北极星，那就是北方的方向了。

利用积雪

如果是在冬天，由于日照的原因，积雪难以融化的部位总是朝向北面的。积雪融化的快慢与地表的温度高低有关。受光的一面背风，太阳照射时间长，温度高，积雪融化得快；背阴一面，太阳晒不着，温度低，积雪融化得慢。沟渠、堤、坡、冈都是有背阴向阳之分的。所以，根据冬天沟坡积雪的多少，能判别是北是南的方向。

利用手表

你还可以利用手表来辨识方向：你所处的时间除以2，再把所得的商数对准太阳，表盘上12所指的方向就是北方。比如上午8点，除以2商数为4，将表盘上的4对准太阳，12所指的方向就是北方了；如果是下午，应按规定24小时计时法计算；下午2点，即是14点，除以2商数是7，将表盘上的7对准太阳，12所指的方向就是北方。

野外迷路的自救措施

通常，人们迷路是因为不能将自己所处的位置同一些确知的因素，包括自然的或其他的联系在一起并用作向导。同时，还因为缺乏观察力和较系统地离开与返回预定基地（如小径、道路、河流、高压线、溪水或湖泊等）的野游知识。出游时只是把一个特殊点（如帐篷、猎人小屋、小船、汽车等）记在心上，这些往往是造成人们有时会迷路的原因。

大自然不会因为你是孩子而优待你，当孩子（无论是一个人，还是结伴同行）身处野外，求救信号又发不出去时，应该运用自己所学过的知识进行自救。

下面的内容就来说说在不同的环境中迷失方向该如何处置。

山地迷失自救

在山地间迷失方向时，如发现小路、凌空架设的电线、凉亭或有人用过的窝棚、遗弃物等，就应当朝它走去，这样容易遇见人或走出迷区。如果发现有开垦过的土地或火烧过的痕迹，表明离有人居住的地方不远了。如果没有任何识别标志，可先爬上附近的山脊登高望远，视野开阔的山脊易于观察和发现溪流、湖泊、民居等情况，也容易确定所在位置。如果没有发现可借助的标志，通常应朝地势低的方向走，这样容易找到水源，顺河而行，一般能找到居民点，因为道路、居民点通常是靠近水边而筑的。

森林迷失自救

森林是最容易迷失方向的地方，因为遮天蔽日的树冠使你无法利用日月星辰判定方向，茂密的树木挡住了你四周的视线，样子差不多的树干使你难以用来作识别标志。

在森林中穿行，最忌乱钻乱闯，因为一旦乱了阵脚，就无法确定自己所处的位置，即使有地图也极难对照。在森林中迷失方向时，可选择一棵从四周容易看到的树，用刀或锋利的石块把树干周围的皮刮掉作为标记，再根据自己的记忆往回走。往回走时，最好砍些树枝或在树上砍些痕迹作标记，以免走太远时难以返回。如果找不到原来的出发点，可折回标记处换一个方向重新试行，直到找到原来的地点。

沙漠迷失自救

在茫茫的沙漠中行走，视野空旷，景色单一，没有道路，如果没有定向标志，一般很难沿着直线前进，是非常容易迷失方向的。在沙漠中迷失方向时，除利用日月星辰辨别方向外，也可利用长时间吹向一个方向的风和朝一个方向飘动的云来确定方向，迎着风、云行走或与其保持一定的角度行进，可在一定时间内循着直线前进。

风雨中迷路自救

如有维生袋（能容纳整个人的防水塑料袋），或其他维生装备，可留在原地等待雨过天晴，如没有维生袋装备，又不可能有人来救自己，应该迅速离开。要注意躲开危险地带。溪涧流向显示下山的路线，但不要贴近溪涧而行，因为山上流水侵蚀河道的力量很强，河岸都非常陡峭。所以，应该循水声沿溪流下山。下山时要留意有没有农舍或其他可避风雨的地方，小径附近通常都可找到藏身之所。

黑夜中迷路自救

如有月光，可看到四周环境，应该设法走向公路或农舍。如果身处漆黑的山中，看不清四周环境，不要继续行走，应该找个藏身之处，例如墙垣或岩石背风的一面。带有维生袋，应该钻进里面。几个人挤成一团也能保温。

雪地迷路自救

雪反射的白光与天空的颜色一样时，地形变得模糊不清；地平线、高度、深度和阴影完全隐去。登山运动员和探险家称这种现象为“乳白天空”。此时，最好停下来，等待乳白天空消失。如等待时有暴风雨来临，应挖空雪堆做个坑，或扩大树根部分的雪坑，然后躲进去。如必须继续前进，可利用地图和指南针寻找方向。一边走一边向前扔雪球，留意雪球落在什么地方和怎样滚动，以探测斜坡的斜向。如果雪球一去无踪，前面就可能是悬崖。

雾中迷路自救

拿出地图，并转至与指南针同向，然后决定向哪个方向走。循指南针所指，朝自己要走的方向望去，选定一个容易辨认的目标，如岩石、乔木、蕨叶等。向目标走过去，再循指南针寻找前面的另一个目标。连续使用这个方法，直至脱离雾霭。如果没有地图或指南针，应该留在原地，等待雾霭消散。

第53课

宠物咬伤的预防和急救措施

焦点案例

2014年10月29日清晨，安徽固镇县仲兴乡两名就读于刘圩村五年级的小学生在上学途中，遭到3条大狗袭击，引发一起惨剧，一名学生被活活咬死，一名被咬伤。事后，赶来的民警将3条大狗全部击毙。

当天下午5时左右，狗主人田某迫于压力投案自首，并承认3条大狗系他所养。经过审理，对这3条狗负有监管责任的田某因涉嫌过失以危险方法危害公共安全罪被刑事拘留。

宠物狗、猫伤人事件逐年增多，近年来，无论是城市还是农村，养狗养猫的人越来越多，12岁以下的孩子是最容易被狗咬伤的群体。对于孩子来说，活泼好动，自卫能力又差，在被动物攻击时容易造成多部位的严重损伤，尤其是头面部，这种严重的咬伤，发病潜伏期很短，即使及时注射了狂犬疫苗和狂犬免疫球蛋白，有时也难以奏效。那么做好预防工作就显得尤为重要了。

如何预防猫狗抓咬

不光是大型犬会攻击小学生，就算是体型小巧、安静友好的宠物狗和温顺的猫，在被激怒的情况下也是有可能攻击人的，哪怕是自己家的或者是亲戚家养的小动物也不例外。同时，家长也要教会孩子如何保护好自己，且家长的监护不可少。

❶对于大型的凶猛犬类，一定要远离，以免被攻击。

❷对于宠物类，不要发生拉扯它的耳朵、身上的毛或尾巴等不友好的行为，也不要对宠物进行挑逗，更不要骑在狗身上，以防惹怒它而攻击自己。

❸不要接近陌生的狗，即使它看起来非常友好。

❹在狗吃东西或睡觉时也不要去打扰。

❺不要让孩子从狗面前跑过，因为狗可能会追逐奔跑的孩子。在被狗追逐时，不要慌乱地跑，可以站着不动，要不然更容易成为狗的攻击目标。

❻如果孩子被狗撞倒，请立刻把身体蜷缩成球形，要注意保护眼睛、脸、胳膊和拳头。

❼如果孩子一定要抚摸狗，之前必须经过狗主人的许可，并且狗主人必须在场。可以先让狗闻闻孩子，抚摸动作一定要轻柔，并且避免盯着狗的眼睛看。同时，让孩子远离狗的脸部或尾巴。

❽不要对着狗吼叫，更不要和狗玩攻击性的游戏。

对于和猫的相处也是如此。毕竟动物也有保护自己的本能，不要让它们感觉不舒服、害怕和被威胁。

被猫狗抓伤咬伤后的紧急处理及急救措施

猫抓狗咬一定要重视，它会引起狂犬病，这是一种致死率极高的传染病，且没有有效的治疗办法。并非只有有狂犬病的狗才会传染狂犬病，有15%～30%的狗为健康带病毒者，即使本身不发病也可传播狂犬病，甚至注射过疫苗的狗仍不保险，所以应以预防为主。

据2011年统计数据显示，中国每年狂犬病疫苗使用量为1200万至1500万次，按照“五针法”（狂犬疫苗需要全程注射5次）推算，每年被咬后注射疫苗人数至少为300万人，更别提很多人被咬后不引起重视，根本不就医预防或治疗。猫抓狗咬并非只是中国面临的疫病威胁，在美国，2016年5月第三期的《预防狗咬周报》数据显示，美国每年大约80万人被狗咬，其中超过一半为儿童。

如被猫抓破，狗咬伤，包括被猴抓破，需采取以下急救措施：

❶用20%消毒肥皂水（用开水冲泡剪碎的肥皂，待水变温后即可）冲洗伤口数分钟，也可用3%双氧水、0.1%新洁尔灭或生理盐水冲洗，如条件不具备也可用清水冲洗，深部伤口要用消毒棉签等做深入清洗，然后可外涂2%碘酒或络合碘。一般可暴露伤口3天，伤势严重或有大出血者迅速送医院救治。

❷注射狂犬病疫苗，各区县防疫站有狂犬疫苗。当天注射第1针，在第3、7、14、30天分别再注射1针，全过程共5针。如头面部、手指及3处以上咬伤者，应同时注射抗狂犬病血清。

❸需同时注射破伤风抗毒素（TAT）。

❹注意伤口不能包扎和缝合，注射狂犬疫苗期间，为了保证免疫效果，减少不良反应，尽量避免饮浓茶、喝咖啡、喝酒、吃辣椒和剧烈运动。

第54课

被蛇咬伤的急救措施

焦点案例

2016年7月的一天，家住在江津区油溪镇丹凤村9岁的磊磊在自家砖瓦房附近玩耍。过了一会儿，孩子就哭着跑回来了，经过询问得知，孩子被蛇咬了，黄色的三角形脑袋的蛇，因为之前孩子见过，所以一下就描述出来了。孩子的妈妈片刻不敢耽误，直接用嘴去吮吸伤口，想把毒血吸出来吐掉，吸完了血，妈妈又拿出家里擦风湿骨痛的药酒抹在儿子手腕上消毒，并不停拍打儿子手腕排毒。这时，已经方寸大乱的妈妈竟然又想到要把伤口割开，才能把毒血排尽。情急之下，她拿起家里的菜刀朝儿子受伤部位割去。但谁知菜刀太过锋利，手臂竟被割开一个大伤口，流血不止。后来把孩子送到医院才暂时脱离了危险。医生表示，这位妈妈的处置方法十分有误，刀伤使磊磊右手腕上端伤口深约1厘米，皮下的大血管已经断裂。在接诊后，医院立即采取了近心端结扎止血、抗感染处理和紧急手术，幸亏处理及时，磊磊才脱离危险。

俗话说：一朝被蛇咬，十年怕井绳。看来，被蛇咬是非常可怕的经历，尤其是被毒蛇咬伤。因此，在有蛇出没的地区，学会被毒蛇咬伤后如何急救是非常必要的。

外出时如何提防被蛇咬伤

人被蛇咬是夏季比较常见的事，毒蛇咬伤则引起中毒，甚至造成死亡。因此，要预防毒蛇咬伤，必须掌握其特点，采取措施，加强个人防护，是可以避免的。

❶去杂草丛生处要穿封闭性好的长袖衣、裤，高帮鞋，必要时打绑腿。在深山浅坑边洗手洗脚时要先看好周围有无蛇的出现。夜间不要穿拖鞋或光脚出门，防止路上有蛇会咬脚。

❷穿越丛林时，头上要戴安全帽或草帽。栖息在树上的毒蛇，如竹叶青，颜色与树叶相同，难以分清。因而穿越树林时需戴上帽子，以防头部被咬，如无帽子可临时用布或衣服制作一顶。

❸经过草地时，可以打草惊蛇。由于大多数毒蛇不主动攻击人，而且对地面的震动特别敏感，可用手杖、树枝敲打地面探路，将蛇赶走。不要相信肉眼分辨，因为，毒蛇往往有保护色，特别是沙漠毒蛇和森林毒蛇。在你眼前你也不能发现，只能通过敲打地面吓跑它。如果要坐下来休息，也需要先用木棍将周围草丛打几下，赶走里面的蛇。

❹注意倒了的大树。林中行走时，对横在路上可以一步跨越的树干不要一步跨过，应先站上树干，看清楚再走，因为蛇爱躲在倒了的树下休息，一步跨过很可能踩上蛇身被咬。

❺遇见毒蛇想办法抛东西引开它。如果与毒蛇不期而遇，保持镇定安静，不要突然移动，不要向其发起攻击，许多情况下，毒蛇只想着如何逃命。

碰到蛇的主动攻击，不要慌张，稳妥的办法是轻轻地拿出东西向一边抛去，或用其他办法在旁边发出动作震动，引诱蛇向一边扑去，这时，才可以逃走或设法打死它。

❻夜间在森林中行走或活动要携带必要的照明工具和急救药品。使用手电，尽量不用火把，有颊窝的毒蛇，能感应到火把的红外线，会误以为是猎物，进行攻击。

❼严禁捕捉毒蛇玩耍。不要挑逗或提起蛇类或者将它们逼入困境，一些蛇类在走投无路或保卫自己的巢穴时攻击性大增。有人曾将蛇装进矿泉水瓶子里逗玩，结果被咬。

❽在户外使用床单、衣服、包裹前要小心查看一遍，蛇类很可能就躲在里面。

❾在户外住宿时，要在宿地周围适当撒一些石灰粉，以防毒蛇侵入，睡前检查床铺，床下，压好蚊帐，早晨起来检查鞋子。外出时关好营房门，因为夏季室外温度高，蛇是冷血动物，不能调节体温，往往会在早上或夜间爬到比较阴凉的房间内。

被蛇咬伤后的急救措施

在户外被蛇咬伤后，先要分清是有毒蛇还是无毒蛇咬伤，毒蛇咬伤通常见1～3个比较大而深的牙痕。无毒蛇咬伤常见四排细小牙痕。但一些情况下伤口可能模糊不清。

如果分不清楚到底是有毒还是无毒蛇咬伤，那就按毒蛇咬伤处理。

❶不要惊慌失措，奔跑走动，伤者应该立即坐下或躺下，自行或呼唤别人来帮助救治。

❷伤口部位尽可能放低，并保持局部的相对固定，以减慢蛇毒的吸收。同时应立即去附近医院治疗。

❸早期绑扎伤肢。迅速用可以找到的鞋带、裤带之类的绳子绑扎伤口的近心端，如果手指被咬伤可绑扎指根；手掌或前臂被咬伤可绑扎肘关节上；脚趾被咬伤可绑扎趾根部；足部或小腿被咬伤可绑扎膝关节下；大腿被咬伤可绑扎大腿根部。绑扎的目的仅在于阻断毒液经静脉和淋巴回流入心，而不妨碍动脉血的供应，与止血的目的不同。故绑扎无须过紧，它的松紧度掌握在能够使被绑扎的下部肢体动脉搏动稍微减弱为宜。绑扎后每隔30分钟左右松解一次，每次1～2分钟，以免影响血液循环造成组织坏死。

❹用水冲洗伤口。清水、冷开水或肥皂水冲洗伤口及周围皮肤，再用生理盐水、0.1%高锰酸钾或净水反复冲洗伤口。

❺排毒。咬伤在24小时以内者，经过冲洗处理后，用消过毒的小刀以牙痕为中心切开伤口呈“十”或“卄”形，这样可使毒液流出，亦可用吸奶器或拔火罐吸吮毒液。但刀口不宜过深，以免损伤血管。不断挤压伤口20分钟。被蝰蛇、五步蛇咬伤，一般不作刀刺排毒，因为它们含有出血毒素，会造成出血不止。若有蛇牙残留宜立即取出。切开或吸吮应及早进行，否则效果不明显。

第55课

毒虫蜇咬的急救措施

让孩子去亲近大自然是一件很美好的事情，不管是从孩子的身体健康还是身心健康来说，都是有益的。可是，不小心被毒虫蜇咬到，那将会带来不同程度的伤害，严重的甚至会危及生命。那么，了解被毒虫咬伤的一些急救措施就显得特别重要了。

常见的毒虫咬伤的症状及预防措施

其实生活中最常见的毒虫就是蚊子了，几乎每个人都遭受过蚊子的叮咬，小孩子更是蚊子青睐的对象。蚊子肆虐后留下的伤口红肿、痒、痛，十分难受。尤其是在夏季，蚊子十分猖獗。蚊子在叮咬时会分泌一种酸，过敏性体质者甚至会引起过敏反应，苦不堪言。

还有如下一些毒虫也是比较常见的：

蜱虫：蜱虫一般吸附在身体的某部位，因叮咬皮肤时没有疼痛感，所以被叮咬者往往觉察不到。每年4～10月都是蜱虫的活跃期，咬人现象时常发生，蜱虫叮咬人后，大多起病急而重，主要症状为发热伴全身不适，头痛乏力，肌肉酸痛，恶心，呕吐，厌食，精神萎靡等，有的高烧不退，深度昏迷抽搐，引发脑炎，严重者可导致呼吸衰竭而死亡。

蠓虫：为海边的一种毒虫，叮人非常厉害，常叮咬胳膊、腿等暴露部位，症状就是会出现红斑丘疹，特征是剧痒，常规的治疗效果不太理想。

蜈蚣和蝎子：被蜈蚣咬伤一般会出现红肿剧痛现象。端午节前后是蝎子交配繁殖的季节，这个时期的蝎子无论是毒性，还是攻击性都很强，大家需要注意。人工养殖的蝎子需要定期提取蝎毒，因此一般来说身上携带的毒性并不大。而生活在山地的野生蝎子，毒性较大，一旦被它蜇伤，轻则出现肿胀疼痛症状，重则会有剧烈的中毒反应，处理不当甚至会危及性命。

马蜂：马蜂蜇人后可致使伤者出现过敏反应以及毒性反应，严重者可导致死亡。

隐翅虫：隐翅虫并没有那么可怕。将隐翅虫拍死后，它的体液会留在皮肤上，确实能引起隐翅虫皮炎，但叮咬后果没有那么严重。

蚂蟥：在野外游泳时可能会遇到蚂蟥叮咬。

毒蜘蛛：被咬后会引起局部肿痛或者头昏、呕吐、精神萎靡等。

家长带孩子野外旅行时，最好穿长衣长裤；家长可在前面手持木棍或手杖前后左右拨动草丛，将蛇赶走；夜间行走时最好携带照明工具，以免踩到蛇；选择宿营地时，要尽量避开一些毒虫经常出没的草丛、竹林、树丛等阴暗之地；随身携带解毒药品，以备急用。

不慎被毒虫蜇咬后的急救措施及注意事项

如果孩子不慎被毒虫蜇咬，家长切莫慌乱失措，有头痛、昏迷、发热、皮肤水疱、风疹等明显症状的应立即送去医院进行治疗。如果不能尽快到达医院，可以采取一些应对措施，家长也可以时常教孩子记住一些方法，说不定啥时候就派上用场了。

蚊子：最简单的方法就是在伤口处涂抹碱性的肥皂水；用盐水涂抹冲洗伤

口来软化红肿，缓解痒痛；涂搽清凉油、风油精或红花油也是有效的。

蜱虫：如果在野外尽量避免在草地上坐卧，可以提前涂抹驱蚊水。一旦发现身上有蜱虫，千万不要硬拽，因为蜱虫嘴上的倒刺可能深入体内。可以用酒精涂抹蜱虫，然后用镊子取出，切记不要用手触摸，如发生高烧等症状，应该尽快就医。被蜱虫咬伤后，可能会有一到两周的潜伏期，所以在这段时间里需要进一步观察治疗。

马蜂：不小心遭遇马蜂时，最好用衣物保护好自己的头颈，逆向逃跑或原地趴下，不要反击，否则会招来更多马蜂的攻击。如果被蜇伤，不要用脏手挤出毒液，以免伤口感染。可用冰的盐水或矿泉水冷敷伤口，然后及时就医。如果发现马蜂窝，不要轻易招惹它们，可以向消防部门求助。

蝎子：被蝎子蜇伤，一定要先用锋利的针将伤处刺透，挤压肿处，将毒汁与毒水尽量排挤干净，然后用碱水洗伤口，或涂上肥皂水、小苏打水或氨水。

蚂蟥：在野外游泳时，如果被蚂蟥咬住后不要惊慌地使劲儿拉，可用手掌或鞋底用力拍击，经过剧烈地拍打以后，蚂蟥的吸盘和颚片会自然放开。另外蚂蟥很怕盐，在它身上撒一些食盐或者滴几滴盐水，它就会立刻全身收缩而松开。

隐翅虫：遇上隐翅虫，用手指轻轻将它弹走或吹走就行了。如果不小心将隐翅虫拍死，可用肥皂水清洗虫体接触的皮肤，情况严重者要及时就医。

第56课

户外花粉过敏的预防及急救

花粉过敏又叫枯草热，表现为流鼻涕、打喷嚏、鼻眼痒以及咳嗽等症状。儿童在进行户外活动时，空气中飘散的花粉极易被吸入鼻孔及呼吸道内，有花粉过敏史的人吸入这些花粉后，会产生过敏反应，这就是花粉过敏症。

儿童花粉过敏时主要表现为鼻痒、打喷嚏、流涕、鼻子堵塞、呼吸不畅等，严重者表现为阵发性咳嗽、呼吸困难，有白色泡沫样黏液，但是过敏恢复之后与正常人并没有区别。还有一些儿童的过敏症状表现为眼睛发痒、眼睑肿胀，并常伴有水样或脓性黏液分泌物出现。

怎样判断花粉过敏

如果孩子在春天常有下述征兆出现，就可能患了花粉过敏症：

结膜炎——眼球结膜发痒、疼痛、经常流泪。

鼻炎——鼻黏膜发炎肿胀，鼻痒，鼻子堵塞，喷嚏不断，流清鼻涕。

皮疹——皮肤、耳朵、口腔上腭等处奇痒，皮肤上可出现风疹块，或出现像蚊虫叮咬过的小红点以及湿疹等。

支气管哮喘——胸中憋闷气喘，呼吸困难等。

过敏患者鼻子中流出的分泌物比较清稀，不似一般伤风患者鼻子中的分泌物黏稠。上午症状比晚上严重，干燥刮风的天气会加重，室内比室外感觉稍好。

过敏与遗传有密切关系，一些人一出生即是过敏体质。过敏体质的人若在暴饮暴食、体质下降、精神紧张等情况下接触了过敏原，就非常容易引发过敏。不少人认为过敏没什么可怕，其实不然，如果不重视防治，不但会诱发过敏性疾病，还会削弱免疫系统，导致体温升高，诱发心肌炎，还容易引起各种细菌或病毒感染。

提前用药可以预防花粉过敏

有过敏史的孩子，开花季节前就应加以重视，不能等到发病才开始治疗。现在很多抗过敏药物，不光有治疗作用，还有预防的功效。因此，在初春、夏末，花粉还未“肆虐”的时候，有既往病史孩子可以提前一到两周，就开始服用抗过敏药物。

目前，市面上的抗过敏药功效大都相差无几，以抗组胺药为主。如氯雷他定片，就是一种长效抗组胺药，用于缓解过敏性鼻炎症状，如打喷嚏、流涕、鼻腔烧灼感等，也可用于缓解其他各种过敏症状。

过敏性结膜炎是过敏性眼病中最常见的类型。植物花粉是引起该病的主要“元凶”。每当山花烂漫时，患者就会感到眼部瘙痒难耐、流泪、灼热感等。有过敏性结膜炎病史的孩子可提前两三个月用药治疗和预防。治疗过敏性结膜炎的眼药水，在过敏期间，患者要一直使用，且疗程有时需提前几个月。

五招应对花粉过敏

做好防护措施

如果孩子是花粉过敏症患者，出门前最好先了解“花粉指数”，“指数”

高的日子应尽量减少外出，更不要到树木花草多的公园或野外，尤其要避免在花粉数量最高的傍晚出门。在户外活动时，应戴上口罩、太阳镜等。

不要在室外长时间逗留

白天尽可能少待在室外，尤其是每天花粉指数高的时间，如晴天时的傍晚。要做户外活动及各种运动项目时，尽可能选在花粉指数最低的时候，如清晨，或是一场阵雨之后。

关紧门窗

遇干热或大风的天气，最好关闭门窗。开窗时应挂湿窗帘，以阻挡或减少花粉侵入，避免花粉过敏。

勿在室外晾衣

尽可能在屋内晾干衣服（用干衣机更好），不要在室外晾衣服，否则衣服、被单、床单等容易沾染花粉。

换衣服

如果孩子在花粉指数很高的时候外出，回来后记得换上干净的衣服。

另外，花粉过敏患者应特别注意饮食，由于花粉和食物过敏存在密切关系，所以患者可能对桃子、芹菜、苹果、草莓、哈密瓜等这些常见的水果蔬菜也会产生过敏。一些刺激性的食物会加重花粉过敏，甚至我们日常食用的鸡蛋、肉制品等高蛋白、高热量饮食，以及精加工的食物，也会加重花粉过敏症状，患者应尽量少吃。

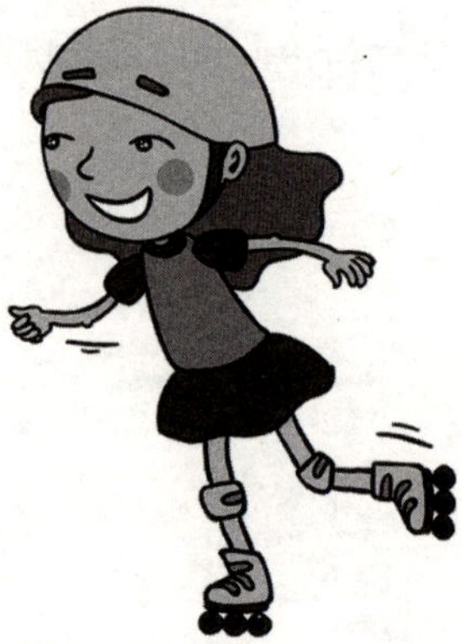

CHAPTER 8

校园安全篇

第57课

课间活动的安全问题

焦点案例

2014年2月27日上午，在金州县某小学上三年级的明明，课间休息时在学校车棚玩耍遭遇意外，被送到医院时，已经出现了严重的颅脑外伤的症状，头部有外伤，鼻子、耳朵都还在流血，手脚冰冷、瞳孔放大。经抢救无效，不幸死亡。第二天明明的父亲蒋先生从外地赶回金州，在金州县人民医院的太平间里，见了儿子最后一面。

据该校一名目击的学生说，发生意外的时间正好是课间休息的时候。他和明明还有班上的其他同学都在车棚里玩。车棚里放着两个钢制篮球架，还没有安装好，明明爬上去玩时脚没站稳，结果从篮球架子上摔了下来。

面对课间活动可能带来的安全隐患，除了学校加强教育与监管外，也需要家长平时对自己的孩子多加教育，提高安全意识。只有学校家庭互相配合形成合力教育，学生又能自觉遵守学校的安全规定，才能避免安全事故的发生。

课间“圈养”不利于孩子成长

2015年，媒体报道了沪上部分学校对学生课间活动采取的“圈养”行为，引起了众多议论。报道中说，下课休息时间，浦东新区某小学偌大的操场上却没有半个人影，学生只在教室门口玩耍着，而在一年级走廊外面更是安安静静。原来学校有个规定，学生下课后除了上厕所不能出教室，一年级课间不能活动。

学校出于安全管理考虑，把孩子的课间十分钟由室外自由活动变成室内“圈养”，学校这样“一刀切”的做法实在不妥，因为这有悖于教育规律，是不利于学生身心健康的。学校担负着教书育人的职责，而培养全面发展的孩子是一贯的教育方针。这种“圈养”只会让学生神经更加紧绷，那身心健康又该谈何保证？表面上是为学生好，实际是管理上的偷懒行为，是办学的懒政表现。

学校想用课间“圈养”的方式来保证小学生的安全，显然是消极的应对方法。这个完全可以通过其他方式做好预防措施来解决安全隐患，而不是用这种做法来限制孩子的课间活动自由。课间“圈养”使孩子前一节课的紧张情绪得不到释放，得不到调整，势必会影响到下节课孩子的听课效率，直接影响到孩子的学习状态。孩子整个的精气神都被禁锢起来了，长期下去的话会形成恶性循环，非常不利于孩子的身心健康，孩子也无法做到健康快乐地成长。

回荡着琅琅读书声的课堂，洋溢着欢声笑语的课间，这才是校园的常态。学校应该改变管理观念，提升软硬件建设水平，采取科学合理的管理措施，从根本上消除隐患，保证孩子的课间安全。

课间让学生的大脑可以休息，神经可以放松，注意力可以调整，筋骨能够活动。这其实是很宝贵的课间休息时间，打打乒乓球、做会儿游戏都是有趣的活动，也是一种积极的休息方式，能让学生在课堂上精力更加饱满，会提高下一节课的听讲效率，更有利于学生身心健康。

久坐也是不利于孩子的身体健康的，现在的生活条件越来越好了，孩子的营养也越来越丰富了，小学生的肥胖症也多了，利用课间活动，倡导学生去室外做一些适量的活动，如跳绳、踢毽子、丢沙包、跳皮筋、散步，或者做一些集体活动，还能稍微锻炼下身体，让校园里再少几个“小胖子”。

课间十分钟虽然很短暂，但却很重要，可以促进小学生之间、学生和老师之间的交流和沟通，增进孩子们之间的友谊，建立良好的师生关系。

课间活动应该注意的安全事项

小学生在每天紧张的学习过程中，课间是唯一属于自己的自由，开展丰富多彩的课间活动是应该的，但一定要注意一些安全事项。

❶室外空气新鲜，课间活动应当尽量在室外，但不要远离教室，以免耽误下面的课程，若学校有修建工地，不要到危险区域内玩耍。

❷课间活动的强度要适当，不能做剧烈的活动，可以进行一些简便易行的活动，如做做操、跳跳绳等。

❸课间通过走廊和楼梯间时，不要拥挤、打闹，防止拥挤踩踏事故发生。

❹正确使用体育设施，在没有保护措施的情况下不要在秋千、双杠、滑梯等设施上做危险动作，避免摔伤。

❺课间去厕所时要文明排队，不要拥挤，防止地滑摔伤。

❻严禁趴在走廊的栏杆上，避免失足坠落，也不要向下扔东西。

❼不能把管制刀具带到学校，更不允许在课间玩小刀等，以免失手误伤别的同学。

❽在教室休息时，不要追逐、打闹、推拉，避免碰撞造成意外伤害事故。

❾不乱扔垃圾，讲卫生，注意安全。

❿课间如与同学发生矛盾，要及时反映给老师进行调解，避免造成学生之间的打架斗殴。

第58课

体育课的安全注意事项

焦点案例

2017年3月17日，哈尔滨平房区友协小学一年级一位叫彤彤的女孩子，在体育课后突然死亡。据彤彤的父亲介绍，彤彤健康状况良好，无先天疾病。3月17日10时许，彤彤给妈妈打电话，说自己头疼想要回家，于是姥姥去学校接。当姥姥到学校后，看到彤彤一个人蹲在教室的角落，并没有明显的外伤。彤彤说上体育课时磕到了后脑。姥姥立即带着彤彤到附近医院就诊。当天13时左右，彤彤父母赶到医院时，孩子已经意识不清。14时左右，孩子呼吸和心跳出现停止现象，靠呼吸机维持呼吸。16时，在医生的建议下，彤彤转往哈尔滨医科大学附属第二医院继续抢救。在救护车上，彤彤的鼻子和嘴角已经开始有血沫溢出，随后经过多次抢救。3月18日凌晨1时，彤彤的生命体征消失，医院宣布彤彤经抢救无效死亡，诊断结果为脑出血。

不管怎么调解，无论如何协议，都挽不回一个鲜活的生命了。也许学校再多关注一些孩子的校园安全，也许孩子在体育活动中再多加小心点，可能就能避免一个悲剧的发生。

国家在政策上对于体育锻炼的支持

体育活动本身具有一定危险性。例如，在足球、篮球课上，学生很容易因肢体接触碰撞而受伤，近年来屡屡发生的体育课伤害事故纠纷给学校、体育教师带来了沉重的负担，不仅让教师在教学工作中如履薄冰，也令学校在体育课程设置上顾虑重重。

在许多发达国家，中小学生每天都有体育课。日本青少年研究院对中、日、美三国初中生课外体育活动的调查表明，中国参加课外体育活动的初中生比例为8%，远低于日本65%、美国63%的水平，那小学生就更不用说了。

目前全国已普遍将体育纳入中考科目中，强化学校体育的最终目的，还是为了全面提高学生体质健康水平。健康中国，首先是健康学生。

体育课上的着装及其他要求

据报道，有一位女同学穿着系有长条飘带的衬衫上体育课，锻炼的项目是爬绳练习。这位女同学臂力很好，很快就爬到了顶端，然后她想快速滑下来。没想到，衣服上的飘带挂在了顶端粗粗的绳钩上。就在她顺势下滑的一瞬间，飘带死死地勒住了她的脖子。若不是体育老师眼疾手快，她会被飘带活活地吊死在训练器械上。

因为衣着而差点发生了意外，的确是要引起重视了。学生在上体育课时大多是全身性的运动，要运用到多种体育器械，如单双杠等，活动量也是比较大的，从安全的角度考虑，学生在上体育课时一定要有着装上的要求。

❶上体育课前，一定提前穿好运动服、运动鞋。或者把运动服、运动鞋带到学校，上课之前换好。衣服最好穿宽松透气、富有弹力的运动服，如果没有运动服，也要穿样式简单的宽松服装，女生不要穿裙子。

❷上课之前，认真检查自己的随身物品，如果佩戴了校徽、胸针、眼镜，或者上衣、裤子口袋里揣了钥匙、小刀等坚硬、尖锐的物品，应摘下或取出，放到书包收好。

❸不要佩戴各种金属的或玻璃的装饰物，不要戴手表。头上不要戴各种发卡。

❹患有近视眼的同学，如果不戴眼镜可以上体育课，就尽量不要戴眼镜。如果必须戴眼镜，做动作时一定要小心谨慎。做垫上运动时，必须摘下眼镜。

❺不要穿塑料底的鞋，尤其是高跟鞋，应当穿运动鞋或一般胶底布鞋。

上体育课应注意的安全事项

体育课是小学、中学乃至大学生的必修课之一。学生们大都非常喜欢上体育课，因为上体育课不仅锻炼了身体，也可以放松紧张学习后的心情。体育课上的训练内容多种多样，对学生的体能和技巧有一定的要求，所以在一定程度上存在不安全的因素。不过许多的安全事故和伤害是可以避免的，这就要求学生在上体育课时一定要提高安全意识，做到安全第一。

在平时的课堂教学和学生活动时，学校和体育教师在思想上要重视学生的体育活动安全教育，那么，上体育课时有哪些安全事项需要注意呢？

❶体育老师在上课前要检查好场地和需要的体育器械，上体育课时学生要听从体育老师的安排，严格按照老师的要求来进行各项体育活动，做好运动前的准备活动。

❷参加足球、篮球等项目的训练时，要学会保护自己，不要在争抢中伤

及别人，要自觉地遵守竞赛的规则。

❸在进行投掷训练时，如投掷标枪、铅球、铁饼等，一定要严格按照老师的口令进行，不能有丝毫的大意，因为这些器械沉重，有的还有尖利的金属头，稍不注意，就容易给自己或其他同学带来伤害，甚至危及生命。

❹在进行单杠、双杠、跳高、跳马、仰卧起坐等项目时，一定要准备好符合相应要求的保护垫，以免受伤；跳远时要严格按照老师的指导助跑、起跳。

❺在进行短跑项目时，要按照规定的跑道进行，不能串道，在进行终点冲刺时，一定要遵守规则，这才是安全的保障。因为身体的冲力很大，一旦相互绊倒，可能就要严重受伤。

❻体育课中要爱护体育器材，按要求使用器材。

❼如有同学身体不适，必须要向老师说明情况或请假。

第59课

关注校园暴力

焦点案例

2016年4月22日晚，有网友在网络平台上发布一段视频，其内容为湖南省道县数名女生掌掴另一名女生。视频引发了大量网友关注，并被转发。此后，湖南省道县政府成立联合调查组对此展开调查，对涉事者和相关学校作出了相应处理，参与打人者也分别在家长陪同下向受害者登门道歉。

调查结果显示：湖南省道县一民办学校辍学将近半年的15岁女孩马某，因生活琐事对车头中心小学六年级女生熊某心生怨恨。4月22日16时左右，马某纠集梅花镇中学学生何某、施某、夏某、刘某等4人，守候在车头中心小学门口附近，尾随放学回家的熊某并胁迫其到偏僻处，5人轮流对熊某掌掴。

根据调查取证情况，道县公安局梅花镇派出所依据相关法律法规，决定对已满16周岁不满18周岁的何某进行治安拘留（因其系初次违反治安管理，裁决不投监所）；对已满14周岁不满16周岁的马某、刘某进行治安拘留（裁决不投监所）；对不满13周岁的夏某、施某，责令其监护人严加管教。

看了案例，相信每个家长都无比地揪心，近年来频发的校园暴力事件，不仅成为影响未成年人身心健康的社会顽疾，也成了不少家长心中的一块“顽石”。

关于校园暴力的简单分析

目前校园暴力大致可分为三种情况：一是校外不法势力对在校学生实施暴力；二是学生间相互实施暴力；三是师生间实施暴力。目前比较常见的校园暴力多为学生间的校园欺凌。

近年来校园暴力还呈现低龄化、群体性、网络化特点，女生之间的暴力事件逐渐增多。但从思想意识的角度反思这类事件的多发，这其实是长期积淀的社会问题的外露。

在国内，校园欺凌一般要到非常严重，甚至已经触犯刑法的程度，才会受到社会关注。受害者会长期受到欺凌，并且目前我国法律中对于这种校园欺凌行为，并没有非常有效的干预措施。很多校园欺凌案件未引起刑事司法程序介入，是因为当事人均为未成年人。

校园欺凌主要表现是欺负弱小，令受害者在心灵及肉体上感到痛苦。通常都是重复发生，而不是单一的偶发事件。有时是一人欺负一人，有时是集体欺负一人。通常欺凌者不觉得自己不对，而受害者怕事，一般选择默默承受，不敢反抗和告发欺凌者。

学生对上学感到厌倦是欺凌弱小的先兆，学校应该开展丰富多彩的学生活动。一些专家还认为，教孩子如何积极参加社交活动而非仅仅做一个旁观者，是解决这个问题的另一个有效途径。而作为家长及老师，要在孩子的日常言行活动细节中关注孩子是否被欺凌及成为暴力的实施者，一旦发现，家长及老师应当做好孩子的辅导沟通，并采取必要的保护措施，防止出现更为严重的后果。

父母如何发现孩子遭受暴力

校园暴力事件是校园之殇，不仅给孩子造成恐惧，留下心理阴影，也造成孩子对他人及社会的仇视与抵触。如何让孩子远离校园暴力的伤害，成了很多父母心里深深思考和忧虑的问题。作为父母，对于未成年的孩子要注意孩子的日常生活变化，及时关注和发现暴力事件。

以下这些迹象可能提示孩子正遭受暴力事件：

身体伤痕

如果孩子身体表面无故出现各种人为伤痕，诸如瘀伤、抓伤及其他伤痕，那很可能是孩子受到了暴力侵害。比如孩子经常穿着长袖衣服，即便是热天也如此，可能是想遮掩伤痕。

丢失或损坏个人物品

如果发现孩子经常丢失一些个人物品，比如，鞋子、首饰、文具等，或者衣服、书包等，或物件总是有破损，那么家长就要留心了。

如厕习惯改变

孩子是不是非得等到回到家才上厕所？这也是受暴力侵害的一种征兆。学校的厕所由于位置特殊且不易受到监控，很容易成为校园暴力发生的场所。

自尊心受挫

如果孩子回到家经常带着伤心、沮丧的情绪，甚至哭鼻子，那么孩子很可能在学校受到了言语诽谤等精神方面的伤害。

自我伤害倾向

受到校园暴力侵害的孩子，很可能会出现自我伤害或自虐的倾向。对此家长要予以高度重视，及时带孩子到相关心理咨询专家处寻求帮助。

不愿上学

如果孩子非常不愿意上学，甚至出现逃学、装病请假等现象，那就要注意了，这可能是孩子在学校受人排挤、欺负。

睡眠问题

失眠、噩梦等问题也是孩子遭受暴力侵害的表现之一，如果睡眠问题还伴随着其他以上提到的现象，那么孩子受到暴力侵害的可能性会更大一些。

教会孩子避免受欺负的方法

发现孩子遭受校园暴力后，对于家长而言，首先要教育孩子学会避免遭受欺负，并做好孩子的心理疏导。

孩子被欺负，家长切忌只看一面

孩子年龄小，和小伙伴发生争吵甚至出手打人都很正常，家长无须过分担心，更不要将孩子之间的矛盾上升为家长之间或家长与对方孩子之间的“战争”。

提前演练应对方法防被欺

可以教孩子在遇到具有攻击性的大孩子时，选择迅速离开，避免受到二次攻击，尽快向周围成人寻求帮助。

光是选择离开是不够的，还可以教孩子在受到攻击时双手推开对方胳膊或者抓住对方的胳膊，同时双眼严厉瞪着对方，让对方感觉到自己的威严。

还要教孩子保护好自己的关键部位，比如头、脸等。可以教孩子练习两手握拳，两臂弯曲，横于面部，护住脸部的基本自我保护姿势。教会孩子在暴力事件中学会拖延时间和及时向周围呼救求助，面对暴力事件时，人身安全是第一位的，不能意气用事。

日常生活注意防范

注意教育孩子交友谨慎，穿戴用品低调，以免过于招摇得罪人；多结交好友，互相帮助。平时结伴上下学，减少单独出行，不走僻静小道，按时回家。

受欺负后要教育孩子勇敢面对

其实，很多调皮的孩子在刚开始欺负别人时，可能只是无意行为。但是，当他发现你不像其他孩子一样会强烈反抗，很好欺负后，他就会从这种欺负行为中得到满足，从而得寸进尺，有意欺负你。因此，要让孩子意识到，一味地忍让非但不能解决问题，反而会助长欺负者的气焰，给自己带来更多的伤害。

对于已经遭受校园暴力伤害的孩子，家长要对孩子进行心理疏导，并与学校一起协商解决方案，必要时进行心理治疗。

第60课

校园冷暴力不可不防

焦点案例

事件一：浙江省慈溪市某小学的3个男孩因为不遵守课堂纪律，遭到老师惩罚：脱下裤子，在学校操场上跑步，旁边还站着两个女生“监督”。目睹此事的网友拍下照片，发到网上。

事件二：河北威县常屯乡某小学为了提高高年级生源质量，保证学校在校区联考中取得好的名次，强制学校一年级部分学生留级复读。

事件三：西安一小学让调皮、成绩不好的学生戴绿领巾，老师要求上学、放学都不能解开，不然就在班上点名批评。老师称此举是为了激励学生上进。

事件四：内蒙古自治区包头市某中学实行差异化校服：红校服是优秀生的专利，普通学生穿的是蓝色或白色校服。红校服背面印有白色“优秀生”字样。

近年来，以歧视学生，造成学生心理、精神伤害等行为为主要特征的校园冷暴力事件层出不穷，引起舆论广泛关注。媒体就校园冷暴力对公众进行调查，结果发现，72%的受访者反对任何形式的教育冷暴力，希望早日将它们清除出校园；20.2%的受访者表示，对于有些不带侮辱性的冷暴力可以接受；只有3.6%的受访者认为用冷暴力的方式教育学生很正常，应该支持。

在议论与痛斥之余，面对犯错的孩子该怎么办？也许，这才是我们更应该关注的话题。

如何辨别孩子在校园遭受了冷暴力

5～12岁的孩子，大多还都很调皮捣蛋，自理能力还都不很强，容易出现情绪变化，在学校的一些行为，导致教师出现厌烦情绪而出现针对个别孩子的冷暴力。但校园出现冷暴力的最大原因还是由于个别老师素质不高，专业水平低，不懂孩子的心理，缺乏对孩子的管理、沟通和引导能力，凭自身喜恶行事，孤立及冷淡孩子。那么，作为家长，如何才能发现自己的孩子在学校遭受了冷暴力呢？

小学生遭受冷暴力的表现：

❶在一段时间里，老师有没有跟孩子说话？有没有提问孩子？

❷老师有没有疏远和冷落孩子，对学生总是爱理不理的。

❸孩子一旦做错事，老师就会不分青红皂白，立即劈头盖脸地数落或言语威胁孩子。

❹做游戏、搞活动或者外出旅游时，老师总是将孩子“晾”在一边。

❺家长提起老师，孩子会拼命逃避，不敢说起相关话题。

❻老师批评过度，从不认可孩子，甚至全盘否定孩子的一切。

冷暴力对孩子造成的伤害

留级、绿领巾、差异校服等歧视行为，是在为学生“贴标签”，背后是急功近利的错误教育观念，虽然不是直接的打骂责罚，惩罚方式看起来不那么明显，然而实际上伤害却升级了，直接伤害到了孩子的心灵。

冷暴力是对孩子的精神惩罚。如果老师对孩子冷暴力，那么同伴也会效仿，集体孤立遭受冷暴力的孩子，这就引发了“深度惩罚”。

如果孩子遭遇了冷暴力，感受不到集体的温暖，有很大的心理阴影，经常闹情绪，还易导致他不喜欢上学，不喜欢老师，变得敏感多疑，抗拒家长和老师的教育，容易自暴自弃。

冷暴力对孩子的伤害有心理上的，也有生理上的，心理上是主要的，这对孩子自信心的建立有极大的影响，这种伤害看似比较隐蔽，其实质是对孩子精神的虐待，是对孩子的一种变相惩罚。

总之，遭受冷暴力的孩子，会感到缺爱，很容易形成敏感、猜疑的性格，并且缺少安全感，没有主见、胆小，会影响孩子日后的发展和人际交往。冷暴力相比于一般暴力来说，它的危害程度要比一般暴力严重许多。这些影响会一直伴随着孩子的成长，乃至孩子成年之后，依然会成为孩子灵魂深处的一道阴影而牵绊孩子的发展。

家长该如何处理孩子遭受的冷暴力

父母对孩子的关心不能仅仅是物质上的满足，更要关注孩子成长中的每一步。平时要和孩子多沟通，多了解孩子在学校里的情况。

如果确认孩子的确遭受了冷暴力，家长应该注意以下几点：

❶父母要经常主动了解孩子在学校的情况。当有类似冷暴力的言行发生在孩子身上时，应该告诉孩子不要有心理包袱，要有意识地教会孩子一些应对方法，比如，和同学和睦相处，诚实守纪，不能一味地忍受这种冷暴力。

❷发现孩子行为异常要及时进行疏导。如果觉察到孩子性情有变化，比

如，沉默或暴躁，就要格外关注，多和孩子谈心，想方设法了解孩子的内心想法，一起和孩子正视问题，切不可将孩子心情不好、闷闷不乐视为小事，或了解到孩子被老师斥骂时就武断认为一定是孩子犯错，这样会加重孩子的孤独感与挫折感。

❸家长千万不要冲动地直接找老师“兴师问罪”，或是到学校领导那里告状，这样不但不利于问题的解决，反而有可能引发老师的不满。先要站在理解的角度与老师沟通，若老师只是无心之过，则采取平和的方式促使老师改变做法和态度，让老师明白他的无心之举会给孩子造成内心的伤害，以改变教育方法。若老师是有意而为，就要认真分清责任，先让孩子认识到自己的错误，再争取老师的谅解与宽容，以化解矛盾，让老师重新接纳自己的孩子。

❹父母要明白，孩子遭受老师的冷暴力，或多或少都跟孩子自身的言行有关系。有的家长过于溺爱孩子，让孩子从小就养成自私、霸道、不讲理的个性。家长也要改变教育方法，让孩子端正态度，懂得分享、谦让与合作，做一个乐于帮助别人、尊重别人，让大家喜欢的孩子。

家长同时也应该加强对孩子的教育，平时家长要多和孩子进行沟通和交流，建立良好的关系和感情，将冷暴力扼杀在摇篮中。

第61课

校园中的教师体罚

焦点案例

事件一：2016年10月14日上午，安徽省阜阳市某小学一学生小宇因没有按照要求完成数学课堂作业，被数学老师狠狠拧耳朵。家长报警后，学生在民警和家长陪伴下到医院治疗，经医生检查，小宇右耳耳腔等受损流血，被缝5针。

事件二：2017年4月7日，山西隰县某小学，因某学生未完成学习任务，语文教师李某用扫帚把多次打该学生臀部和腿部，并令其他学生继续打，导致被体罚学生腿部、臀部皮肤大面积发紫瘀血。该教师已被校方解聘，学校筹借2万元为受伤学生治疗。

因体罚学生造成的严重后果甚至悲剧时有发生，我们的教师为什么对学生“恨之入骨”？主要原因和老师的素质有密切关系。不少老师由于多种压力和原因，存在着一定的心理问题，碰到一些不听话的学生，就会冲出一股无名之火，而对学生进行了简单而粗暴的体罚。

教师体罚学生带来的影响

心理学家早已用实验证明，教师对学生的肯定远比“必要的体罚”有用得多。另外，教师不能总以为只是学生有错，而自己绝对正确。很多错误的发生都不只是单方面的原因。

回看历年来的体罚事件，其实受到影响的不仅仅是学生和家长，还有老师，每个当事的老师，也都或轻或重地受到了处分甚至是撤职。对于学生，体罚给学生带来的是身体和心理的双重伤害。孩子也是有人格的，也是需要被尊重的，心理的影响有时会是致命的，甚至会毁掉孩子的一生。学生被老师体罚后，学生会变得不自信、胆小和懦弱，会出现一些怪癖行为，在性格上或许会变得焦虑、抑郁或是有暴力倾向，还会变得叛逆。而且，会给孩子的心灵留下永远的阴影。

对于教师来说，体罚为其带来了内疚和处罚，相信每个体罚学生的老师的出发点都是好的，都是为学生好，可是，真正的严师不是“罚”师，真正热爱教育、热爱学生的好老师，在学生犯点小错误时是不会体罚学生的，而是会采取更为合理和有效的方式去帮助学生。因为一时冲动，给自己的工作也带来了不小的麻烦，真是不可取。

对于家长来说，体罚为其带来的是愤怒、责备、伤心。孩子在遭受体罚后，有的会变得和家长也难以沟通，有的家长对此更是无所适从，但心里却无比的难受。尤其是因体罚酿成悲剧的家长，那将是永远无法弥补的痛。

发生教师体罚后家长的处理方法

《未成年人保护法》第二十一条规定，学校、幼儿园、托儿所的教职员工应当尊重未成年人的人格尊严，不得对未成年人实施体罚、变相体罚或者其他侮辱人格尊严的行为。不论教师出于什么动机或目的，都不得实施这种手段。对于体罚学生并造成学生伤害的教师，应依据法律的规定，给予行政和刑事处罚。

体罚学生是违反教师的职业道德的，是不能容忍的行为。在孩子遭受体罚后，家长一定要及时地关注整个事件，不能纵容老师的这种行为，一味地忍气吞声只会助长这种不良现象，也是对孩子的不负责任。

如果孩子受体罚比较严重，要搜集相关的证据，如受伤的照片、当时在场的学生的证明等，可以作为备用，不过最好还是和平解决事情。

找孩子了解被体罚的原因，大部分情况下都是因为孩子犯错了，才会导致老师体罚的，要耐心地向孩子讲明道理，帮助孩子改正错误。父母其实最重要的是疏导孩子的心理，以抚平孩子遭受这种事情的心理影响，也要表达出对孩子的关心和爱护。

最后一定要和老师进行沟通，虽然老师体罚孩子是不对的，但家长也不要用质问的口气去和老师谈话，也许体罚完孩子，老师也后悔了。可以用委婉的口气，希望老师以后能改变策略，有什么问题可以和孩子讲道理，也可以告诉家长。大部分的老师还是通情达理的，如果遇到没素养、难以沟通的老师，可以向学校领导或教育局反映问题，寻求解决问题的办法。如果对处理结果还是不满意的话，可以借助搜集的证据考虑用法律的手段解决。

总而言之，作为父母，平时绝不能溺惯孩子，要常和老师保持联系，及时了解孩子在学校的情况，有问题一起解决，也要和孩子多沟通，让孩子和老师保持良好的师生关系，尽量避免体罚事件的发生。

第62课

潜伏在学习用品中的安全问题

焦点案例

2015年5月，一名10岁的男孩总感觉右眼不舒服，视力持续下降，到浙江省眼科医院就诊才发现，其右眼黄斑灼伤，视力只有0.1，左眼视力正常。在家长的再三追问之下，才知道原因。原来，他的同桌有一支激光笔，有一次他们在一起玩时，他同桌用激光笔朝他眼睛照了20秒吧，当时他就感觉眼睛极不舒服，有些疼，但他并没有将这件事情告诉家人，后来，他感觉看教室前面的黑板越来越吃力，才告诉家人。

孩子们每天都会接触到各种各样的文具，而有些学习用品存在潜在的危险，也会威胁到孩子们的身心健康，成为孩子健康的“慢性杀手”。孩子们玩耍间不经意的一个举动，竟然带来了如此大的伤害，真的不可不防。在事件之外，学校和家长都要反思，是否应该在学习用品的安全使用和安全性上多加关注，对孩子进行培训，指导孩子安全使用学习用品，减少意外的发生。

教会孩子识别有安全隐患的学习用品

现在的孩子学习用品琳琅满目，应有尽有，岂不知很多东西存在着严重的安全隐患，小学生的身体正处于发育阶段，抵抗力相对来说比较弱，孩子们的自控能力差，又缺乏必要的自我保护意识，往往深受其害。

家长应该明确告诉孩子哪些学习用品存在安全隐患，对于存在安全隐患的学习用品坚决不要用。

❶涂改类如修正笔（液、带），都不同程度地含有有毒物质，短期内吸入较高浓度可出现眼及上呼吸道明显刺激症状，长期接触可能对肝脏、肾脏等造成危害，会破坏小学生的免疫系统。如果是在关闭窗户的状态下，一个教室里有七八个同学同时使用涂改液，其挥发的毒性浓度足以危害孩子们的身体，不建议小学生使用。

❷不管是带香味或刺激性气味的纸、笔、橡皮、橡皮泥等，大都含有有毒的化学物质，香蕉、菠萝、蛋糕等形状的橡皮不仅外形逼真，还散发出阵阵水果、奶油的香味，孩子们都很喜欢，尤其是六七岁的小学生，他们刚开始接触文具时都很新奇，对某些橡皮的香味还会闻个不停，甚至还有啃、咬文具的习惯。但香味过于浓郁的文具，使用了工业香精，其香料内的甲醛、苯都超标，长时间使用会导致头痛、身体乏力，而且孩子啃咬后很可能会慢性中毒，会造成孩子上课注意力不集中，无精打采，学习效率下降，甚至会出现头晕、恶心、呕吐等，长期啃咬会致癌，诱发白血病等危重疾病。

❸荧光笔如果长期使用，其中所含的荧光剂不仅对身体有害，对视力影响也很严重；切勿拿激光笔当玩具，相关医生表示，如果激光正对着视网膜中央，尤其是黄斑区就会被灼伤或灼穿，这种损伤无法通过任何手术和治疗恢复，严重者会失明。

❹油画棒是孩子们普遍使用的美术用品，其主要成分是染料，原料中含

有一定量的可溶性重金属元素，如铅、钡、铬、锑、镉、汞、砷等，由于这些用品在使用过程中会与儿童身体，尤其是手部皮肤发生直接接触，而且儿童常常有含咬、吮吸笔杆或手指的习惯，因此有害物质很容易被孩子们误食到体内，易引起记忆力减退、多动症等问题，严重的还可能造成慢性中毒。

❺学生用的课本、作业本纸太白会刺激、损伤学生的眼睛。作业本纸张过于洁白，可能在生产过程中添加了大量的荧光增白剂，长期使用不仅会影响学生视力，同时也会对身体产生不良影响。

❻铅笔的笔芯和外表的漆，低年级的小学生在使用铅笔的时候都喜欢咬，有时弄得手脸都黑乎乎的，不仅不卫生，还容易吸入有害物质。

❼多功能文具盒如果按钮弹性太强，在按的时候，冷不防就会从旁边弹出盒子或者其他的东西，而这些物品多用比较硬的塑料制成，如果小学生离得很近边看边按，很容易弹伤眼睛或是身体其他部位；还有有的铁皮文具盒的铁皮质量太差，用着用着连接处的铁杆就冒出来了，容易划伤手。

❽笔帽或者尾端上镶着晶莹剔透的小动物、卡通人物的笔，让孩子们爱不释手，如果这些小物品被小孩误吞，那会造成呼吸困难，甚至窒息而危及生命。

❾另外还有三角尺的尖角、圆规的尖针、剪刀的尖端一不小心就会划伤学生的皮肤。

第63课

关注儿童视力

焦点案例

8岁的宇博过了暑假就要上三年级了，父母为了能让孩子在上三年级之前多掌握一些才艺，在原有的钢琴、美术、毛笔字兴趣班上又添加了围棋，然而不久前一次“无意”的体检，医生却发现宇博的视力严重异常，右眼近视1200度！

“怎么会呢？我和他爸爸都不近视，平时也很少让他玩电脑，怎么就近视了呢？”宇博的妈妈怎么也想不通。对此，医生介绍：“其实这种情况在门诊中并不少见，主要是由于不科学用眼造成的，当然这么严重的情况，并不排除有先天因素的影响。”

在所有的兴趣班里，宇博最感兴趣的是画画。医生说：“孩子妈妈跟我说，有次画一条鱼，鱼鳞都没绿豆大，画得很细致。你想，成人盯着那么小的东西看久了还会眼睛酸胀，更何况眼球还没发育完全的儿童呢？太伤眼睛了！而且，孩子虽然不怎么玩电脑，手机却是每天吃饭捧在手上的，这些不良用眼习惯，导致出现这样的结果也就不足为奇了。”

我国是儿童近视眼发病率较高的国家之一，长时间看电视、玩电脑及学习负担过重等因素，使青少年儿童视力日益下降，最终发展成近视。近视眼不仅影响青少年的生活、学习，还严重影响了他们的入学、参军和专业选择等。因此，如何在学龄期预防儿童视力下降成为非常重要的问题。

八大原因导致儿童近视

我们发现，生活中有些家长自己并没有出现近视，但是自己的孩子却在上小学的时候就已经近视了。这到底是为什么呢?按理来说，上小学孩子应该看不了多少书，但是为什么就会近视呢?对于孩子近视，专家呼吁了解近视的成因最重要。为什么你的孩子会近视?

遗传

调查表明，近视的儿童中，父母双方或一方近视的比例很大。父母双方或一方是高度近视的，遗传现象表现明显，孩子可能会出现先天性近视。这里的高度近视是指眼镜度数800度以上。父母的眼镜度数低于800度的，孩子可能会有近视的隐性基因，外表表现并不近视，但同样环境下容易近视。

甜食

甜食为酸性食物，一方面大量消耗体内的钙元素，另一方面升高血糖，改变晶体渗透压，是导致近视眼形成的又一祸根。少吃或不吃甜食，多喝牛奶，牛奶能补充钙质，自然就增加了对眼组织的“保护能力”。

早产

早产2周或2周以上，体重不足2500克的小儿，在青春期前容易发生近视眼。这主要是低体重儿童的先天发育不足，后天遇到不良因素导致眼轴发育过长所致。

睡眠不足

睡眠不足会引起孩子的全身自主神经功能紊乱，影响眼局部交感和副交感神经功能失调，导致睫状肌调节功能紊乱，是近视眼形成的病理基础。应该适当减轻孩子的学习压力，保证充足的睡眠，督促孩子养成睡午觉的习惯。

用眼卫生

孩子的自控能力差，不注意正确的看书、写字姿势，课桌椅搭配不正确，对预防近视的重要性认识不够，没有对自己眼睛负责的意识。

噪声

当音响强度在90分贝以上时，眼底视网膜中视杆细胞区别光亮度的敏感性开始下降，识别弱光反应的时间延长；超过45分贝时，40%的人瞳孔散大；达到115分贝时，眼睛对光亮度的适应性下降20%，同时伴有色觉能力削弱。

以室内游戏为主

现在家长出于安全、方便等原因，多数情况下是让孩子在家里玩。他们认为外面不是很安全，所以即便约了小朋友一起玩，也会选择在室内，或者他家，或者自己家，所以，孩子们主要玩的还是室内游戏，眼睛主要还是看近处，长期下来，眼睛的负担会很重。

户外活动少

孩子大多在室内玩，近距离用眼，很少去户外活动，而户外的物体再怎么近，也要比室内远。孩子的眼睛适应性是很强的，久而久之，眼睛会自己调节着去适应这个近距离而变为近视。有研究证明，常在户外运动的孩子比不常出门的孩子更少患近视。

缓解儿童近视的方法

儿童应该如何防范近视呢？家长应该怎样保护自己孩子的视力呢？

❶保证休息。不要让孩子熬夜，更不能通宵，规律作息，每天保证孩子8～9小时的睡眠时间，这样才能使眼睛得到充分的休息。

❷不要挑食。多给孩子吃一些富含蛋白质，富含钙、锌、叶黄素的食物。要注意食物营养均衡，避免挑食、偏食，合理饮食。

❸遵循“三个一”。孩子在书桌前写字时，眼离书本一尺远；手离笔尖一寸远；胸离桌沿一拳远。这“三个一”必须坚持，一个月的时间孩子就会养成习惯，对于保护视力、预防近视非常重要。

❹注意用眼。长时间盯着电视看，长时间玩电子游戏，这些肯定要禁止。也不宜让孩子持续长时间看书，每看书50分钟左右就要让眼睛休息一会儿，可以站起来活动一下，最好到户外运动运动。

❺绿色植物要多看。眼睛看色彩，最舒服的颜色是绿色，绿色植物能够让眼睛得到放松，家长要多引导孩子到窗边看看远处的绿色植被，同时还可以陶冶儿童的情操。

❻做眼保健操。眼保健操就是为了保护我们的双眼而诞生的，按照正确的顺序与姿势做眼保健操，就能为眼睛减压，保护视力。

❼注意光线。不要在强光或弱光下看书，不躺在床上看书，不管是在学校还是在家庭，要注意采光和照明；看电视时，眼睛与电视的距离应在电视画面对角线的5倍以上。

❽参加户外活动。鼓励孩子多参加室外活动，多看树木、花草等绿色的植物，经常把孩子带出家门，让孩子在视野开阔处极目远眺。

❾每天眨眼300次。一般而言，每天特意眨眼300次比较合适，不仅有助于促进泪液分泌，缓解干燥酸涩的症状，而且可以清洁眼睛，并给眼睛小小的按摩，从而缓解眼睛疲劳。另外，经常以热水、热毛巾或蒸汽等熏浴双眼，可以促进眼部的血液循环，减轻眼睛的疲劳感。

第64课

课堂上的安全隐患及急救措施

焦点案例

2013年5月的一天，常熟某小学一年级课堂上，老师正在黑板上板书时，小陈转过身去争抢坐在后面的小管的铅笔。抢夺中，铅笔尖不慎戳中了小陈的左眼。老师写完板书后转过身，发现小陈正在揉眼睛，经询问了解情况后，老师并没有太在意。放学后，小陈的家长来接孩子，老师也未告知此事。当晚，小陈的家长发现孩子眼睛不舒服后，自行为其配了药，第二天还给孩子请了假。隔日，小陈继续上了一天学。直到第四天，因看不清东西，家长才带孩子到医院就诊，后经人工晶体植入手术等治疗后，小陈的视力虽然受到的影响不大，但经司法鉴定，已构成了十级伤残。

小学生课堂安全事故屡发，让人叹惜的同时不禁发问，到底谁该负起小学生的安全责任？小学生每天在学校的时间至少在七八小时以上，由于孩子们活泼好动又充满好奇的天性，难免会在课堂内外出现打闹和争抢，焦点案例中就是一件令人痛惜的事，罪魁祸首是一支铅笔。所以，为了避免此类事故的发生，给学生们营造更好的学习氛围，老师、家长、孩子们都必须行动起来，加强课堂安全。

教导孩子安全使用学习用具

课堂是学校开展教育教学活动的最重要场所，课堂安全是学校安全最重要的组成部分，而小学生正是这安全的主体，学习用具对孩子们来说又是必不可少的物品。

2014年，湖南某小学课堂上，小雄（化名）起身接传作业本，再坐下时，被凳子上的铅笔刀扎入屁股。这是同桌开的玩笑，没想到玩笑开大了，小雄的屁股鲜血直流。由于伤口肿大出血不止，小雄两次住进医院接受手术，伤情才有所好转。一个玩笑付出了近两万元医疗费的代价。

仅仅因为一个玩笑就付出了如此大的代价和伤痛，而罪魁祸首就是孩子们经常用到的铅笔刀，不仅如此，还有其他的学习用具，如铅笔，已经发生多次小学生在课堂上因为打闹而用铅笔不慎伤害到了别的同学的事件。铅笔是孩子学习必不可少的日常用品，但是小小的铅笔却也蕴藏着重大的安全隐患，如果不注意安全，就会出现戳伤、划伤等事故。

老师和家长一定要教导孩子安全使用铅笔刀和铅笔，去学校最好不要带铅笔刀，防止不小心伤到自己和别的同学，可以提前把铅笔削好或者使用卷笔刀。另外在使用铅笔时一定要注意安全，不要用铅笔尖对着别人，在课堂上不能拿着铅笔打闹争抢，并学会躲避和提醒同学不安全使用铅笔的行为，谨防“铅笔事故”的发生。这种安全教育不能教育完就了事了，而要一次次地开展这种安全教育，才能引起足够的重视，进而培养一个良好的习惯，从根本上避免安全事故的发生。

特殊课堂上的安全隐患及预防措施

在孩子的课堂上，特别是实验课，经常会接触到一些实验设备和实验用品，有些就具有危险，如果没有按照规范操作和防护就可能出现安全事故。

实验涉及的有毒或者易燃的用品，如酒精、酸、碱、乙醚、甲醛等，必须严格按照实验操作规范进行，不可违章操作。

不得私通实验电源，不得随意触摸电气设备和实验台面上的电源，尤其是不得用湿手触摸，容易触电。

实验接触到的解剖刀、剪子、针、刀片等利器，使用时要谨慎，严防打闹造成外伤。

打火机、酒精灯、电炉、蜡烛、火柴等，操作时要严谨，严防烧伤烫伤。

容易破碎的玻璃器皿要轻拿轻放，万一破碎时，一定要注意不能被破碎的玻璃碴割伤。

学校的紫外线灯，在安全使用上需注意细节。用于空气消毒、杀菌高照度的紫外线灯，在一定的时效下对人照射，可致使皮肤灼伤、烧灼性角膜炎等损伤。紫外线灯照射时所产生的臭氧，也会导致眩晕、恶心、呕吐等中毒的症状。对于紫外线灯具的使用，尤其是在学校教室，要在细节上加强管理，以避免误伤。除了对学生们经常性地提醒外，如果发现学校对紫外线灯具设置不合格，可以跟校方提出来，以便得到及时纠正。

总而言之，学生们要充分认识到实验课上的危险因素，并且在进行课堂教学时做好实验安全防护措施，能意识到危险，按照规范进行课堂操作，切忌违反操作规程和打闹，减少意外的发生。

实验课堂安全事故的急救措施

课堂一旦发生伤害事故，一定要在第一时间做好应急措施。

实验课有危险因素，所以老师应该事先准备创可贴、医用酒精、碘伏、消毒棉球等外伤应急物品。如果产生小型伤口，及时进行消毒处理；较大创伤应马上送医院处理。

在实验过程中若不慎沾染（强）碱液，可先用大量清水冲洗，再用2%醋酸溶液或饱和硼酸溶液清洗，然后再用清水冲洗；情形严重者完成急救措施后立即就医。如果碱溅入眼内，可用硼酸溶液冲洗，并立即送医院治疗。实验过程中若不慎沾染（强）酸液，可先用干净毛巾擦净伤处，用大量清水冲洗，然后用饱和碳酸氢钠溶液(或稀氨水、肥皂水)冲洗，再用清水冲洗，最后涂上甘油；情形严重者完成急救措施后立即就医。如果酸溅入眼睛时，先用大量水冲洗，再用碳酸氢钠溶液冲洗，并立即送医院治疗。

无论任何仪器，一旦发现故障，必须立即关掉电源停止操作。若出现触电事故，应首先切断电源，在未切断电源之前，切不可用手拉触电者，也不能用金属或潮湿的东西挑电线。若来不及切断电源，可用绝缘物挑开电线。若出现人员伤害，则立即向120急救中心求助。当发生电火时，若火势较小，立即用泡沫灭火器灭火。若火势凶猛，立即向119报警。

凡是使用酒精灯的实验室必须放置灭火器。老师与学生必须熟悉灭火器的使用方法与放置地点。

第65课

校园踩踏意外的预防及急救措施

焦点案例

2015年11月9日，南京市雨花台某小学组织秋游，目的地是浦口区游乐场。不想，数十名学生在手扶电梯上发生踩踏事故，其中有16名学生因受伤被送往医院治疗，其中5人重伤，但无生命危险。

据带队的老师说，学校组织约400多名学生秋游。原本游乐场定于10点开门，学生们提前了10分钟到达，然后就列队乘坐手扶梯上楼。上电梯以后发现，游乐场门前只有一小块空地，大门没有全开，只有半边门每次只能有一个小朋友通过，其他孩子只能暂时聚集在电梯和门口转弯处3平方米的空间内，而此时的电梯仍在运行，滞留在电梯口的学生越来越多，结果有的小朋友就跌倒了……

校园踩踏发生，首先是因为大量人流短时间内聚集在相对狭窄的空间无法疏散，但还有一个原因也不能忽视，那就是学生因为精神紧张而不冷静地大幅跑动、相互推挤，乃至摔倒。其实，与地震、火灾一样，踩踏也可以通过提前模拟演练的方式，让学生熟悉面对相似情况的处理办法。孩子们有了相关训练，一来能够强化安全意识，二来也可以了解踩踏事件发生时的应对措施，不至于因情绪恐慌而造成更大的伤亡。

上下楼梯如何预防被踩踏

拥挤是指一种在很短的时间内，因为某种突发的原因，在人员集中的场所内引起的情绪亢奋、行动过激、人群大量聚集的失控现象。在行进的人群中，如果前面有人摔倒，而后面不知情的人若继续向前行进的话，那么人群中极易出现像“多米诺骨牌”一样连锁倒地的拥挤踩踏现象。

据统计，在全国发生的多起中小学生拥挤踩踏事故中，发生在楼梯间的比例非常高，死亡人数占总死亡人数的81%。因楼道拥挤发生的伤亡事故，已成为中小学安全事故的突出问题。

解决学校楼道拥挤问题最基本的预防举措就是要保持楼梯、过道等狭窄通行地区通畅、无杂物堆积。尤其是在上下课、上下学、集体活动等时间，更要保持这些场所的通畅。另外，雨天时要记得提醒学生通过过道、楼梯时慢行，并设置防滑设施和防滑标志。同时，在过道及楼梯等特殊处安装停电应急灯。

对付拥挤，除了家长提醒、学校制订规章制度之外，最主要的还是孩子们自己要注意安全，这才是解决问题之本。孩子在学校难免上下楼梯，通过拥挤的楼梯时一定要做到如下几点：

❶课间休息或放学后不要急于抢行下楼。

❷上下楼梯要严格按照学校对各班规定的楼梯路线行走。

❸上下楼梯要按规则：靠右、慢行、礼让。做到遵守秩序、轻声慢步、礼让右行。

❹学生下楼梯不能超过两排，上楼梯不能超过一排。

❺上下楼梯时，不系鞋带、不捡掉在地上的物品、不攀肩而行、不高声喧哗、不搞恶作剧（尖叫、乱喊、开玩笑、打闹、三两搭肩而行）、不快跑乱窜。

❻要举止文明，人多的时候不拥挤、不起哄、不制造紧张或恐慌气氛。发现不文明的行为要敢于劝阻和制止。

❼爱护楼梯间设置的指示、警示标志，安全指示灯等，发现损坏，立即报告学校总务处。

❽课间操、课间跑操、升旗仪式等集合时，中午、下午下课，下晚自习按照学校安排，分年级、分班级、分楼层、分时间排好队伍依次上下楼梯，前后班级保持一定距离，不争先恐后，确保安全。

❾要避免人员高峰期（上课、下课、放学、集合），可适当提前或延后上下楼。

❿做到“集体上时切勿下，集体下时切勿上”，尤其是手上持有重物、身体有病或伤更应注意。

如何在拥挤的人群中自救

谁也不想陷入拥挤的人群中，但是一旦察觉自己身处拥挤人群，随时会发生踩踏事故，应该立即有所准备和行动：

初遇拥挤

❶发觉拥挤的人群向着自己行走的方向拥来时，应该马上避到一旁，但是不要奔跑，以免摔倒。

❷尽量抓住旁边一些坚固牢靠的东西，如路灯柱、栏杆等，或进入路边小店躲避，待人群过去后，迅速离开。

❸如果到达楼层时有可以暂时躲避的宿舍、水房等空间，可以暂避一时。切记不要逆着人流前进，那样非常容易被推倒在地。

身处人流

❶若身不由己陷入人群之中，一定要先稳住双脚。切记远离玻璃窗，以免因玻璃破碎而被扎伤。

❷遭遇拥挤的人流时，一定不要采用体位前倾或者低重心的姿势，即便鞋子被踩掉，也不要贸然弯腰提鞋或系鞋带。

❸在拥挤的人群中，要时刻保持警惕，当发现有人情绪不对或人群开始骚动时，就要做好准备，保护自己和他人。

❹在拥挤的人群中，千万不能被绊倒，避免自己成为拥挤踩踏事件的诱发因素。

❺在拥挤的人群中，一定要时时保持警惕，不要总是被好奇心理所驱使。

❻当面对惊慌失措的人群时，要保持自己情绪稳定，不要被别人感染，惊慌只会使情况更糟。惊慌可以，万万不可失措。

❼在人群中走动，遇到台阶或楼梯时，尽量抓住扶手，防止摔倒。

❽当发现自己前面有人突然摔倒时，要马上停下脚步，同时大声呼喊，告知后面的人不要向前靠近。

❾已被裹挟至人群中时，要切记和大多数人的前进方向保持一致，不要试图超过别人，更不能逆行，要听从指挥人员口令。

❿发扬团队精神，因为组织纪律性在灾难面前非常重要，专家指出，心理镇静是个人逃生的前提，服从大局是集体逃生的关键。

混乱自救

❶若被推倒，要设法靠近墙壁，或在人流移动方向的侧面。

❷双手在颈后紧扣，以保护身体最脆弱的部位，面向墙壁，身体蜷成

球状。

❸如果不能靠近墙壁，倒下时，身体一定要呈弓形，并继续保持手部姿势，以保护头部、胸部等重要器官。

联系外援

❶如果出现拥挤踩踏的现象，应及时联系外援，寻求帮助，赶快拨打110或120等。另一方面，在医务人员到达现场前，要抓紧时间用科学的方法开展自救和互救。

❷在救治中，要遵循先救重伤者的原则。判断伤势的依据有：神志不清、呼之不应者伤势较重；脉搏急促而乏力者伤势较重；血压下降、瞳孔放大者伤势较重；有明显外伤，血流不止者伤势较重。

❸当发现伤者呼吸、心跳停止时，要赶快做人工呼吸，辅之以胸外按压。

第66课

儿童在校意外伤害及急救措施

焦点案例

某小学操场上，一天放学后，两名学生小乔和小王在一起玩耍。小王把小乔当作靶子，取出自制的小弓箭放上小木棍玩射击游戏，玩得特别开心。可是，就在小王对小乔射第三箭时，悲剧发生了！尖尖的小木棍飞快地往前飞去，一下击中了小乔的右眼，小乔捂着眼睛疼得在地上打滚，鲜血不停地从眼睛里流出来，小王吓得目瞪口呆，赶紧去学校找老师。老师们赶来后，立刻把小乔送到了医院，医生竭尽全力进行抢救治疗。可是因为伤势严重，虽然花费医疗费6万余元，小乔的那只眼睛始终没有治好，几乎看不见任何东西，造成了终生残疾。

近几年来，小学校园里危及孩子生命和健康的伤害事故频发，据调查显示，我国中小学生因治安事故、交通事故、食物中毒、溺水、建筑物倒塌等死亡的，平均每天有40多人，相当于每天有一个班级的学生消失！课间追跑打闹造成划伤或骨折、楼道拥挤造成学生受伤、课堂上被铅笔头扎伤、实验过程中被烫伤、溺水身亡、意外坠亡等意外事件令人防不胜防。一次次血的教训，一个个触目惊心的数字敲响了校园安全警钟。一定要树立安全和风险意识，正确应对各种风险，增强自我防护能力，才能保证小学生健康快乐地成长。

如何避免小学生遭受意外伤害

学校意外伤害虽然在学校中发生，但如果家长在家庭教育中能多教给学生一些防止意外伤害发生的知识的话，对预防校园意外伤害的发生也能产生很好的作用。

教育家第斯多惠说过，教育艺术的本质不在于传授，而在于唤醒、激励、鼓舞。通过小学生身边发生的事例唤醒学生对安全事故的重视与防范，让学生得到警示教育，并提高安全防范意识。安全教育的最终目标是促使学生形成安全行为，从而在学习生活中远离安全事故。学校属于公共场所，孩子们在一起是集体生活，学生属于未成年人群，还缺乏一定的责任感，安全隐患不可避免，我们要做好的就是防患于未然。而重中之重就是规范学生的不良行为习惯，引导学生以安全的行为在安全的环境中学习、生活、成长。注重引导与规范，引导学生积极开展丰富多彩有益身心健康的课外活动；规范学生不参与不科学的活动，不到有安全隐患的区域活动；培养学生良好的行为习惯，使之远离安全事故。

为了养成一个良好的行为习惯，学校和家长要督导小学生做到以下几点：

❶不在楼梯、栏杆旁、阳台上拥挤、打闹、捉迷藏或探头捡东西，不随意往下扔东西，不从楼梯栏杆上往下滑；课间活动切勿因恶作剧等而引起矛盾，导致损坏公物或伤害事故；不要随意奔跑、打闹，防止跌倒或碰撞。

❷放学没有家长接的要结伴而行，路上不要逗留，不要轻信陌生人的甜言蜜语，不贪小便宜，以防上当受骗；不在路上随意拿石块、木棒等打人，小心碰伤；路遇坏人勒索，要尽量拖延时间或向路人求助；不赌气离家出走，避

免遇上坏人；禁止进入游戏厅、歌舞厅、网吧等一些场所，以免接触到一些社会闲杂人员。

❸不在校园和其他公共场合燃放鞭炮；外出参加社会活动的，要注意安全，防止被踩伤、挤伤；没有老师或家长带领，不擅自去游泳。

❹不要在建筑工地上玩耍，小心扎伤脚，更要提防被高处坠落物砸伤；严禁爬高，擦玻璃时不要将身体伸出窗外，防止失足坠落；遇到狗、猫等动物，不要挑逗，以免被咬。

❺不要乱动、乱插电源，不要用湿手擦电器，路边的脱落电线千万不可捡，以免触电；遇雷电天气，一定要避开大树和危险建筑物。

❻打开水、用餐时，需小心谨慎，防止被烫伤。

❼玩仿真枪等玩具时，千万不可对着他人，以防误伤他人。

❽未到12岁的孩子不要骑自行车，更不能骑车带人，小心交通意外伤害的发生。

意外伤害发生后的急救措施

如果孩子不慎发生意外，应该针对不同的伤害立即进行急救或者自救：

❶头部撞伤或跌伤。若意识清楚，没有呕吐，即可证明症状较轻，只要让其保持安静即可，不用特别担心。但是有时候外表症状较轻，却可能发生脑部出血或头颅骨折，应观察2～3天，如果发生惊厥或突然昏倒，立即送医院检查；如果受伤后意识模糊或昏迷不醒，应立即使其躺下，尽快联络救护车。这时头部即使没有外部伤口，也可能发生危及生命的脑部出血；如果出现恶心、呕吐、惊厥、耳鼻出血的情况时，应尽快求医诊治。

❷手指夹伤。孩子发生手指夹伤，老师和家长切勿惊慌，看见有出血处及时进行止血和消毒。如果出现紫色的出血现象或肿胀时，有可能是手指部的

骨骼发生了骨折，用厚纸板等物件支撑起手臂部，然后用绷带扎好，再将手臂用三角巾固定，及时就医。如果夹伤后出血不止，可将受伤的手指抬高超过心脏，以减轻疼痛和止血，及时去医院救治处理。

❸眼外伤。眼睛受伤后用无菌注射用水清洗眼睛（绝对不能用自来水）。应急处理时，处理人自己要把手洗干净，然后用干净纱布盖上眼睛，松松地固定。如果有异物刺入眼内，千万不要自己取，要用干净杯状物扣在有异物的眼上，再盖上纱布，用绷带固定去求医，尽量少走路，多乘车。在去医院的途中，应当尽量慢慢地走，不让头部特别是眼球转动。

❹惊厥。孩子突然失去意识时，老师千万不要惊慌失措，要沉着冷静，抓紧时间采取措施。首先让孩子平卧在床上，防止摔伤，头向一侧歪，颈部略垫高，防止舌根后坠阻塞气道，保持呼吸道通畅。可用纱布或布条缠裹勺柄或一双筷子垫在牙齿之间防止将舌咬伤。如牙关紧闭，不可用力去撬，防止损伤牙齿。还可用手掐人中及合谷穴。惊厥同时伴有高热者，应及时降温，如用酒精擦浴或头部放置冰袋，迅速送医院急救。

总之，学生发生意外事故后，一定要在第一时间做出正确处理，及时通知家长，做到快速反应，及时救治，将伤害降低到最低限度。

第67课

运动会安全及急救措施

焦点案例

2013年5月9日，陕西华兴某小学六年级三班女生李某，在学校运动会上参加200米赛跑项目时，刚跑了不到100米就不幸摔倒并当场昏迷。她整个人趴在地上，等老师赶过去准备把她扶起来时，发现孩子脸色发青已经昏迷。校方立即拨打120电话急救，负责学校安全的邵老师称，发现孩子昏迷后，由于其学过急救，加之现场刚好有一位在医院工作的学生家长，两人立即将孩子平放在地上，并进行人工呼吸。随后救护车赶到，立即将孩子送到附近的145医院救治，但到晚上7时20分，孩子最终还是抢救无效死亡。

目前全国已普遍将体育纳入中考科目中，强化学校体育的最终目的，还是为了全面提高学生体质健康水平。国家政策上的支持，加上学校和家庭的配合，相信以后这种让人心痛的事件会越来越少。

小学生参加运动会的注意事项

小学运动会参加人数多，竞赛项目多，运动强度大，安全问题十分重要。学校运动会前，各班主任老师要加强对学生进行训练、比赛、交通、饮食等安全教育。遵守“安全第一，比赛第二”的原则，遵守赛场纪律，服从调度指挥，这是确保运动会安全的基本要求。

某小学举办春季运动会，三年级学生俞某与其他同学一起观看铅球比赛。李某是参加这次铅球比赛的运动员。等李某之前的运动员投掷完毕后，担任裁判的教师到铅球着落地点丈量投掷距离，俞某等几位同学随该老师进入落地区内观看丈量结果。在老师和观看的同学尚未撤离运动区域时，李某接着投掷出的铅球，砸中尚未退出运动区的俞某的头部，致其急性重型颅脑损伤，右额额部硬膜外出血。因治疗费用协商未果，诉至法院。

因为李某、裁判和俞某都没有遵守安全规则而导致了该安全事故的发生，如果李某不擅自投掷铅球，俞某没有跑到危险区域，裁判老师尽好责任，那依然会是开心快乐的运动会。这也告诫我们，小学生的安全大于天，所有的运动项目必须做好全面的安全防范工作。

参加运动会时，学生们必须遵守运动会纪律，这是安全的前提：

❶非运动员同学在运动会期间，要按照位置就座，文明观看比赛，观看期间不许吃花生、瓜子等零食，不乱扔垃圾，不得擅自离开观看场地，不得进入比赛场地观看、代跑、陪跑、接人，不得横穿跑道或在跑道上逗留；老师可以安排1～2名同学安全接应长跑的参赛学生，在终点等候护理参赛学生，不能随意跑动，注意安全，避免和他人碰撞或被投掷的标枪、铅球、铁饼等击伤。

❷各场地的裁判员要履行好自己的职责，要监督运动员严格按照口令进行各项比赛，如果比赛中运动员出现扭伤、肌肉拉伤等运动损伤时，裁判要立即停止比赛；如果运动员出现呕吐、休克等严重症状时，裁判要及时汇报学

校，以便及时救治。

运动员的注意事项

凡发现有高血压、心脏病等不适合剧烈运动的学生，一律取消比赛资格，重感冒也包括在内。

运动员要严格按照报名表上的项目参加比赛，比赛前做好准备活动，以使身体适应比赛；在等待上场的时间里，注意身体保暖；临赛前不能吃得过饱，不饮过多的水，赛前半小时可以吃点巧克力以增加热量。

径赛中的短跑项目，如50米、100米、200米和400米比赛为分道跑，运动员只能按照规定的跑道进行，不得串道、抢道，妨碍其他运动员正常比赛，接力赛项目更是要注意安全；在进行投掷训练或比赛时，一定要严格按裁判老师的口令进行，不能有丝毫的马虎，因为这些器材坚硬沉重，有的还有尖利的金属头，如果擅自行事，就有可能击中他人或自己被击中，导致意外的发生；在进行跳马、跳高、仰卧起坐等项目时，一定要准备好相应符合要求的保护垫；在进行单双杠项目时，除了保护垫，还要采取各种有效的方法，避免从上面摔下来受伤；跳远时必须要严格按照裁判老师的指导助跑、起跳，要落入沙坑中；参加足球、篮球等项目时，要学会保护自己，不要在争抢中蛮干而伤及他人。

比赛结束后，不要立即停下来休息，要坚持做好放松活动，如慢跑等，可以使心脏逐渐恢复平静；剧烈运动后不宜大量饮水、洗浴、吃冷饮。

运动会中常见的损伤及急救措施

运动会是一个积极向上的健康的体育盛会，但稍不注意也会出现或大或小的意外，因项目多样所以运动中有各式各样的伤情，首先要确定其部位、性质、全身症状及并发症，才能做到正确急救。

运动伤有轻有重，急救者首要问题是抢救生命，如心跳骤停、窒息、大出血，开放性气胸、休克等都是必须要优先抢救的。

❶颅脑创伤：轻者为脑震荡，一般无颅骨骨折，有轻度头痛头晕，有昏迷，一般不超过30分钟。重者颅骨骨折，会出现脑挫伤、脑出血、昏迷不醒等症状。对颅脑创伤病人，要分秒必争，通知医院前来及时抢救，要保持安静卧床，保暖给氧，不做不必要的搬动和检查，保持呼吸道通畅。

❷颈椎损伤：跌倒时可引起腰椎、胸椎、颈椎损伤，以后者最为严重，如跌倒时头部着地可造成颈椎脱位、骨折，多伴有脊髓损伤，四肢瘫痪。必须第一时间通知医院迅速前来抢救。现场急救时，应让伤者就地平躺或将伤员放置在硬质木板上，颈部两侧填充沙袋，使颈椎处于稳定状态，保持颈椎与胸椎轴线一致，切勿过屈过伸或旋转。

❸骨折：骨折部位一般都有疼痛、肿胀、畸形、功能障碍等症状，骨折端刺破大血管时还有大出血。骨折或疑为骨折时，要避免移动伤者或伤肢，对伤肢加以固定与承托(有出血者要先止血后固定)，使伤员在运送中不因搬运、颠簸而使断骨刺伤血管、神经，免遭额外损伤，加重病情。

❹扭伤及肌肉拉伤：不要立即用手按摩，可用冷敷减轻痛感，也可贴止痛膏，在承托受伤部位的同时可用绷节扎紧。

❺呼吸停止者：伤者平卧，立即实施人工呼吸。

❻心脏骤停者：实施心肺复苏，胸外按压心脏。

❼腹部伤：内脏脱出应用消毒纱布或干净布、棉手巾覆盖。

❽胸部伤：开放性气胸要用消毒纱布或干净手巾堵塞伤口，肋骨骨折应固定。

❾出血：用手压、止血带等止血。

❿较重的软组织损伤：要用清水或生理盐水清理创伤，无菌包扎防止感染。

总之，学生受伤后要在第一时间做好急救处理，严重者应立即送医院抢救。

第68课

小学生坠楼的预防和应急措施

焦点案例1

小坤是小学六年级的学生，天性活泼。2011年6月，中午休息时，小坤和同学们在走廊内玩起了捉迷藏的游戏，轮到小坤躲藏时，他想翻过走廊侧面栏杆躲起来。但意外就在此时发生了，翻越时小坤脚下一绊，一时慌张手就没有抓牢栏杆，径直从三楼摔到了楼下。幸运的是，小坤摔到了草坪中，这才保住了性命。但是其腰部和腿部严重摔伤，经司法鉴定为六级伤残。

焦点案例2

2011年，九江市庐山区人民医院急诊中心送来了三名小学生伤员，她们脸色惨白，呻吟不断，一名小学生脸上还有明显的擦伤，嘴巴在不断出血。据了解，这三名女学生都是某小学五年级的学生，10岁左右，相约跳楼后被送往医院急救。她们跳楼的原因竟然是害怕没完成作业被老师罚站。

发生小学生坠楼的原因及预防措施

小学生的坠楼可以分为两类，一类是失足坠落，另一类就是极端思想导致的跳楼，把自杀当成逃避和赌气的方式。其实后者印证的就是家庭和学校教育的失败，家长与孩子缺乏情感上的沟通，学校对孩子的心理健康教育工作做得不够。

失足坠落一般是因为学校在安全设施方面做得不够细致和周到。学校需要加强硬件措施安全，如加高楼顶的围墙、封闭或半封闭教学楼的门窗等；加强对学生的安全防范教育，不允许到有危险的地方嬉戏打闹等；加强保安等人员的巡查防护，及时发现问题予以纠正。

小学生跳楼，归根结底，是他们内心的负面情绪得不到排解，又找不到信任的人帮忙沟通解决，心结一直打不开导致跳楼的极端行为发生。

避免小学生跳楼的预防措施要从关注孩子的心理健康教育做起，可以从家庭、学校、社会和学生自身四个方面来加强。

❶家长对孩子不能过度溺爱和期望值太高。不要只看重孩子的成绩而不关心孩子的内心需求，避免给孩子造成太大的学习压力，要经常和孩子进行沟通，尊重孩子的想法，让孩子在无助的时候可以信任和求助于家长。父母要从小培养孩子对生命和生活的热爱，学会关爱他人，亲近大自然，关爱小动物。

❷学校从品德发展、人格教育、实践能力和社会责任感等方面全面地教育学生，而不能一味地追求升学率，把成绩作为评价学生能力高低的唯一标准，那么学习差的孩子就会有自卑感，造成各方面的心理压力，形成心理障碍。学校要多组织一些丰富多彩的课外活动和社会实践活动，让每个孩子都能从中找到存在感。

❸及时疏导社会上一些不良风气带给学生的消极影响，教会孩子用正确

的方法去看待一些社会现象。

❹小学生要正确认识自我，逐步学会与家长、老师及同学间的沟通和交流，增强自信心，培养自己的耐挫能力，提高自己的心理承受能力。

让孩子感受到温暖与关心，才会感受到生命的美好，孩子在有心结的时候能想到父母、老师或是朋友，那或许就会避免一次次悲剧的发生。

小学生坠楼的应急措施

校园的坠楼事件已经成为一个非常严重的社会现象，学校一定要重视起来，在加强各方面安全教育的同时，也要制定一套相关的应急预案。

❶高处坠落事故发生后，事故发现者应立即大声呼救，报告学校负责人，同时打120求救。

❷事故发生后在送医院同时，立即组织教职工自我救护队伍进行施救，平时应配备应急急救药箱。从高处坠落，往往容易造成重伤，如骨折、颅内出血、内脏破裂等，此时千万不要将坠落在地的孩子抱住或抱起摇晃，这是极其危险的，很有可能造成不同部位骨骼错位，甚至导致更为严重的后果。拨打120急救电话时应讲清楚事发类型以及目前的状况，保持孩子跌落后的原状，并将其头部轻轻偏向一侧适当后仰，迅速用手指或其他卫生工具清除其口腔和鼻腔内、外的血丝、呕吐物及其他异物，以免其气管被堵塞造成窒息。

❸做好事故现场的保护工作，维护好现场秩序。

总之，要在第一时间进行急救，将孩子的伤亡降到最低点。

第69课

关注校园网络安全

焦点案例

小王曾是一名品学兼优的学生，在学校常常被评为“三好学生”。可在六年级时，他迷上了网络游戏。上课时“身在曹营心在汉”，放学后一头扎进网吧，一待就是两三个小时，常常玩得昏天黑地，乐不思归，学习成绩一落千丈。零花钱用完了，他就想方设法向父母要钱。谎言被识破后，他就开始偷父母的钱。最后，他发展到盗窃、抢劫别人的财物，从而走上了犯罪的道路。

青少年身心发展还不完全成熟，警惕性低，缺乏判断力，而网游、网络欺诈、钓鱼网站等网络威胁又具有极高的迷惑性，致使近年来未成年人因为网络而遭受身心伤害和财产损失的案件呈持续上升的趋势。

小学生上网安全知识

小学生可以通过互联网学到很多有益自己身心健康成长的东西，学到很多课本里学不到的东西，但同时也可能受到一些内容不健康的网站的影响，在思想上和身体上受到侵害，甚至做出犯法的事。所以，小学生上网时要遵循安全的守则。

不要擅自把自己及父母家人的真实信息，如姓名、住址、学校、电话号码和相片等，在网上告诉其他人；如果看到不文明的信息或图片，应立即告知父母；进入聊天室之前要征询父母的意见，不要散布带有攻击性的言论，也不要传播或转发他人的违法内容；尽量不要随意公布自己的电子邮箱地址；未经父母同意，尽量不和网上认识的陌生人见面；如果收到不明来历的垃圾邮件应立即删除，或请教老师和父母进行处理；不要浏览“儿童不宜”的网站或网站栏目，无意进入的话立即离开；在网上如果遇到有人伤害自己，应立即告诉父母或老师；与父母约定并控制好上网时间，一般每天不要超过一小时。

只有做到安全上网，孩子们才能愉悦地上网，丰富自己的知识，健康快乐地成长。

沉迷网络的危害

小学生上网娱乐，主要表现在三个方面：聊天、玩游戏、查看自己喜欢的信息。小学生因为身体和心理都还不成熟，意志力较差，对各种网络诱惑缺乏一定的抵制力，上网的时候很容易就沉迷其中了，不少学生流连于网吧，沉迷于游戏，有的因此荒废了学业，有的甚至步入了歧途。

沉迷网络对小学生带来的危害主要包括网络游戏、色情和聊天等，其中充满刺激、惊险和浪漫，很多学生一旦接触便深陷其中而不可自拔，可谓是“电子海洛因”。

沉迷网络让小学生生理上受到伤害，持续长时间上网会降低免疫力，诱发各种疾病，如紧张性头疼、视力下降、焦虑、抑郁等，让小学生遭受心理上的损害。对网络产生依赖感，轻者影响学习，严重者使心理变态、扭曲。可诱发犯罪，有的为了有钱去网吧萌生偷盗念头，或者敲诈其他学生，甚至打架斗殴，误入歧途。荒废了学业，沉迷网络后会出现逃课、逃学等，成绩一落千丈，影响了孩子的前途。网吧存在各种隐患，严重威胁了上网的孩子的人身安全。

如何防止小学生沉迷于网络

上网已成为一种不可阻挡的社会趋势，而网络又是一把“双刃剑”，那该怎么才能避免网络带给孩子的消极和不利的影响呢？如何防止小学生沉迷于网络呢？

❶加强各方教育，进行正确的引导。对于处于逆反期的孩子不能强行禁止，学校要采取各种方法加强法制教育、网德教育、责任意识教育和自我保护意识教育，使学生彻底认清“不健康上网”的危害，注重引导学生“健康上网”。家长除了关心孩子的衣食住行，更要关心孩子的心理成长，配合好学校做好孩子的思想监督工作。

❷要加强对网吧的审批，加大对网吧的检查力度和管理力度，尤其是对网站内容、上网时间和身份证等方面要尽心检查、严格管理，阻止不健康的游戏泛滥，杜绝“不健康上网”情况的发生，保护小学生的身心健康。

❸必要时安装儿童防护软件，使孩子有个健康的上网环境。

❹学校要大力开展丰富多彩的课余文化生活，激发孩子对健康、科学、积极的社会生活和文化活动的兴趣爱好，使网络成为学习之余的一种辅助和调节。

对于网络，需要社会、学校和家庭“三位一体”，共同联合起来，塑造一个适合孩子成长的网络环境，充分发挥网络的积极作用，保护孩子健康地成长。

CHAPTER 9

自然灾害篇

第70课

地震来了怎么逃生

焦点案例

2008年5月12日，地处中国西南部的四川省汶川发生了大地震，是中华人民共和国自新中国成立以来最大的地震之一。

四川遭受重创，许多学校倒塌，学生遇难。然而，有一所学校却是零伤亡——四川省绵阳市安县桑枣镇桑枣中学。

据桑枣中学老师回忆，地震那天，老师和学生们就是按照平时的训练秩序进行了安全疏散。地震刚来，老师喊：所有人趴在桌子下！学生们立即趴下去。震波一过，学生们立即冲出了教室，老师站在楼梯上进行疏导。由于平时的多次演习，大地震发生时，桑枣中学90多位教师、2200名学生全部冲到操场，用时1分36秒，全校师生无一伤亡！创造这一奇迹的除了建筑坚固以外，源自于桑枣中学平日的演练。

目前人类尚不能阻止地震的发生，但是，我们可以采取有效的自救措施，最大限度地减轻地震灾害。

地震逃生自救的方法

地震在瞬间发生，地震作用的时间很短，最短十几秒，最长两三分钟就造成山崩地裂，房倒屋塌，使人猝不及防、措手不及。人类辛勤建设的文明在瞬间毁灭，地震爆发的当时人们无法在短时间内组织有效的抗御行动。

地震的威力巨大，是不是人们只能束手待毙了呢？当然不是！我们研究地震，掌握正确的地震逃生方法，成功自救是完全可能的。

选择夹角避震

地震发生时，立即选择炕沿下、床前、桌下，蹲身抱头，以躲避房盖、墙砖等物体的打击。因为这些地方可形成遮蔽塌落物体的生存空间。但要注意切勿钻到床底下，床和桌子要坚固；衣柜不能是板式的，不要太高，太高可能倾倒。

选择厨房、厕所避震

如果住的是水泥现浇板或水泥预制板屋顶的房子，地震发生时，应立即进入厨房、厕所等处，因为这些地方开间小，有上下水管道连接，既能起到一定的支撑作用，又可能找到维持生存的水和食物，有可能减少伤亡。其弊端是回旋余地小，令人体缺少遮挡物。

摇晃时立即关火，失火时立即灭火

大地震时，也会有不能依赖消防车来灭火的情形。因此，我们每个人关火、灭火的这种努力，是能否将地震灾害控制在最小程度的重要因素。为了不使火灾酿成大祸，家里人自不用说，左邻右舍之间互相帮助，早期灭火是极为重要的。

地震的时候，关火的机会有三次。第一次机会在大的晃动来临之前的小的晃动之时，在感知小的晃动的瞬间，即刻互相招呼：“地震！快关火！”关闭正在使用的取暖炉、煤气炉等；第二次机会在大的晃动停息的时候，此时再一次呼喊：“关火！关火！”并去关火；第三次机会在着火之后，即便发生失火的情形，在1～2分钟之内，还是可以扑灭的。为了能够迅速灭火，请将灭火器、消防水桶经常放置在离用火场所较近的地方。

首先保护自己

要尽可能多地保存有生力量。地震发生在一瞬间，不容多考虑，应当机立断，先保护好自己，如果有可能顺便再保护别人。要记住：只有保存了自己，才有可能去抢救他人。还要注意自己脱险后，要先救活人，先救容易救的，然后再救难救的。总之要争取时间，在最短的时间内救更多的人。

不要慌张地向户外跑

地震发生后，慌慌张张地向外跑，碎玻璃、屋顶上的砖瓦、广告牌等掉下来砸在身上，是很危险的。此外，水泥预制板墙、自动售货机等也有倒塌的危险，不要靠近这些物体。

将门打开，确保出口

钢筋水泥结构等房屋，由于地震的晃动会造成门窗错位，打不开门，曾经发生有人被封闭在屋子里的事例。请将门打开，确保出口。平时要事先想好万一被关在屋子里，如何逃脱的方法，准备好梯子、绳索等。

地震时被废墟埋压怎么办

地震时，万一因为房屋倒塌或者家具倾倒而被埋压或被困在废墟内，要根据自身条件和所处环境，采取不同的自救措施，争取尽快脱离危险。

护住头、口、鼻

如果自己已经被埋在了废墟下面，千万不要惊慌。若手臂或其他部位还能够活动，应逐步清除压物，尽量使身体摆脱被压的状态，设法脱险。不能脱险时，应在嘴和胸的部位，掏出一定空间，保证呼吸，保护好头部和鼻子、嘴，以免受伤和让灰土进入呼吸道。有湿手巾、衣服或其他布料时，尽量用来捂住口鼻，避免因粉尘呛闷造成窒息。解除被压状态后，如果受伤则要想办法包扎。

不要大声呼喊

被埋压后，千万不要大声呼喊，尽量减少体力消耗，你坚持的时间越长，获救的可能性越大。须知被压在里面的人听外面的声音清楚，里面发出的声音外面却不易听见。要积蓄体力，听到外面有人时再大声呼救。

积蓄水源节省使用

水是维持生命所必需的。地震后受困在封闭空间时，要千方百计找水。没有水要找容器保存自己的尿液饮用；没有尿要找湿土吮吸。要作较长时间被困住的打算，液体只做润唇、小饮，而绝不可大喝。如果困在里面时间过长，就要找一切可能吃的东西充饥。

扩大和稳定生存空间

地震被埋后，如果手和胳膊能动，一定要尽快用砖块为自己支撑一个“天花板”，这个很重要，因为地震往往还伴随着余震，想方设法保护自己是必需的，可以用棍子给自己捅出一个出气孔，以防止窒息。

创造逃生条件

地震受困后，只要能动，就要想方设法钻出去。要寻找可以挖掘的工具，如刀子、铁棍、铁片等用来挖掘废墟。要凭眼睛和耳朵、感觉找准逃生方向：哪里可以看到光线就说明距离短；哪里可以听到声音就说明距离近；哪个方向感觉风大就说明距离近等。

坚持就能胜利

只要能坚持下去，生存概率还是很高的。

第71课

如何在洪水中逃生自救

在各种自然灾害中，洪水最常见且危害又最大。洪水出现频率高，波及范围广，来势凶猛，破坏性极大。洪水不但淹没房屋和人口，造成大量人员伤亡，并淹没农田，毁坏农作物，破坏通信与交通设施。

注意防洪信息，事先做好准备

洪水不是突然袭击的，它需要连续的暴雨酝酿，当你感觉自己的城市连续下雨很多天，雨量远远超过了平常的量，这时候就需要留意气象预报，留意相关的新闻。一旦政府发出洪灾预警，立即着手准备防洪措施，或者逃生自救。

孩子们多在夏季暑期出游，而此时恰好是暴雨洪水多发期，所以家长们应该格外注意，带孩子出游要避免在低洼地带、山体滑坡威胁区域活动。如果在山村居住，夏初要对房前屋后进行检查，留心附近地质变化，看是否有危险迹象。

洪水马上来临时，可以根据当地电视、广播等媒体提供的洪水信息，结合自己所处的位置和条件，冷静地选择最佳路线撤离，避免出现“人未走水先到”的被动局面。在决定要撤离住地时，要认清路标，明确撤离的路线和目的地，避免因为惊慌而走错路。

如果所住房屋在城市中处于低洼处，而且所建年代比较久远，一旦收到洪水预警后要提前准备好救生物资，备足速食食品等其他可食用几天的食品，准备足够的饮用水和日用品。平常要自备防水、排水设施，如帆布、编织袋、沙石、木板、抽水泵等。救生衣是必须要有的，当洪水来袭时，就算会游泳也难挡水流的冲击，而救生衣则会让你一直浮在水面。在洪水来临前扎制木排，搜集木盆、木材、大件泡沫塑料等适合漂浮的材料，加工成救生装置以备急需。

将不便携带的贵重物品作防水捆扎后埋入地下或放到高处，票款、首饰等小件贵重物品可缝在衣服内随身携带。保存好尚能使用的通信设备。

如果不会游泳，最好周末的时候前往游泳馆学习。洪水来袭时，会游泳虽说不一定能救人一命，但至少能帮你摆脱对水流的恐惧，并做出合理的应对措施。在危急时刻，稳定的情绪极为重要。

洪水来袭如何逃生自救

洪水并不可怕，可怕的是不会自救。如果我们在城市中遇到洪水该如何自救呢?

❶洪水到来时，你若来不及转移，要就近迅速向山坡、高地、楼房、避洪台等地转移，或者立即爬上屋顶、楼房高层、大树、高墙等高的地方暂避。尽快和救援人员取得联系，等待救援。

❷如果你感觉到洪水在不断往上涨，自己所处的位置难以继续自保，则要充分利用准备好的救生器材逃生，或者迅速找一些门板、桌椅、木床、大块的泡沫塑料等能漂浮的材料扎成筏逃生。

❸不要爬到用泥砌起来的屋顶上，这种房屋一旦被水浸湿，很容易倒塌，一定要想办法站在结实的房屋上。

❹如果无奈被卷进洪水里，一定要尽可能抓住固定的或者漂浮着的东

西，寻找一切可能逃生的机会进行自救。

❺发现高压线铁塔倾斜或者断了的电线，务必要迅速远远避开，以免触电或者因为“跨步电压”而触电伤亡。

❻即使你会游泳，而且算个高手，也尽量不要下到洪水中，以免碰到暗流或者是旋涡。

❼洪水过后，要做好各种卫生防疫工作，预防疫病。

被洪水围困怎么办

一旦被洪水围困，首先要想到保存自己的体力，不要盲目大声呼救，听到有人活动时，用砖、铁管等物敲打墙壁，向远处传递消息，当确定不远处有人时，再呼救。如能找到代用品和水，要节约使用，尽量延长生存时间，等待获救。

被洪水围困时自救很重要，可以用床板、门板、箱子、脸盆、桶、废弃轮胎的内胎等可漂浮物自制救生设备。逃生前要多收集些食物、发信号用具（如哨子、手电筒、颜色鲜艳的旗帜或床单等）。

如洪水没有漫过头顶，且周边树木比较密集，可考虑用绳子逃生。找一根比较结实且足够长的绳子（也可用床单、被单等撕开替代），先把绳子的一端拴在屋内较牢固的地方，然后牵着绳子走向最近的一棵树，把绳子在树上绕若干圈后再走向下一棵树，如此重复，逐渐转移到地势较高的地方。

无法自救的情况下，要设法尽快与当地政府防汛部门取得联系，报告自己的方位和险情，积极寻求救援。

第72课

遭遇雷电天气莫惊慌

雷击是由雷雨云产生的一种强烈放电现象，电压高达1亿伏特～10亿伏特，电流达几万安培，同时还放出大量热能，瞬间温度可达1万摄氏度以上。其能量可摧毁高楼大厦，能劈开大树，击伤人畜。对于雷电，孩子有天生的恐惧，因此在给孩子讲解雷电知识的同时，要正确教会孩子在雷电区域或季节应当注意的事项。

雷电灾害时在室内的注意事项

❶雷雨天应关好门窗，防止球形雷窜入室内造成危害。

❷闪电时尽量不使用电器，最好拔掉电源插头；不要打电话；不要靠近室内的金属设备如暖气片、自来水管、下水管；要尽量离开电源线、电话线、网线等金属线缆，防止这些线路和设备对人体的二次放电。

❸不要穿潮湿的衣服，不要靠近潮湿的墙壁。

❹应尽量留在室内或车内，并关好门窗；不要进行室外劳作或运动。

❺打雷闪电时不宜淋浴洗澡，因水管与防雷接地相连。住高层的，还要注意关闭门窗，预防雷电直击室内。打雷闪电时告诫孩子不要把头或手伸出窗外。

雷电天气时在室外的注意事项

❶雷雨天气尽量不要在旷野行走，外出时应穿塑料材质等不浸水的雨衣；不要用金属杆的雨伞。

❷雷雨时如果身在空旷的地方，应该马上蹲在地上，这样可减少遭雷击的危险。不要用手撑地，这样会扩大身体与地面接触的范围，增加遭雷击的危险。双手抱膝，胸口紧贴膝盖，尽量低头，因为头部最易遭雷击。

❸远离各种天线、电线杆、高塔、烟囱、旗杆、铁丝网、建筑物的避雷针及其接地引线。原则上说，雷电期间应尽量回避未安装避雷设备的高大物体，如高塔、大吊车、开阔地的干草堆和帐篷等，也不要到山顶或山梁等制高点去，更不要靠近避雷设备的任何部分。

❹如有条件，应进入有防雷设施的建筑物或金属壳的汽车、船只，但有帆布的篷车、拖拉机、摩托车等在雷雨发生时是比较危险的，应尽快远离。尽量离开山丘、海滨、河边、池塘边，尽量离开孤立的树木和没有防雷装置的孤立建筑物，铁围栏、铁丝网、金属晒衣绳附近也很危险。

❺人在遭受雷击前，会突然有头发竖起或皮肤颤动的感觉，这时应立刻躺倒在地，或选择低洼处蹲下，双脚并拢，双臂抱膝，头部下俯，尽量缩小暴露面即可。

❻不要在楼顶或树下避雨。如果身处树木、楼房等高大物体附近，应该马上离开。如果来不及离开高大的物体，应该找些干燥的绝缘物放在地下，坐在上面，采用下蹲的避雷姿势，注意双脚并拢。在雷雨天应远离大树，并尽可能下蹲，双脚并拢，双手合拢切勿放在地面上。千万不可躺下，因为躺下虽然高度降低了，却增大了“跨步电压”的危险。水能导电，所以潮湿的物体并不绝缘。

❼可以利用山洞、防空洞等掩体。但不要挤在入口处，如果人多，应尽

量分散开。因为这些地方会成为火花隙，电流从中通过时产生电弧可以伤人。但深邃的山洞很安全，应尽量往里面走，尽量躲到山洞深处，你的两脚也要并拢，身体也不可接触洞壁。

❽远离铁栏及其他金属物体。并非直接的电击才足以致命。闪电击中导电体后，电能是在瞬间释放出来的，向两旁射出的电弧远达好几米。此外记住，不要使用手机。

❾空旷地带和山顶上的孤树和孤立草棚等应该回避，因为它们易遭雷击，这时如在其中避雨是非常危险的，尤其是站在向两旁伸展很远的低枝下面。但是，如果野外有片密林，一时又找不到其他避雷场所，那么也可以利用密林来避雷，因为密林各处遭受雷击的机会差不多。这时只要不站在树林边缘，最好选择林中空地，双脚合拢，与四周各树保持差不多的距离就行了。

❿不要在水面和水边停留。在河里、湖泊、海滨游泳，在河边洗衣服、钓鱼、玩耍等都是很危险的；如果你在江、河、湖泊或游泳池中游泳时，遇上雷雨则要赶快上岸离开。因为水面易遭雷击，况且在水中若受到雷击伤害，还会增加溺水的危险。另外，尽可能不要待在没有避雷设备的船只上，特别是高桅杆的木帆船。

⓫在雷雨天气赤脚行走或避雨，会加大被雷击的可能性。贪玩的孩子应该立即穿上鞋子，或者在脚底垫上塑料等绝缘体，尽快进屋躲避。

电击或雷击的救援

发现有人被雷击或者电击时，孩子首先要注意判断是否有能力救援，如果在户外雷雨天，自己没有能力搬动被雷击者，那么，迅速向周围进行求援，请成年人帮助救援。

在室内发现有人被电击时，应当火速切断电源，立即拉下电闸门或关闭电源开关，拔掉插头，使触电者很快脱离电源。如果没有办法迅速切断电源，可以利用竹竿、扁担、木棍、塑料制品、橡胶制品、皮制品挑开接触触电者的电源，使触电者迅速脱离电源；如触电者仍在漏电的机器上时，赶快用干燥的绝缘棉衣、棉被将触电者推拉开；未切断电源之前，抢救者切忌用自己的手直接去拉触电者，这样自己也会立即触电。

第73课

大风天气中的自我防护

春季经常出现大风扬尘天气，对人的健康会造成一定危害，特别是孩子，相比成人抵抗力较差，如果不注意保护，会引起多种疾病，特别是对眼、鼻、喉、皮肤等直接接触部位的损害较为明显。大风除了对人的健康造成影响，大风天气中外出更增加了危险概率，一定要做好防护措施，尤其要提醒上下学的孩子保护好自己。

刮大风时避开危险地段

中国气象观测业务规定，瞬时风速达到或超过17米/秒（或目测估计风力达到或超过8级）的风为大风。有大风出现的一天称为大风日。大风会毁坏地面设施和建筑物；海上的大风则影响航海、海上施工和捕捞等作业，危害甚大，是一种灾害性天气。

小学生上下学难免会碰到大风或强风天气，所以家长应该提醒孩子大风天气做好防护，避开危险地带，最好不要骑自行车，因为在大风天气中，顺风虽不会对骑车造成太大危险，但是一旦逆风骑行，有可能被大风刮倒，造成身体损伤。

刮大风时，一定要避开危险地段。那么，什么样的地段危险呢？

❶不要进入高层建筑之间的狭长通道。注意走路、骑车时少走高楼之间的狭长通道。因为狭长通道会形成“狭管效应”，风力在通道中会加大，不仅给通过其中的行人带来一定的危险，还易出现高空坠物，有可能造成摔伤的危险。

❷尽量远离危旧房屋、广告牌、腐朽树木等。有的广告牌由于安装不牢，在强大风力的作用下有可能掉落；而一些老树枝干已经枯死，根基不牢，也有可能在大风天气中断裂，对行人造成危险。因此请不要在这些地点停留。

❸不要去施工工地附近。施工工地的物品相对缺少固定措施，更易被大风吹散。因此应尽量远离施工工地，若无法避开应快速通过，避免被建筑器材或材料砸伤。

❹不要紧贴墙面老化的大楼、摆有杂物及有悬挂物的居民楼。建议家长们要提前做好防范，定期检查自家窗户、空调支架是否牢固，及时清理阳台、窗台上容易被风吹掉的物品。这样不至于在大风天气中引起高空坠落砸伤行人。

大风天气学生上下学注意事项

出门前预防

预防胜于治疗。大风天气可以给孩子含润喉片，保持咽喉凉爽舒适；滴几次润眼液以免眼睛干燥；有鼻出血的情况可以经常在鼻孔周围抹上几滴甘油，以保持鼻腔的湿润，防止毛细血管破裂引起出血。

要戴帽子

帽子的作用非常多，孩子冬天戴帽子能够抵挡寒气对头部的侵袭，夏天戴帽子可以遮阳避暑，大风天气里戴帽子可以适当为孩子遮住迎面而来的沙尘，防止头发和身体的外露部位落上尘沙，解决皮肤瘙痒给人们带来的不快。

准备好口罩

口罩的主要功能是为了防止外界有害气体吸入呼吸道，戴口罩可以有效地防止口鼻干燥、喉痒、痰多、干咳等。所以，孩子上学尽量将口罩带在身上，如果是好天气可以不用戴，但是遇到大风天气，风沙肆虐的时候，口罩就起到了很好的遮挡风沙的作用，且戴起来并不是很费劲儿，一般大小的孩子都能自己操作。

出门穿外套

家长可以根据天气状况，给孩子带不同薄厚的外套。风大的时候，不管是乡村还是城市，漫天飞舞的不只是塑料袋垃圾，还有花粉、柳絮之类的东西，有的孩子出门穿短裤短袖，可晚上回到家又不好好讲卫生，那么他的身体上一定会残留很多细菌，所以，上学和放学路上适当穿一件外衣，可以减少皮肤对那些过敏原的直接接触。

带上消毒湿巾

大风天气肯定不可避免地一身灰尘，孩子到了学校，会聚在一起，那么细菌便会相互交叉传染。孩子在学校还要喝水，灰尘细菌等就可能被喝进肚子里。而在学校，孩子不可能在喝水之前用香皂仔细洗手，所以给孩子兜里揣一包消毒湿巾是不错的选择。

及时补充水分

风大干燥，要注意水分的补充，多喝水。另外，带上水可以顺便漱漱口，清理一下不小心吹进口腔里的风沙脏物。有些家长会给孩子带饮料，自榨的果汁可以偶尔带一次，外面小商店买的饮料一定不要让孩子带去当水喝，最安全最好的饮品肯定是白开水，孩子一定要习惯喝白开水。

远离危险地段

告诉孩子尽量避开建筑物下面的路，大风会将楼上的物件刮下来，砸伤路上行走的人。每年广告牌被大风刮下砸车砸人的事件都会有，而且很严重，所以，家长们要告诫孩子走路时一定要避开楼下面、广告牌下面，如果一定得经过，要多留神，快速通过。

不准孩子在路上进食

一到放学时间，孩子就喜欢冲向学校附近的超市里，买各种各样的小零食，薯片、豆干、果汁、冰激凌……买完后当场撕开包装，边吃边走回家去。这里先不说孩子吃的这些小食品安全与否，大风天里边走边吃就不对，大风里夹裹着脏的沙子、树叶、飞絮，难免被一起吃进肚子。所以孩子不能在路上边走边进食。

尽量不打雨伞

下雨当然要打伞，但是，如果下雨同时刮起大风的话，学生们不要打伞。雨伞根本不能防大风，风会将雨伞吹得东倒西歪，遮挡孩子的视线，而且，孩子们为了防止雨伞被大风刮跑，会双手紧紧抱住雨伞，过马路时这样做会很危险。不如给孩子穿件雨衣，风雨都防住了。

大风天里灰尘、细菌肆意流动，孩子的皮肤都很娇嫩，极易沾上细菌。因此，孩子上下学或外出时做好防护工作，每天回到家后要做好皮肤的清洁工作。此外，换季时节伴随大风天气的气温变化会使人体抵抗力下降，增加感冒风险，需要及时增减衣物、勤洗手。

第74课

雾霾天气中的自我防护

雾霾是一种自然现象，是雾和霾的组合词，也称为灰霾。中国气象局对于雾霾是这样定义的："大量极细微的干尘粒等均匀地浮游在空中，使水平能见度小于10千米的空气普遍有混浊现象，使远处光亮物微带黄、红色，使黑暗物微带蓝色。"随着空气质量的恶化，雾霾天气现象出现增多，能见度小于10千米的就属于雾霾现象，5千米～8千米属于中度雾霾现象，3千米～5千米属于重度雾霾现象，小于3千米则是严重的雾霾现象，危害加重。

雾霾对孩子的呼吸系统危害最大

中国工程院院士、广州呼吸疾病研究所所长钟南山强调，浓雾缠绕、能见度非常低的天气会对人体健康产生影响。雾霾的组成成分非常复杂，包括数百种大气颗粒物。其中危害人类健康的主要是直径小于10微米的气溶胶粒子，它能直接进入并黏附在人体上下呼吸道和肺叶中，引起鼻炎、支气管炎等病症，长期处于这种环境还会诱发肺癌。

雾霾笼罩时气压较低，空气中的含氧量有所下降，这时易感到胸闷。潮湿寒冷的雾和霾，还会造成冷刺激，导致血管痉挛、血压波动、心脏负荷加重等。

雾霾会危害儿童的肺

雾霾天对儿童呼吸系统影响最大，这已成为多数人的共识。呼吸系统与外界环境接触最频繁，且接触面积较大，数百种大气颗粒物能直接进入并黏附在人体上下呼吸道和肺叶中，并且大部分会被人体吸入。灰霾中混杂着有害物质，对人体健康产生直接危害，同时，也会诱发一些相关的疾病，主要是呼吸道感染以及过敏性疾病。

雾霾会增加患佝偻病的可能性

维生素D对儿童健康成长有重要作用，它能促进钙的吸收，如果缺乏维生素D，可能会导致佝偻病；维生素D还有利于儿童免疫系统成熟。晒太阳是儿童获取维生素D的一个主要方式，它能帮助皮肤中的物质转化成活性维生素D。雾霾天气把太阳遮住了，孩子完全接触不到太阳光照，就会影响体内维生素D的正常含量。

雾霾会让儿童倦怠无力

雾霾天能影响孩子体内激素的水平，当某些能保持活力的激素分泌量减少时，家长会觉得孩子非常倦怠、无力、不活泼，甚至食欲不振等。

如何减轻雾霾天对孩子的侵害

雾霾的形成是复杂的，危害也是严重的，治理雾霾需要全社会的通力合作。但是，和雾霾共处，还是长期的。作为孩子的保护人，在面对雾霾时，家长应该怎样做才能更好地保护孩子少受雾霾的侵害呢？

❶如果孩子是敏感人群，或者有呼吸系统和心血管疾病，家长一定要密切关注空气质量，关注雾霾，及时调整孩子的活动方式和出行计划。雾霾来袭时，即使身处室内也不要完全放松，因为人体代谢等因素也会导致空气污染，24小时门窗紧闭也不卫生，要选择合适的时间适当通风。

❷雾霾天气少开窗，不主张早晚开窗通风，最好等太阳出来再开窗通风。室内还应开启空气净化器。雾霾天即便门窗全闭，若不采取净化手段，室内PM2.5的浓度至少有室外的1/3，因此，正确使用空气净化器很有必要。注意保持净化器周边环境的整洁干净，净化器开启时间不要短于半小时，尽量摆在离人近的地方。

❸外出活动回家后必须清洗裸露在外的皮肤。空气中的颗粒会吸附在任何裸露的皮肤区域，它不仅会造成皮肤老化，也会通过皮肤吸收。因此，及时清洁是非常必要的，在洗脸洗手的同时，清理鼻腔和口腔等都会有一定效果。

❹上下学要戴口罩。雾霾天出门上下学必须戴口罩，这样可以有效防止粉尘颗粒进入体内。普通的口罩只能过滤空气中的大颗粒，不能过滤真正的PM2.5小颗粒，起不到防雾霾作用，所以必须选择专业的防雾霾PM2.5口罩。

❺适量补充维生素D。冬季雾多、日照少，由于紫外线照射不足，人体内维生素D生成不足，有些人还会产生精神懒散、情绪低落等现象，必要时可补充一些维生素D。

❻饮食清淡多喝水。雾霾天的饮食宜选择清淡易消化且富含维生素的食物，多饮水，多吃新鲜蔬菜和水果，这样不仅可补充各种维生素和矿物质，还能起到润肺除燥、祛痰止咳、健脾补肾的作用。少吃刺激性食物，多吃些梨、枇杷、橙子、橘子等清肺化痰食品。

给孩子戴防雾霾专业口罩

雾霾不利于空气中污染物的扩散，加上雾霾天气压低、空气流通差、可吸入微尘增多等原因，这些污染物会刺激呼吸道，引起咳嗽等不适，从而诱发咽喉炎、气管炎、结膜炎等疾病。与此同时，雾霾天中的可吸入颗粒、二氧化硫等污染物是诱发哮喘、慢性支气管炎的主要因素。因此雾霾天气，外出佩戴口罩是必不可少的，但佩戴口罩有一定讲究，家长应该给孩子佩戴专业的防雾霾口罩。

棉布口罩、纱布口罩等都无法阻挡小颗粒的尘埃，有的甚至连粗大颗粒都过滤不了，不适合防雾霾佩戴。专业的雾霾口罩能够有效地防范雾霾颗粒和各种病菌，阻隔95%的PM2.5颗粒，同时也可以隔绝细菌和病毒的侵害。但是值得注意的是，有些专业的雾霾口罩戴起来容易造成呼吸困难，觉得呼吸不顺，患有呼吸系统疾病和心血管系统疾病的患者，在佩戴前最好咨询一下医生意见。

如何正确佩戴口罩很多人都不清楚，以为盖住口鼻就不用担心了，其实也是有很多注意事项的。一般口罩的使用，必须大小适合，戴的方式也必须正确，口罩才会有效。市面上售卖的口罩一般分成长方形和杯状两种。长方形口罩至少要有三层纸的结构才能有防护的作用，使用者要把口罩上的铁丝按紧在鼻梁上，再顺着鼻梁将整个口罩摊开来，才能发挥效能。

戴口罩前要洗手，然后取出独立小包装袋里的口罩，先系紧固定口罩的绳子，头带分别绑于头顶后及颈后，使口罩紧贴面部，口罩应完全覆盖口鼻和下巴。以医用口罩为例，最上面有一条可以弯曲的金属条，戴好后应该用手指按压金属条，使口罩紧贴鼻翼两侧和脸颊，再用手拉扯口罩下缘，使之与下巴贴合。很多人戴口罩时很随意，常把鼻孔露在口罩的外面，或是把口罩挂在下巴、耳边，这些方法都是不对的。口罩的位置应该在眼眶之下，能够遮住口鼻，这样才可以起到相应的作用。如果把口罩挂在下巴、耳边，很容易让口罩里层沾染到灰尘、细菌，反而起不到保护的作用。

一副口罩不宜使用太久。有些人的口罩已经被热气、唾液等弄湿了，可还坚持佩戴，这是不可以的，要知道，已经被弄湿的口罩，它的透气性就不好了，阻隔细菌的作用也会降低，所以口罩需要戴一段时间后及时换新。一次性医用口罩应每天更换，不能重复使用，可重复使用的口罩应每天清洗。

口罩不可相互换着戴，必须专人专用，以免交叉感染。如果发现损坏、脏污、潮湿或呼吸不顺畅时，应该立刻更换口罩。

使用过的棉布口罩用水煮沸再清洗更为安全。清洗棉布口罩可以用肥皂揉搓，然后用清水漂净，再在太阳底下暴晒，这样能起到杀菌消毒的作用。也可以用肥皂揉搓后，再用清水漂净，然后放到微波炉里转两分钟进行消毒。

第75课

如何从爆炸现场安全逃生

焦点案例

2015年10月10日中午，安徽芜湖一家小吃店发生爆炸，爆炸瞬间引发大火。事发后，小吃店老板娘逃离险境，情绪激动，一直在哭。

当时小吃店里正值用餐高峰，人比较多，爆炸引起火灾，许多人看不清出口位置，沿着楼梯跑上了二楼，却发现二楼窗户封闭，木质楼梯烧坏，无法逃生。

现场目击者称，小吃街平时吸引了周边很多学校的学生过来吃饭，事发时可能有多名学生在吃饭，"死者中可能有学生，被救出来时已经辨认不出了。"此次爆炸造成了现场17人死亡，二楼有一人被大火烧焦，身份无法确认。不幸遇难的学生家属已经崩溃。

面对爆炸产生的滚滚浓烟和熊熊烈焰，只要冷静机智运用自救和逃生知识，就有极大可能拯救自己。因此，掌握一些自救要诀，困境中也许就能获得第二次生命。

爆炸现场逃生攻略

爆炸现场一：饭店煤气爆炸

针对液化气罐爆炸事件，消防工作人员提醒大家提高安全意识，科学防范，最重要的是加强煤气使用的安全意识，防患于未然。使用煤气或天然气之后别忘了关紧阀门。

当闻到浓重的煤气味，首先要寻找味道的来源，打开门窗，稀释有毒气体。这时注意轻易不要开灯，不要打明火，及时报警。在报警过程中要注意，尽量远离气味浓重的地方再报警，因为手机或电话也会在接通时引起爆炸。

当发生煤气爆炸时，可根据情况处理，如果是气体泄漏造成煤气罐或天然气管道外体燃爆，应该立即关闭阀门，再采取灭火措施。如果罐体爆炸或天然气管道爆炸，这种情况就十分危险，应立即离开现场。如果是邻居家发生爆炸，楼下的邻居，可以往楼下跑，如果是楼上的居民，则尽量不要从发生事故家的门前经过，寻找其他通道离开，如果没有，可根据形势，先向高层转移，等待救援。

家长需要提醒孩子，爆炸事故发生之后，不应好奇围观，一是可能会妨碍消防人员、医务人员和警务人员处理事故现场；二是事故发生之后，建筑体或其他物体可能会发生变形或松动，很多不确定因素都存在着危险性，容易造成伤害。

爆炸现场二：公交自燃爆炸

公交车自燃前总会有些前兆，比如有焦味、煳味等异味。这时乘客应提醒司机停车检查。如果刚刚出现火苗，要冷静处置，及时用灭火器灭之。

一旦发生猛烈的火苗窜起，那就要第一时间逃命，不过乘客需保持镇静，千万不要乱了秩序。如果门窗不能打开，得赶紧用求生锤或者钝器将门窗敲碎，或者干脆用女性穿的高跟鞋敲，也可用脚踹，达到将门窗击碎逃生的目的，甚至还可以将车顶的天窗使劲儿向上托，从这里爬到车顶逃生。如果发现身上起火了，最好先把衣服脱下来蒙住头部再跑，这样既可以减轻一氧化碳的侵扰，还可以有效消除身上的火苗隐患。

爆炸现场三：飞机起火爆炸

飞机起飞后的6分钟和着陆的7分钟内，最容易发生爆炸、失控、冲出跑道等意外事故。航空分析人士指出，有时候，乘客以为自己没有生还的希望，因此坐以待毙。但实际上，如果他们知道该怎么做的话，在飞机起飞和着陆意外中生还的概率相当高，飞机失事后一分半钟内是逃生的“黄金”时间。对乘客来说，最重要的是要知道最近的紧急出口的位置，乘客在登机以后应该数一数自己的座位与出口之间隔着几排。这样，如果机舱内充满了烟雾，乘客仍然可以摸着椅背找到出口。在着陆时做好适当的准备。这时候，不应该坐靠在位置上，而是应该双手交叉放在前排座位上，然后把头部放在手上，并在飞机着陆之前一直保持这个姿势。飞机停下之后，尽快走向出口，同时尽量保证安全。因为大火和有毒气体可能很快充满整个机舱。

爆炸现场四：危险化学品爆炸

一般来说，遇到这种突然爆炸，很少有人能够保持镇静。这种时候原则只有一个：向上风方向快速撤离，一定要牢牢记住这一条。如果爆炸的位置在你的上风口，尤其要注意：一般下意识就是背对爆炸点的方向跑，如果爆炸后的气体有毒，这样始终会在毒气的前进线路上。正确的方式是绕开爆炸点，然后向上风口撤离。当然，其他一些安全常识也是实用的，比如不要沿着沟跑，因为大多数有毒气体比空气更重，会在地势低的位置聚积。

爆炸逃生注意事项

面对突如其来的灾难，普通人很难保持镇静，但也并非完全束手无策。如果灾难就发生在我们身边，应该如何自我保护从而减少伤害？

迅速撤离不要围观

一般情况下，大爆炸不可能只爆炸一次。不要因为躲过一次爆炸或者自认为离爆炸地点较远就以一种好奇的状态围观，这是很危险的。因为二次爆炸的威力不一定弱于第一次甚至可能有过之而无不及，爆炸的冲击波以及一些炸出的碎片很可能对围观的人造成损伤。

千万不要尝试灭火

大爆炸发生时，普通人员应该迅速撤离，跑得越远越好。因为这种爆炸必须要专业人员去处理，里面可能有化学物品，不能用水去灭。普通人怀着一种见义勇为的心态跑去灭火，自己会受伤害，而且还可能于事无补。

不要乘坐电梯等电动代步工具

逃生时最好走安全通道。爆炸的冲击波会对电力系统造成极大的破坏作用，一些电梯等电动代步工具会停止运行，所以千万不要在爆炸火灾发生的时候乘坐电梯逃生，要不然因为突然停电导致困在电梯里，很可能因此错过最佳的逃跑时间。

逃跑时带上必备物品

如果来得及，逃跑的时候最好带上一些必需物品，以便逃离后的求生工作，例如手机，逃离到安全区之后，打电话报警以及给家人报平安。钱，如果逃离的时候受伤，可以靠这些钱以便应急之需。衣物，逃跑后自身的衣物肯定会有所破损，带些衣服便于更换。大件物品不要带走，逃的时候累赘大，影响逃跑效率，衣物尽量小件，太大的就不要带了。

湿毛巾遮住口鼻

逃生时应该弯腰前行，因为污染物的密度一般比空气小，会飘在上面，所以弯腰前行可以减少更多的烟尘进入体内。一般爆炸都是一些可燃物体或者化学物品的爆炸，加上爆炸引发的火灾出现的浓烟对鼻子具有极大的刺激作用，所以在逃跑的过程之中，最好是将毛巾或者衣物用水浸湿捂住口鼻逃跑。

不要在建筑物下方逃离

逃跑时要注意周围建筑物情况，如有不稳得迅速远离。爆炸的冲击波有时候会导致建筑物上的玻璃碎裂落下，如果在建筑物下逃离很容易被建筑物落下的碎玻璃甚至石块砸到，危及自己的生命。除了建筑物之外，一些电线杆、路灯等东西都得远离，以免它们被冲击波击倒而砸到自己。

从上风口方向逃离

上风口就是风吹来的方向，从上风口逃离就相当于是逆风而行，这样由于风的阻力可以减慢，甚至消除爆炸冲击波的力量以及一些随冲击波而来的碎石块，降低受伤的概率，但是要注意的是，不要正对着爆炸方向逃离，这个方向威力大，可能伤到自己。

安慰好孩子

相对于大人来说，孩子的承受力更差，一些具有刺激性的伤害很可能影响到心理，甚至伴随终生，所以父母应该给予孩子足够的安慰，不要让孩子看到不该看的，逃离危险之后，尽快哄其睡觉，不要让其回想发生的事情。

第76课

浓烟才是火灾现场的真正凶手

焦点案例

2011年9月，东莞市长安镇锦厦社区环村东路一废纸打包厂起火，着火面积约750平方米，事故造成3人死亡，6人受伤。

据旁边建材店一目击者称，起火是在半夜，很大的火，不过很快就扑灭了，但烟很大。大门打开后，有很多人跑出来。经统计，伤者大部分都是吸入过多的浓烟，烧伤的很少，只有一名工人的腿部有些灼伤。该废纸打包厂的老板夫妇不幸遇难，起火夜里，他们就住在卷闸门附近的值班室，起火后屋内停电，卷闸门无法打开，二人吸入浓烟过多死亡。

说到火灾中有人遇难，很多人第一反应就是“被烧死的”，“凶手”应该是火，但事实恰恰相反，背后的浓烟才是真正的“凶手”。

相关部门曾对火灾死者做过统计，结果表明，火灾伤亡者大多是因吸入烟雾所致，其中吸入烟雾直接窒息致死的，可占死亡总数的50%～70%。而更多数死于火灾者，是先吸入烟雾窒息而丧失逃生能力，最后在火场窒息或者被烧死。

火场真正的致命元凶是烟雾

火灾发生时，现场有火也有烟，烟和火哪个厉害呢？是烟。吉林中百大厦发生的一起火灾，死亡53人。当消防队员清理现场时发现，有29具尸体没有被烧伤的痕迹，他们全部被烟呛死。

火灾烟雾为何成为危害生命的元凶？这与火灾烟雾成分有着密切关系。燃烧消耗了火场的氧气，使空气中氧浓度急剧下降，人在这种低氧的环境中，短时间内就会造成呼吸障碍、失去理智、痉挛，甚至窒息死亡。使人短时致死的氧含量是6%，在着火的房间内，氧的最低含量只有3%。

不仅如此，燃烧还产生了很多窒息性气体和刺激性气体（常见的如一氧化碳、二氧化碳），甚至还有有毒气体，达到一定浓度，就会迅速使人丧失基本活动能力，成为火灾受害者。“没有经历过那种环境的人很难想象这样一种情形：身处火场，即使意识清醒，即使知道推开门就可以逃生了，但身体偏偏不听使唤，就缺最后一把力。”既缺氧，又有毒，火场中的人想挪动一步都非常困难。

烟的密度比较轻，进入房间之后会沿着天花板开始往下走。所以在晚上无论是自己家还是邻居家发生险情，我们躺到床上一开始可能根本感觉不到烟的存在，当浓烟下降到床的位置的时候已经来不及了。

一旦出现险情，无论你所住的楼房有多高，也不管你自己住在第几层，一定要向下跑。因为烟是往上的，它的速度是3～4米/秒，当大火发生的时候我们并不知道这个火能烧多长时间，也不知道这个烟能进入这个大楼的哪个房间哪个角落，所以我们只有选择往下，出去才是最安全的。

选择往下跑时一定要走楼梯，因为电梯是被电控制的，发生火灾时肯定会断电，如果人在电梯里那就出不来了，到时候会被烤死。走楼梯时会看到每层都有一个门，这个门叫防火门、防烟门或安全门，平常应该是关着的。如果楼下一旦着火的话，这个楼梯就会很快变成一个烟囱，如果你楼上的每个楼层的门都是开着的话，这个烟会很快进入这个大楼的每个楼层，所以平常如果发现这个门是开着的话一定顺手把它给关上，只有关上才可以起到防火防烟的作用。

在向下逃生的过程中，一定要做一个救命的动作，用手背放到门板上感觉一下温度。防火门都经过高温防火处理，当它背面的温度达到800℃～900℃的时候，正面只有50℃～70℃，如果你把手放上去感觉很热很烫，它背面肯定是大火和浓烟，一定不要进去。100℃的水能将人烫伤，那么800℃～900℃的现场温度会造成你瞬间的毁容或者消失。如果不热不烫，开一点小缝，看一下是不是有烟进来，如果没有烟，打开门看一下楼梯里是不是有小火，一定要确定这个通道是绝对的100%的安全，才可以从这里出去。

如果所有的出口都出不去了，只能躲起来等消防员来帮助。在选择躲避地点时，一般要遵循上二下一的原则，也就是说本层楼着火的话，楼上两层和楼下一层不要选，离火源越远越好。选好房间之后，关好门窗，如果房间有胶带或封条把小缝隙封住，没有胶带或封条怎么办？我们身上有面巾纸、餐巾纸、卫生纸、卷筒纸甚至是报纸，把它打湿了贴到门的四个边上，干了也不会掉下来，切记不要拿着纸往上塞，塞不住。做好这一切后迅速拨打119电话，说清楚自己的位置和当时发生的情况，等待消防救援。

浓烟逃生牢记三点

看不见的浓烟，比看得见的明火更可怕。所以，在火场逃生中，如何防烟直接决定着被困者能否获救。当你身处火场时，四周都是浓烟，消防专家提醒你记牢三点：

冷静

很多人见到火灾第一反应就是紧张、不知所措，但是为了逃生，你必须冷静，强迫自己不要慌，其实这也是为了平息呼吸，防止吸入过多的烟雾，为逃生保存实力。

爬行

发生火灾后，会产生浓烟，遇到浓烟时要马上停下来，千万不要试图从烟火里冲出，在浓烟中采取低姿势爬行。火灾中产生的浓烟由于热空气上升的作用，大量的浓烟将飘浮在上层，在火灾中离地面30厘米以下的地方还应该有空气，因此浓烟中尽量采取低姿势爬行，头部尽量贴近地面。

湿毛巾

用湿毛巾捂口，可以对空气中的烟雾起到过滤的作用，减少毒气入口，争取逃生时间。研究证明，一般毛巾折叠8层，对烟雾浓度的消除率可达60%。且湿毛巾比干毛巾的效果要好，能起到过滤及降温的作用，但其通气阻力比干毛巾大一些。使用时要捂住口和鼻，在穿过烟雾时一刻也不能将毛巾从口和鼻上拿开，即使只吸一口烟，也会使人感到不适，心慌意乱，丧失逃生信心。

CHAPTER 10

情绪安全篇

第77课

正确看待孩子逆反

焦点案例

孟欣，男，11岁，小学五年级学生，很聪明，数学成绩较突出，但其他成绩一般。他性格倔强，个性刚硬，自尊心特强，逆反心理十分严重，经常和父母、老师发生冲突、顶撞，有很强的抵触情绪。妈妈感觉自己越来越管不住孩子了，她越是反对的事情，孟欣越是要去做。孟欣的老师也说过这孩子不好管，特别倔强，每次老师批评他时，他就用眼睛直盯着老师，一副不服气的样子，甚至还和老师顶嘴。课堂上故意讲话，做小动作，老师点他名字，他还抵赖、不承认，课下完不成作业。因为一门成绩亮起了“红灯”。老师叫他到办公室，他死活不去，老师拉他，他就拼命抓住门或课桌，班主任找他谈话，他也是听过就算了，回到教室一如往常。孟欣的状态令妈妈和老师非常头疼。

6~8岁的孩子正处于成长过渡期，其独立意识和自我意识日渐增强，迫切希望摆脱家长和老师的监护，反对成人把自己当成小孩子，同时，为了表现自己的与众不同，总是对很多事情都持逆反的态度。这种叛逆心理如果不加以正确引导，其危害是非常大的，会导致孩子对人对事产生多疑、偏执、冷漠、不合群、对抗社会等病态性格，缺乏自信、意志衰退、工作消极、学习被动、生活萎靡等，进一步发展还可能向犯罪心理和病态心理转化，从而走向极端。家长不可忽视。

导致孩子叛逆的原因

6~8岁的孩子正处在接受家庭、学校和社会的初级教育阶段，在认识事物和看问题时常常会出现认识上的偏差，因而易与家长和老师的意向不同，当意向不一致时，彼此之间为了维护自尊，就会采取与对方的要求相反的态度和言行。他们往往把家长和老师的批评、帮助理解为与自己过不去，认为伤害了自己，因而就会表现出严重的敌对倾向。对于6~8岁的孩子表现更是强烈，他觉得自己已经长大了，是个“小大人”了，极力想挣脱父母的掌控，于是就变得处处喜欢跟大人“唱反调”。

孩子叛逆需要从主观和客观两方面寻找原因。

❶客观上的原因。家庭教育方式不当。平时父母和孩子的交流很少，在老师面前又要袒护孩子；有的家长只关心孩子的营养状况和学习成绩，而忽视孩子的思想教育，一遇到问题就一味地斥责、谩骂孩子。

学校方面，一些老师为追求教学质量，对学生的要求过高，增加学生的学习负担，并且把成绩作为考核标准。在孩子犯了错误时，老师不懂得考虑学生的内心感受，不能正确对待他所犯的错误，伤害了学生的自尊，有时老师在处理学生问题上态度不公正，激发了学生的不满。

错误的舆论氛围，小学生耳闻目睹的一些社会不良现象和学校同学的一些单纯的行为联系了起来，产生了错误的看法，老师又没有意识到，没有及时进行思想上的沟通和纠正。这些问题综合起来就导致了孩子的叛逆和不听话。

❷主观上的原因。小学生年龄小，思想不成熟，看问题容易产生偏见，认为与老师、家长对着干很勇敢，看作是一种英雄行为，因而盲目反抗，拒绝一切批评。他们往往不能严格要求自己，觉得自己长大了，能管理自己，可是自己又不能很好地驾驭和调节自己的心理状态，遇到问题和困难又不认真地分析，因此容易产生逆反心理。加之阅历和经验的缺乏，对事物的认知和现实偏差太大，明辨是非的能力较差，从而产生认识上的偏激、固执、片面和极端化。

如何化解孩子的叛逆情绪

孩子在两岁左右时就已经开始了自身成长过程中的第一个叛逆期，小学阶段算是第二个叛逆期了，第三个叛逆期是初中阶段。小学阶段是孩子心理和智力发展的关键时期，这一时期养成的习惯及自我认知能力，会对孩子的一生产生深远的影响，因此处理好孩子的叛逆行为尤为重要。

孩子的叛逆心理主要靠疏导和预防，可以从以下几个方面入手：

❶父母是孩子最好的榜样，作为父母，就要多和孩子进行情感交流。情感交流是人类的本能需求，和父母交流对孩子来说更具有强烈的愿望。这种情感的交流，不仅有利于孩子身心健康发展的需要，也是化解和避免孩子产生叛逆情绪的最佳渠道。家长在与孩子交流、沟通时，多注意说话时的态度和语气，运用一些技巧，讲究一下方式，心平气和地把自己的所见所思传递给孩子。父母也是孩子最直接的老师，因此父母在日常生活中的良好行为对于促进子女的心理健康是非常有用的，还有多陪孩子参加他们感兴趣的活动，以帮助他们平稳度过逆反期。

❷作为老师也要更新观念，改进教育方法，推陈出新，创造符合小学生

身心发展的新方法。对于逆反期的学生，要因人而异，采用感化、鼓励或是心理引导。学生都是有很强的自尊心的，老师一定要讲究方式方法，要明白学生都是可教育、可塑造的，应该用发展的眼光看待学生，要善于发现学生取得的每一点进步。学生犯了错误，只要改正了，就应该原谅，而不应总挂在嘴边。批评更应就事论事，不要总是翻旧账。

❸学校要强化素质教育，逐步形成良好而宽松的教书育人环境氛围。可以在学校开展一些具有积极和奉献意义的主题班会，让孩子学会互帮互助，让孩子确立自己的存在感，逐渐消除其逆反心理。

❹学校、老师、家长三方一定要共同协作，互相配合，齐抓共管，发现孩子的问题，老师一定要和家长多沟通，共同协助孩子解决。

面对孩子的叛逆情绪时，老师和家长能以有效的方式及时进行疏导，消除孩子的不良情绪，也能避免叛逆行为的再次发生。

第78课

离家出走的原因及预防对策

焦点案例

杨女士（化名）的儿子在白云区培英小学上一年级，国庆节当天她收到学校数学老师发来的信息，说孩子的数学学习跟不上，并且课堂表现不太好，建议家长在假期辅导孩子。收到信息，气愤的杨女士将老师反映的问题说给孩子听，并批评了孩子。当天，孩子并未表现出异常，不想第二天，在没有告知家长的情况下，孩子悄悄出门了。起初杨女士只当孩子去外面玩，结果到了下午仍然没有回家，家人才慌了，遂四处寻找。好在未酿成大祸，当晚孩子又自己回家了。

一年级的“萌娃”竟然也会离家出走，让人不得不反思，近年来未成年孩子离家出走的情况时有发生，并呈上升趋势和低龄化。虽然离家出走的孩子是个例，可是带来的影响却很大，孩子离家出走不仅对他们身心健康造成危害，也给自己的亲人带来了巨大的痛苦，同时也给社会治安带来了隐患，这一问题不容忽视，应引起高度重视，并连同社会相关部门采取措施，从根本上解决这一问题。

离家出走的原因分析

现在的小孩子接触的新事物多，他们虽然年纪小，掌握的信息量却很庞大，但他们思想还不成熟，还不具备明辨是非的能力，因此，稍微受点刺激或挫折就喜欢闹离家出走。

孩子离家出走的类型大致可分为四种：逃避型（家庭环境不和谐）、向往型（条件优越，缺乏教育）、报复型（对所受到的不公正对待进行报复以对抗家长）和盲从型（盲目跟从其他同学、朋友）。孩子平时被家人宠爱较多，稍有不如意就会受不了。

而孩子离家出走的原因，大多是对抗父母，其次是学习压力。

家庭教育方法和家庭环境的影响对于小学生成长非常关键，父母离异以及家庭关系不和谐会对孩子造成极大的副作用，享受不到家的温暖，体验不到父母的关爱，孩子甚至觉得自己成了多余的人。在这种情况下，父母还对孩子要求这要求那的，把过高的期望压在孩子身上，完全不顾孩子的承受力和感受，孩子没有了快乐，没有了自由，那重压之下，孩子就会“不辞而别”了。还有一部分“留守”儿童，生活在爷爷奶奶等的溺爱之中，对于孩子的教育势必力不从心，极易形成孩子不良的个性。

学校在教学上为了追求高质量，给孩子带来了各种课业负担，对于学习孩子就逐渐地产生了厌恶感；有些老师的教育方法陈旧，对稍微犯点错的孩子处理方法不当，又加上家校不配合，使学生情感屡屡受挫，对老师没有了信任，对自己没有了自信，也是造成学生出走的重要原因。

离家出走的预防对策

教育家苏霍姆林斯基说过：“每个孩子都有善良的志向和良好的愿望。当你处理儿童思想上、感情上、认识上的差距时，一刻也不要忘记每个孩子都有善良的志向和良好愿望。任何呵斥、任何威胁、任何想损伤儿童心灵的意图都是不容许的。”

预防小学生离家出走还是得从家庭、学校和社会方面来应对。家长要转变教育观念，首先要提高自身素质，用科学的方法教育孩子。不能溺爱孩子，过分娇惯，不利于培养孩子的品行；更不能把孩子扔给老人来管，要尽量创造一个良好的生活环境，让孩子感受到家的温暖和父母的关怀；要从孩子的角度出发，经常和孩子进行沟通，不要总把成绩和补课挂在嘴边，多陪孩子参加其感兴趣的活动；发现苗头，要及时用爱心去感化和引导，解决孩子的困惑。

老师也要改变陈旧的教育方法，用心去关爱每一个学生，在学生出现问题时，处理时要讲究方式方法，维护孩子的自尊，不冷嘲热讽，不打击学生的自信，要知道现在孩子的承受力远没有我们想象的那么大；如果孩子在家受到了委屈，能在老师这里得到关爱和帮助，那老师才真正做到了学生的良师、益友和心理医生。

“爱学生”是永恒的教育原则，每个孩子都是一本书，家长、老师都要充分了解学生，要用童心读懂孩子，才能准确把握孩子的心理，走进孩子的心灵世界，才能有效地解决困难。并在平时注重培养孩子明辨是非的能力，让学生正确理解家长、老师的意图，明白家长和老师对他们的期望，运用正确的方法表达自己的意见，遇事冷静思考，不要意气用事等，这样孩子对未来理想的追求，就会始终充满信心和热情，促使自己不断上进。

总之，对未成年人的教育是家庭、学校和社会的共同责任，应该携起手来，在教育上形成一种合力，共同营造对孩子有益的生活、学习环境，预防孩子离家出走，让孩子健康、快乐、无忧无虑地成长。

第79课

关注孩子的交友不慎

小学生正处于思想和身体的成长阶段，缺乏人生阅历和经验，在交友上更是缺乏判断力，而在其成长的过程中又会遇到形形色色的朋友，尤其是在小学阶段，孩子如何交上“好”朋友是每个家长迫在眉睫需要关注的问题。

对于朋友的理解

孩子对朋友的理解会随着年龄的增长而变化。在学龄初期，孩子把朋友看作可以与自己共同玩耍的游戏伙伴，或居住的地方离自己家很近的小朋友；在学龄中期，孩子对朋友的概念有了变化，强调共同的价值观和品位，也提高了互惠性的成分；而在12岁左右，孩子开始把朋友看作可供互相交流秘密的人，可以彼此分享心里话的人。他们认为，对朋友没必要隐瞒，可以和他讲任何事，可以和他说不想对别人讲的各种事情。

孩子在日常学习生活中，与一些同学关系很好，无论做任何事都要结伴而行，甚至上个厕所也要同行，可往往好景不长，过一段时间就渐渐疏远了，而且有的同学还抱怨说什么背叛的话。其实，这哪里是什么疏远与背叛，只是对方想尝试着拉开一点距离，而这种尝试一旦得不到另一方的理解，就会产生误会。因此距离实在是很微妙的东西，太远太近都不行，适当地拉开一点距离，不仅可以使双方获得足够的心理自由度，感到舒服和自在，还可以增加距离美感，从而让关系更为融洽和谐，适度的距离更会使人享受到友谊的快乐。可是对于小学生来说，这种度的把握还是有一定难度的，只能靠家长和老师平日里一点点的熏陶和教导来认知。

小学生交友不慎带来的影响

在网络发达的今天，孩子交友的途径更加宽泛，如网络交友等，但由于小学生尚未成熟，缺乏社会经验和辨别能力，在择友问题上容易出现一些不良现象。如有的孩子只看对方身体强壮，为自己不被人欺负而交朋友；有的孩子交友就看到对方家里有钱，自己能跟着吃喝玩乐；而有的孩子则是为了在学习上偷懒，想抄别人的作业而交朋友等。

朋友是一个温暖的词语，小学生交到好的朋友，是能互相帮助，互相鼓励，不管是在学习上还是生活上，都是可以共同进步的。然而交到不好的朋友，对孩子带来的影响是非常大的，耽误了学习不说，重要的是因交友不慎而染上了一些不良习惯，“哥们儿义气”只讲“友情”，不讲是非，其结果是助长坏思想、坏行为的产生，比如网瘾、抽烟、喝酒，有的甚至打架斗殴走上了犯罪的道路。

小学生交友的注意事项

无论是谁都渴望交朋友，小学生也不例外，但由于其特殊的阶段特点决定了他们在交友过程中难免会出现误区。这就需要家长和老师逐渐地教会孩子如何正确地交往朋友，在关键时刻，能帮助孩子把握好。

交友的四大原则：

善交益友，不交损友

损友是指对自己的道德品行产生不良影响的朋友，在交往的过程中不知不觉中用不良的东西影响孩子，严重者甚至使自己走上违法犯罪的道路，交友最起码的原则就是道德品质，而与损友的那种友谊必是低品质的、有害的。因此，教导孩子在生活学习中一定不能交损友。而益友指能够帮助自己上进的朋友，既包括品行方面，也包括知识学习等方面，家长应该教导孩子同那些能够帮助自己进步，能够在某些方面给自己以良好影响的人交朋友。

情趣相投，相互尊重

朋友之间互相尊重也是必需的，因为每个人都是有自尊的，另外，交朋友时也要注意和自己要有共同的兴趣爱好，或者互相有能吸引到对方的优点。

分辨是非，坦诚相待

也就是所谓的“诤友”，是指自己做错事时能够直言不讳地指出来并批评帮助自己的朋友。这要求孩子具备听取逆耳忠言的度量和知错必改的勇气，面对朋友直言不讳地批评，一定不要生气，甚至记恨朋友，而应该欣然接受，并从内心感激朋友；绝不能为了照顾朋友的情面，而做出一些违心的，甚至是违法的事情，更不能以牺牲自己为代价维持所谓的“友谊”。

淡泊名利，彼此信任

好朋友之间是不需要把虚荣挂在嘴边的，好朋友之间是需要彼此互相信任的，有什么误解要及时解释清楚，而不能互相猜忌，互相怀疑。

善交益友，乐交诤友，不交损友，孩子一定可以拥有高品质的友谊，在自己的成长过程中起到积极的推动作用！

第80课

孩子孤僻的应对方法

焦点案例

梅梅9月份上了小学，但是迟迟不能适应小学生活。早上进到教室，总是用戒备的眼神看着同学和老师，虽然她没有闹着不上学，可却老是一个人待在一个角落里，课间也不和同学们一起玩，也不跟她的同桌讲话。看着梅梅难得有笑意的样子，老师也经常会心生怜意，主动和她拉近距离，逗她开心，可即使是善意的亲近，梅梅也总是抗拒。不光对老师抗拒，对同学也是这样的，同学主动找她玩，她也不去。每当闯了祸后受老师批评时，梅梅就更加沉闷、孤独，对别人不理不睬，这让家长和老师对她的状况更加忧心。

现在很多家庭都只有一个孩子，独生子女成为家中众多成人关怀、照顾的唯一对象，并且成人对孩子的爱往往存在单向、片面、溺爱这三种现象，容易形成孩子自我中心的心理。进入集体生活中很难与他人交往，不能与人友好相处，更谈不上谦让他人，其后果会导致孩子被孤立，缺乏人际交往所必要的交往经验和能力。像这类孩子一旦进入集体活动或陌生环境，心理上会产生一种距离感，还会产生不安全感和恐惧、焦虑心理，反映在行为上，就会表现为胆小、喜欢哭、孤僻、不合群。

很多不合群的孩子对家长有强烈的依赖感，生活自主能力差，什么事情都要成人帮助，这时家长千万不能“有求必应”，总是代替他去把事情做好，使孩子把这种习惯迁移到学校中，引起同龄伙伴的反感，造成孩子处境的孤独。家长应该在日常生活中从小处着手，教导孩子“自己的事情自己做”，经常让他们帮助成人干一些力所能及的事情，这样才利于孩子在适应社会的过程中，成长为一个身心健康的人。

孩子孤僻的表现

婴儿都喜欢成人的爱抚、逗引和亲近，这就是最初的“集体欲”。当孩子精神上得到满足之后，身心才会健康成长，婴儿长到周岁，这种集体欲望就更为强烈，他特别喜欢和同龄孩子一起玩，同伴之间的交往就是合群的一种反映，慢慢地开始转向社会的需要。但也有的孩子不喜欢跟同伴交往，这是不合群的，也是不正常的现象。

不合群就是我们所讲的孤僻，什么是儿童孤僻呢？儿童孤僻是指不能与同学保持正常关系、经常离群索居的心理状态。孤僻的孩子大多具有的表现特征：除了沉默寡言，表情平淡外，主要表现在喜欢封闭自己的内心，常常独来独往，不愿与同学接触，对人冷漠，对周围的人和事常有厌烦、鄙视或戒备的心理。对与人交往方面根本就不感兴趣或因为焦虑、担忧等原因而不能与人交朋友，或是不被同伴所喜爱。与他人交往时遭到了拒绝，因此在对一些事情的处理上显得胆小、退缩、懦弱，很难适应环境的变化。

孤僻的明显表现就是怕生。在日常生活中时常可以看到一些孩子在父母和其他熟悉的人面前，天不怕，地不怕，颇似一位“英雄”，但一遇到陌生人就藏前躲后，畏首畏尾，好似“狗熊”。这种现象就是人们常说的怕生。有的是家长对孩子过分宠爱，保护过严，不准串门。由于孩子长期失去与人交往的机会，显得很胆怯，见到陌生人态度不自然，更不会主动找小朋友玩耍，久而久之，就会形成一种孤僻的性格。

孤僻产生的原因和危害

孤僻的孩子内心是不快乐的，那么，是什么原因导致孩子的孤僻？

❶孩子的孤僻是有一些遗传因素在内的，先天适应能力差。曾有研究表明，16～18个月是婴儿交往能力发展的关键期，有的孩子由于在婴儿早期缺乏这种必要的同伴交往，有可能导致不合群。但这个并不能决定孩子以后的性格。

❷幼年不幸经历的影响。比如父母离异就在很大程度上损害了孩子的精神健康，使孩子享受不到家的温暖和父母的爱，给孩子幼小的心灵上留下了一道抹不去的阴影；再比如亲人的突然离去，或是父母经常吵架，家庭关系不和谐，经常教训孩子等，都会给孩子带来心理压力，变得不愿与他人接触，慢慢就出现了退缩、孤僻现象。

❸有的孩子由于身边没有同龄的朋友和伙伴，主要是和父母或爷爷奶奶在一起，因为家长总是保护着孩子，老怕和其他孩子玩会受到欺负，岂不知这样保护出来的孩子往往表现得急躁、自我控制能力差、胆小、懦弱等，也不受欢迎。时间久了，孩子就变得只能和保护、支持自己的成年人相处，而和同学们相处不了。

❹孩子在以往的交往中受挫，比如有的孩子在幼儿园初期因尿裤子遭同伴嘲笑，就产生了逃避集体的心理和行为，因而也对自己失去了信心，不愿意和同学交朋友了。

❺家庭教育方法不当。有的家长对孩子过分溺爱与迁就，比如当孩子哭闹不愿去幼儿园时，父母就顺着孩子，使孩子得不到集体生活的锻炼；有的家长因为自己忙，时不时地把孩子独自关在家中独自玩耍。越不与人接触，社会交往能力就越得不到锻炼，结果就越孤僻。

孤僻带给孩子的危害是非常大的。性格孤僻的孩子疑心很重，容易神经过敏，总是独来独往，缺乏同学、朋友之间的欢乐与友谊，体验不到生活的美好。他们内心很苦闷、压抑、沮丧，脸上总是布满忧郁，容易消沉、颓废、不合群，孤独、寂寞和空虚会使孤僻的孩子内心很痛苦，极易出现恐惧心理，受这种消极情绪长期困扰，不仅会损伤身体，而且这种情绪会变成一股巨大的杀伤力，在未来的某个时刻可能会毁灭别人或者毁灭自己，对一生的发展都会造成不良的后果。

孩子孤僻的应对方法

歌德说："人不能孤独地生活，他需要社会。"良好的人际关系，不仅能给人生带来快乐，而且能助人走向成功。因此，社交能力是人类生存的重要能力。这一代独生子女虽然受到了良好的教育，但由于小家庭之间的封闭、孤独而不善交往。从而使一些从小很有才华的孩子，就因为"不合群"，长大后一直"怀才不遇"，自感"英雄无用武之地"，不仅才华得不到发挥，而且很难受到大家的欢迎。

任何人都不会喜欢性情乖戾、忧郁的人，人人都喜欢与快乐而热情洋溢的人在一起。那么，如何使孤僻的孩子不再孤僻，使他们快乐地与朋友们和谐相处呢?

❶父母要挤出时间亲近孩子。节假日带孩子去公园或亲朋好友家走走，积极创造条件让孩子与小伙伴一起玩耍。开始时父母可陪伴在旁，与他们一起做

游戏，当熟悉之后可让他们自己玩。每次游戏后父母都应比较夸张地表扬孩子玩得好、玩得有趣，使孩子在玩乐中感受到小伙伴的可爱以及集体的欢快。

❷多带孩子参加体育、文艺等集体活动。在集体活动中放开自我，发挥其才能，使他在心理上得到满足，从而满怀信心地去参与社会活动。对于孩子在交往过程中出现的失误，家长切不可随意批评、否定，甚至指责、训斥孩子，否则孩子易丧失自尊心和自信心，要多肯定和鼓励孩子，如爱抚、点头、微笑、夸奖等，都会收到意想不到的效果，使孩子自信、开朗起来。

❸多带孩子外出旅游。利用节假日与孩子一起走出家门外出旅游，走向社会，走向大自然，可以增长见识，陶冶性情，也可以培养兴趣，开放胸襟。旅游是一种开放性活动，交际也是开放性的，两者是相通的。交际需要坦露自己，需要主动和热情，一个沉默寡言、性格内向、不爱活动、自我封闭的人，怎么会有很强的交际能力呢？在旅游中，需要买车票、住旅馆、进饭店、购门票，假如父母有意识地要孩子去做这些事，那么，孩子就可以直接接触到一些新的对象，了解新的交际内容。旅游结束，见识广了、谈资多了，这又给以后的交际增加了话题。

❹让孩子学会交朋友。心理健康的孩子都有自己要好的朋友，在孩子与小朋友的交往中，父母要教育孩子严于律己，宽以待人，互相信赖，彼此尊重，以培养孩子团结合作的精神。对于爱捣乱、爱逞能、惹是生非的孩子，父母要纠正他们的行为，慢慢地，孩子就会融入集体之中。

❺培养孩子的独立能力。可以根据孩子的年龄大小，有意识地要他们进行小件物品的购买活动。年龄较小的，八九岁时可以叫他们买油盐酱醋；年纪稍大的，十多岁时可以叫他们买鱼、肉、米、煤等，也可叫他们买自己穿用的鞋、袜、手套之类。家中有什么旧报纸、旧衣服、空酒瓶等，可以叫他们去收购站卖。商品交易是人际交往中的一种特例。在交易中，孩子可以接触到各种

各样的人，有利于丰富交际对象和加深对人的了解与认识，从而提高自己的交际能力。孩子由于缺乏经验，在初次交易中可能会吃亏或出现差错，对此，父母不要过多指责，以免影响他们交际的信心。

❻有意识地要孩子独自做客待客。到同学或邻居家去串门，到亲戚家去做客，让孩子独自去，这都是锻炼孩子交际能力的机会。串门做客，需要寒暄和问候，也需要交谈和有关礼物的收送。与父母一道去，孩子是附带的，不用应付，没有压力，应酬的主角是父母。让孩子一个人去，自己成了主角，与对方的一切接触都得由自己来应酬，这无疑把孩子推到了前线，促使其考虑如何交际，家里来了客人，有时不妨让孩子去接待，特别是与孩子年龄相仿的客人或朋友，父母千万不要包办代替。

孩子的孤僻性格不是与生俱来的，也不是不可以改变的。给孩子创造一个良好的成长环境，提供一个良好的生活氛围，努力给孩子以正确的引导，孩子完全可以健康地成长，成为一个阳光的、快乐的人。

第81课

注意力不集中的危害及对策

孩子学习注意力不集中的情况不仅会影响老师的课堂教学效果，也会影响到孩子自身的学业和未来的发展，遇到这种注意力难集中的孩子，家长和老师都需要给予重视。

注意力不集中的表现

❶在学习、做事或玩的时候很容易因外界刺激而分心，上课不能专心听讲，老走神，爱说话，做小动作，不知道老师说的啥内容，也不知道留的作业是什么。

❷做作业时拖拖拉拉，不能集中精神做完，三心二意，边做边玩，常常以喝水、吃东西、小便等理由中断，效率极低，很多孩子没有家长陪就做不完。作业中丢字、错字、错符号，抄错得数，考试中看错题、漏题等。

❸做事有始无终，常半途而废或者虎头蛇尾，喜欢插嘴、抢话、干扰别人等，经常坐不住，腿脚动来动去或身体扭来扭去。

❹要求得不到满足就闹情绪，情绪急躁，甚至和其他伙伴发生冲突。

❺不愿意做那些需要持续用脑的事情，经常丢东西，常犯粗心大意的错误。

小学生注意力不集中产生的原因

造成注意力不集中的原因是多种多样的，要想克服注意力不集中的毛病，必须先找一找原因，想想为什么会不能集中注意，这样才能对症下药，有的放矢地去克服注意力不集中的毛病。

不良环境导致小学生注意力不集中

有些孩子特别容易走神，一点点小的响动都会引起他的注意。如窗外有人走动、操场上体育课的喧闹声、某个学生迟到……如果是因为窗外的声响，上课时不妨将窗户关上。

对所学的东西没兴趣导致注意力不集中

兴趣是推动人们去集中注意力的重要因素。家长自己应该也有这种体会，对于自己不感兴趣的东西实在无法全神贯注地去做。但是，基础性的学习科目小学生必须认真去听，如果是因为听不明白的原因而不想去听，家长不妨课后给孩子补补，孩子明白了，学起来就轻松，也就不会拒绝了。

疲劳或者情绪波动也会使注意力分散

孩子过于疲劳也是注意力不能集中的原因之一。因此，在感到疲劳时，与其硬撑，倒不如休息一下。休息后，往往由于精力充沛，注意力集中，学习可以事半功倍。情绪波动也时常会导致注意力不能集中。如受到批评，会使人不高兴，或满腹牢骚；相反，有时太高兴，如刚打胜了一场球而乐不可支，也是一样。在情绪波动状态下，要集中注意力去做些即使平时很感兴趣的事，也是困难的。因此，遇到这种情况，一定要使自己的情绪安定下来，要息怒，要“消气”。重要的方法是使自己的注意力尽快从引起情绪波动的事件上转移开去，待情绪平静了再去干应该干的事。

另外也有生理因素的影响，发育比较迟缓，孩子注意力的集中程度会随着年龄的增长而增长。

注意力不集中的对策

注意力是人类有意识地自觉主动地获取信息、学习知识和技能的根本手段，而在学习过程中，注意力的集中和保持是保证小学生有效学习的基本条件。

❶老师要改进教学方法，抓住学生天生的好奇心，引起兴趣，把学生的注意力引到课堂中，尤其是对低年级的学生，就要考虑到直观的东西还是最能吸引小学生的注意力；提倡课堂自主化，形式多样化，师生互动，通过提出—探讨—解决问题的方式，促进学生认知和品行的发展。

❷家长要对孩子的注意力进行培养。多关注孩子的行为，注意力不集中不是性格上的缺陷，不能训斥孩子，要有足够的耐心和关怀去帮助孩子；给孩子提供一个安静的学习环境，尽量在孩子面前少出现一些与学习无关的刺激，以免打扰孩子；可以给孩子买一些内容比较活泼的书籍，让孩子的读书时间长一些；家长可以适当制定奖赏作为对孩子的鼓励。

❸如果孩子的注意力无法集中而影响到了学习，是有一些方法可以矫正的。养成早睡早起的习惯，养足精神，提高白天的学习效率；学会自我调节减压，考试成绩不要看得过重；适当做一些放松训练，会使人达到轻松、平静的状态；进行自我暗示，放松心情，如用“没关系，就当休息啦”“这种现象别人也有，并非我特有，不必紧张”“开一下小差很正常，不必自责，我相信能控制好自己”“原来学习可以这样快乐”等想法进行自我暗示，放松心情，减轻焦虑；进行一些集中注意力的训练，如做心理学中的小游戏，在一张有25个小方格的表中，将1～25的数字打乱顺序，填写在里面，然后以最快的速度从1数到25，要边读边指出，同时计时。

注意力的培养不是一朝一夕的事情，贵在家长、老师和学生自己的坚持，共同努力，孩子们一定会健康成长的。

第82课

小学生自杀的原因和预防策略

焦点案例1

2015年圣诞夜，赣州市一名9岁的男孩在自己家中卧室上吊自杀，晚上20时30分许送至医院重症室抢救，不治身亡。据了解，当天下午，孩子因下课后贪玩，回家时间比平常晚了一些，父母担心其安全，因此将孩子教育了一番，没想到的是，孩子竟然会将自己反锁在房间内，并上吊自杀，被父母发现时已经奄奄一息。男孩父母悲痛地说，自从有了二胎后，把重心都放在了二胎身上，对才上小学没多久的大儿子一直疏于教育，导致其性格内向。时间久了，他和父母的关系也越来越生疏了。可能是事发当天他们对孩子的批评方式过于严厉了一些，竟发生令人意想不到的一幕悲剧。

焦点案例2

2016年1月6日晚8点，浙江杭州一名小学生昊昊被发现吊在楼顶晾衣线上，被送医院抢救无效死亡。昊昊的母亲回忆说，儿子吊在1米6高的晾衣线上，脖子上缠的是床单。事发当天，昊昊在下午学校课堂上，因无法完成听写任务而遭到老师体罚，被老师扔书包，并遭到老师辱骂，让其“滚回老家读书”。公寓楼道内的监控录像显示，昊昊1月6日放学回到家之后，扔下书包直接快速跑到楼顶。

两个小学生的自杀悲剧令人扼腕痛惜，究其原因，一个是因为父母的训斥，一个是因为老师的惩罚，难道这理由足以扼杀掉两个稚嫩的生命吗？如果孩子在遇到问题时，外界的力量能够及时地拉他一把，让他感受到温暖和留恋，那悲剧也许就不会发生了。这些都值得教育部门、教育工作者及家长深思，有效预防小学生自杀不仅是一个社会文明进步的标志，更是教育工作者义不容辞的职责。

小学生自杀行为的现状分析

自杀，是一个极其沉重的字眼，近年来青少年自杀的比例呈上升趋势，并且年龄呈明显的低龄化，最小的竟然只有6岁。分析小学生自杀的数据，学习压力是一个很重要的原因，来自师生冲突、家庭冲突，还有小学生的相约自杀都是导致孩子走上绝路的影响因素，还包括小学生自身的心理障碍原因。

❶学校生活的压力。学校是小学生最为重要的生活环境，学生与教师的

关系、同学之间的关系、成绩与考试和老师的批评与处罚都有可能成为孩子的压力源，当学生感到不堪重负时，就极有可能以死来逃避或抗争。

❷家庭教育不当。家长的教育态度、教育方法失当，过分溺爱娇惯或训斥、苛求、打骂，加之很多家长的期望值过高，一旦出现巨大反差常导致父母心理严重失衡，再通过家庭生活的各方面不恰当地表露出来，使孩子倍感压力而处于紧张、焦虑和不安之中。

❸社会环境的不良影响。各种传媒关于打杀的镜头和死亡的描写影响了青少年对死的理解，不良环境成了孩子自杀的教唆犯。

❹周围危机事件造成的心理伤害。已经出现的学生自杀、校园暴力、人质事件等危机事件，都会给孩子带来极大的心理冲击，但这种心理状态往往被忽视，甚至将孩子能够很快控制住悲伤情绪当作是“坚强”的表现。殊不知，逃避和压抑这种痛苦，反而会加深痛苦，甚至会引发抑郁症或导致自杀等行为的发生。

❺小学生的身心发展都还不成熟，情绪波动大，缺乏应对挫折的能力和技巧，因而是最易出现心理危机的人群之一。

如何预防小学生的自杀倾向

尊重生命、珍惜生命本身就是人类的责任，构建青少年自杀危机干预体系已成为当前学校心理健康教育和生命教育中一项迫切且意义重大的任务。

许多的自杀事件在发生之前总会露出一些蛛丝马迹，那就需要在第一时间对孩子的自杀倾向做出甄别。比如，常说自己一事无成、对生活已经绝望了等情绪低落、缺乏自信的话；暗示性的“苦难马上就会过去了”等莫名其名的话；与别人谈论一些自杀的方法，甚至开一些自杀方面的玩笑；情绪突然放松和平静；逃避朋友和亲人；把自己最珍贵的东西送人；写遗书或日记本上写类似的文字；行为异常，穿一些特别的衣服或做一些以前从没做过的事情。

预防孩子的自杀倾向同样要从学校、家庭、社会和自身多方面做起。

❶学校要积极开展学生的心理健康的教育，训练学生应对学习生活中各种压力的心理承受能力；指导学生与人和谐交往，学会处理简单的人际关系；教会学生情绪自我调节的方法，如焦虑转移法、情感宣泄法、自我暗示法等；开展生命教育，将珍惜青春生命、憎恨自杀行为作为一个基本价值观念，根植于学生头脑；让孩子沉浸在学习的快乐中，以积极有意义的方式缓解和释放学业的压力。

❷家长要改变对子女的“人才观”，心态要平和，家庭应把“爱”字放在第一位，让孩子感觉到家的温暖，让孩子愿意倾诉心中的困惑、委屈，并教育孩子学会“爱”，从而形成良好的心态和性格；离异的家长尽量不在孩子面前埋怨对方的不是，而是互相树立彼此在孩子心中的形象，不要让孩子成为大人不良情绪的承受者。

❸孩子的自杀也是与社会有关的，为了预防和干预小学生自杀，比如，帮助他们解决对他们造成巨大压力的社会和学习上的问题；比如，开通生命热线电话，开辟青少年心理疏通渠道，成为学生倾诉内心苦痛的场所，又尊重了个人的隐私，通过让其发泄不满和悲伤，同时使其从中感到尚有值得留恋的人和事，也可运用时间延缓的办法，不良情绪得以宣泄释放，因而改变了自杀的初衷；限制有关自杀的媒介传播，倡导开展“绿色网吧”活动，对于危害青少年身心健康的游戏进行“封杀”。

给孩子树立这样一种观念：太阳每天都会升起，尽管有时候会被乌云遮住光芒，但等到云开雾散，它依旧灿烂。

CHAPTER 11

急救知识篇

第83课

海姆立克急救法

美国的外科医生亨利·海姆立克经过反复实验，发明了利用肺部残留气体，形成气流冲出异物的急救方法。1975年，《美国医学会杂志》以他的姓氏将这一技术命名为“海姆立克急救法”。1985年，美国公共卫生部将“海姆立克急救法”称为最佳急救法。从此之后，“海姆立克急救法”成了全世界抢救气管异物患者的标准方法。

如何实施海姆立克急救法

如果发现有人食物呛咳，或者咽喉处卡了异物，而患者人还清醒，这时，救护者应站在患者身后，双臂围环其腰腹，从背后抱住其腹部，一手握拳，拳心向内按压于患者的肚脐和剑突之间的部位；另一手成掌捂按在拳头之上，双手急速用力向里向上挤压，反复实施，直至阻塞物吐出为止。

如果旁边没有可以施救的人，患者本人亦可采用海姆立克法进行自救。患者应当紧急利用周围硬物家具，稍稍弯下腰去，靠在一固定的水平物体上(如桌子边缘、椅背、扶手栏杆等)，以物体边缘压迫上腹部，快速向上冲击。重复此法，直至异物排出。

如何对1岁以下的婴儿实施海姆立克急救法

海姆立克急救法对于1岁以下的婴儿则用另一种方法。1岁以下的婴儿如果咽喉被卡，可以采用五次拍背法和五次压胸法。

❶五次拍背法：将婴儿脸朝下俯卧在救护者的前臂上，并把前臂放在大腿上以支撑婴儿，婴儿的头部应低于躯干，在婴儿两肩胛角连线的中点处，用手掌根部用力扣击5次；这样可以通过异物的自身重力和扣击时胸腔内气体的冲力，迫使异物向外咳出。在重力和冲击力的共同作用下，重点是呼气，带有喷射力量，异物可被排出。

❷五次压胸法：经过五次拍背法之后，如果堵塞物仍未排除，立即实施五次压胸法。使患儿平卧，面向上，躺在坚硬的地面或床板上，抢救者跪下或立于其足侧，或取坐位，并使患儿骑在抢救者的两大腿上，面朝前。抢救者以两手的中指或食指，放在患儿胸廓下和脐上的腹部，快速向上重击压迫，但要刚中带柔。重复之，直至异物排出。若呼吸仍未恢复，重复上述步骤。

已经倒地的窒息儿童，可以在地面上施救，双手的食指和中指放在孩子的上腹部反复冲击，注意要让孩子的头偏向一侧，防止异物排出后再次被吸入气管 。

若以上方法无效或情况紧急，应当争分夺秒把患儿送到专科医院进行正确施救。医生会根据病情施行喉镜或气管镜下取出异物，切不可拖延。如果患儿发生心跳停止，无论何时都应该尽快进行心肺复苏的处理，哪怕是在急救送医院的途中也不能停止。

要特别注意，家长在给孩子急救的同时，最好拨打120急救电话。最后无论孩子是否将异物吐出，都最好到医院检查一下。使劲儿拍孩子后背，将手伸进孩子嘴里捅等方法都是错误的。如果孩子误吞的是小东西，家长要观察孩子的大便，检查异物有没有排出；如果孩子吞下别针等尖锐的东西，一定要马上去医院，以免发生穿刺等其他危险。

海姆立克急救法虽卓有成效，但也可产生合并症，如肋骨骨折、腹部或胸腔内脏的破裂或撕裂，故除非必要时，一般不随便采用此法。如果患者呼吸道部分梗阻，气体交换良好，就应鼓励患者用力咳嗽，并自主呼吸；如患者呼吸微弱，咳嗽乏力或呼吸道完全梗阻，则立刻使用此手法。在使用本法成功抢救患者后应检查患者有无并发症的发生。

第84课

心肺复苏法

心肺复苏技术（CPR）被称为当代第一救命技术，它是20世纪60年代由彼得沙法教授创建的一门救命技术。当病人发生呼吸心脏骤停时，人体的血液循环终止、氧气供应中断，4分钟后，娇嫩的脑组织因缺氧开始受到损伤。缺氧超过10分钟，脑损伤几乎不可逆转。此时，再高明的医生和仪器也无回天之力。因此，在现场不失时机地进行心肺复苏，为医生抢救打下最为重要的复苏基础，生命就有可能挽回。它挽救的不仅是一个人的生命，更是很多家庭远离灾难的希望。毫不夸张地说，每一个人都应该学会这项急救技能。

心肺复苏技术（CPR）主要针对由于各种原因导致的心脏骤停患者，采取的使循环和呼吸恢复的急救措施，通常适用于心脏病突发、溺水、触电、严重失血等意外事件造成的昏迷、呼吸及心跳骤停。

2010年10月18日，美国心脏协会（AHA）公布了最新心肺复苏指南。此指南重新安排了心肺复苏技术传统的三个步骤。这一改变适用于成人、儿童和婴儿，但不包括新生儿。具体步骤如下：

第一步：快速判断患者有无意识

如果你发现有人忽然倒地或沉睡不醒时，第一要做的是先检查他是否有意识。可通过以下方式判断其有无意识：轻拍病人双肩，并在他双侧耳边大声呼喊："你怎么了？""发生了什么事？"清醒的患者能准确地回答问题，回忆起发生过的事，认识熟悉的人；若无任何反应，没有正常呼吸，则为意识丧失。

如果患者没有反应，接下来要做的就是检查他是否有脉搏。可通过以下方式判断其有无脉搏：触摸桡动脉判断，即腕关节以上2厘米处，靠拇指一侧搏动最明显。对不省人事的患者，应检查颈动脉5～10秒，判断心跳是否停止。若呼吸和脉搏都已停止，必须立即进行心肺复苏。

心肺复苏的第一阶段需要注意两点：

❶由于检查颈动脉的搏动误差率较大，可能会影响快速判断，所以非专业急救人员不需要一定检查颈动脉。简单而实用的判断方法是：当患者没有反应，且没有正常呼吸时，应立刻进行心肺复苏。要注意的是，并非所有晕倒都因为心脏骤停，若是因为其他原因，却乱用心肺复苏，反而可能加重患者的病情，因此首先必须冷静做好判断。

❷非专业人士在检查患者已无意识后，若只有一人，可高声呼救，并立刻拨打120。经过培训已经掌握心肺复苏技术的人员，应立即开始心肺复苏。未经过培训的人员可以在急救人员指导下，尽快着手进行心肺复苏。

第二步：对患者实施胸外心脏按压

胸外心脏按压的主要目的是造成胸腔内压力的变化，促使血液循环。

首先，使患者平躺于地面。患者仰卧在坚实的平面上，头部不得高于胸部，应与躯干处在一个平面。如果患者在软床或沙发等软平面，则应将其移动到地面或在其背部垫上与床同宽的硬木板，便于施救者或站或跪在一侧进行按压。

其次，找准心脏按压部位。左手掌根部置于病人胸前胸骨下段（通常为胸骨中下段或两乳头连线的中点处），右手掌压在左手背上，双手交叉互扣，手指翘起不接触病人的胸壁。施救者伸直双臂，肘关节不要弯曲，用双肩向下压形成压力。

再次，掌握力度，胸腔按压。施救者上身前倾，以掌根垂直用力，将患者的胸骨下压至少5厘米。然后放松，但掌根始终不要离开胸壁，按压和放松时间各占50%。注意：如按压强度有效，在按压中可感受到颈动脉的搏动。

最后，控制频率。胸外按压心脏的频率为每分钟至少100次。连续按压心脏30次后，人工呼吸2次。按照按压与呼吸比例30：2循环进行。

需要特别提醒的是，在心肺复苏中，对于小于1岁的婴儿和1～8岁的儿童，须采取特殊的急救方法。具体方法是：婴儿胸外按压的部位在胸骨中部，两乳头连线中点向下一指处，用中、食两个指头进行，每分钟100次，下压至1厘米～2厘米；8岁以上的儿童采用与成人相同的方法。但如果施救者没有经过心肺复苏术的专业培训，可以提供只有胸外按压的CPR，即“用力按，快速按”，在胸部中心按压，直到患者被专业抢救者接管。如果能够掌握正确的人工呼吸法，则可以按压和呼吸比例30：2进行。

第三步：帮助患者打开气道

进行了胸外按压后，患者可能会出现呕吐的情况，这时需要施救人员打开患者气道，清理其口腔异物，如呕吐物、痰液、血液等。可用双手扶住患者头部，使其偏向一侧，利于液体状异物的顺势流出，也可以将食指或小指包上纱布、手帕，从口腔中掏取异物。

当患者丧失意识后，舌根容易黏附于咽部后壁，造成气道阻塞。所以需用以下手法开通气道：应用一手压住前额，另一手中指和食指指尖对齐，将患者下颌向上抬起，让头充分后仰，至下颌角与耳垂连线与地面垂直，但要避免压迫颈部软组织。

这里需要提醒施救者，对于没有意识的患者，不要盲目地用手指在口腔中清掏。如果怀疑患者有颈椎损伤，在打开气道时应该谨慎。

第四步：对患者进行人工呼吸

人工呼吸有两种：一为口对口，二为口对鼻，但通常第一种更多见。因为空气中含氧气21%，呼出气体中仍含氧气约16%，口对口吹气，完全能满足患者的需要。

救助者将一只手按压在患者前额处，使其头向后仰，同时用这只手的拇指和食指捏紧患者的鼻孔；另一只手的食指和拇指上提下颌，保持患者气道通畅。然后，救助者用口唇严密包住患者口唇，平稳向内吹气。

如果吹气有效，患者胸部会鼓起，并随着气体呼出而下降。吹气后，口唇分开，并松开捏鼻子的手指，使气体呼出，同时施救者侧头呼吸新鲜空气，进行第二次吹气。口对口人工呼吸的频率是成人每分钟8～12次。

施救者在对患者进行人工呼吸时，应该注意以下三点：

❶如果患者牙关紧闭或口腔严重损伤，不能口对口吹气时，可用口对鼻吹气。

❷在对体型娇小的婴儿进行人工呼吸时，应用嘴密封婴儿的口鼻。

❸经人工呼吸传染疾病的概率很低，但基于卫生或心理原因，可用纱布相隔，但若没有，请你也不要犹豫，生命至上，即刻执行。

第85课

创伤出血应急处理

创伤出血是我们最常遇到的意外伤害，不论是刀割碰伤，还是车祸碰撞，都需要尽快处理。

一般成年人的血量为体重的7%～8%，当失血超过血量的15%时，血压降低，会出现口渴、冒冷汗等症状；当超过40%时，生命就会受到威胁，出现意识不清、休克等症状。因此，在创伤急救中，快速止血最为重要。而且在止血同时，出血部位应尽量抬起，高过心脏。

止血前应先识别出血的类型。动脉出血时，出血速度很快，呈喷射状，并且颜色鲜红；静脉出血时，出血速度较慢，呈暗红色；毛细血管出血时，血液慢慢渗出，呈鲜红色。

针对创伤后外出血，常用止血方法是加压包扎法和指压动脉法。此外，创伤后还存在“内出血”的情况，即皮肤完整而血管破裂或内脏出血。如怀疑内出血，应减少患者活动，尽快送医院诊治。

加压包扎法

加压包扎法是外伤出血时最先考虑的方法，方法简单易行，身体各处伤口均可使用。操作方法分为三步：

❶让伤者坐下或躺下，抬高受伤部位。

❷用消毒纱布或干净透气、无黏性、吸水性好的临时敷料覆盖伤口，急救者用手直接在纱布上施压5～10分钟。

❸止住血后，用绷带卷、三角巾或布条、手帕等紧紧缠绕、包扎伤口。

有条件的话，覆盖伤口前应用洁净的水清洁污染的伤口，出血速度快时，就应先止血；如果血液浸湿覆盖伤口的纱布，最好不要取掉，应往上再加敷料，然后用绷带包扎。紧急情况下，可直接用手按压住伤口止血。

指压动脉法

指压动脉法就是用手指压住伤口近心端的动脉血管，使血管被压在骨头上，从而阻断血流。指压动脉法适用于手部、足部等四肢组织，但此法影响组织的血液供应，所以只能短时间使用，不宜超过10分钟。指压动脉法具体如下：

❶上肢出血时，一手握住伤者前臂抬高，另一手放在上臂中部，用力按压肌肉块下缘，感觉到血管跳动后，拇指和四指捏紧。

❷手指出血时，让伤者将手高举过胸，捏紧手指根部两侧。

❸下肢出血时，立即给伤者脱去或剪开裤子，屈起伤者大腿使肌肉放松，在大腿根部中点稍下方找到血管搏动处，用力下压。

此外，足部出血可按压足背动脉，小腿出血可按压膝盖后方血管搏动处。

第86课

家庭儿童急救必备用品

现在的许多家庭都有急救包，以应对我们的家庭成员在不小心受伤之后的应急处理。急救包中所需常规配备的药物和装备如下，当然也要根据家庭成员的身体情况进行个性化调整。

儿童急救药箱一般配备的药物

儿童急救药箱常备药物类别	具体治疗方向
呼吸系统常用药物	如非处方药类的治疗感冒、止咳、化痰、平喘类的药物
消化系统常用药物	用于消化不良、小儿积食、健脾、腹泻等药物及调整肠道菌群的药物
解热镇痛药物	对乙酰氨基酚（即扑热息痛，两岁以下儿童和普通发热，通常选用对乙酰氨基酚，遗传性葡萄糖-6-磷酸脱氢酶缺乏症患儿避免使用），布洛芬（3岁以上且发生高热可使用布洛芬）等
抗过敏类药物	用于各种过敏症、过敏反应等，有内服的和外用的，内服的建议使用嗜睡作用小的药物
补充液体和电解质类的药	口服补液盐散剂。儿童脱水大量发汗时可根据说明书冲泡使用
儿童抗菌药	主要是外用的用于创伤和皮肤感染的膏剂，如百多邦类。口服抗菌药要根据孩子就医的指导备用
防晕车、晕船药	如苯巴比妥东莨菪碱片
防暑降温药	如十滴水、藿香正气滴丸
外伤药	用于跌打损伤、外伤出血、外用消毒的碘伏、酒精类药物等

续表

儿童急救药箱常备药物类别	具体治疗方向
皮肤外用药	氧化锌软膏或鞣酸软膏（外用，治疗尿布疹）、红霉素眼膏或莫匹罗星软膏（外用抗菌）、阿昔洛韦软膏（外用抗病毒）、硝酸咪康唑乳膏（外用抗真菌）、丁酸氢化可的松软膏（激素类软膏，外用治疗湿疹）、曲安奈德益康唑乳膏（激素+抗真菌，外用治疗湿疹合并真菌感染）
特殊疾病的药物	针对家庭成员的特殊疾病史，如哮喘等其他慢性疾病，准备支气管扩张药物、抗变态反应药物等；以及抗病毒类和抗生素类药物，维生素和微量元素补充剂

儿童急救药箱配备的器材

儿童急救药箱所需器材类别	具体用途
医用弹性绷带或纱布绷带	包扎伤口时用。注意：绷带每隔一小时要松开10分钟左右，以免包扎肢体由于缺血坏死
创可贴	小伤随时覆盖伤口。环形包裹要注意松紧度，过紧和时间过长会导致手指缺血和坏死
医用检查手套	一次性医用橡胶手套，用于无菌操作
卡扣式止血带或橡胶带	绑扎于伤口的近心端，通过压迫血管阻断血行来达到止血目的
碘伏	用于伤口消毒
安全剪刀	圆头剪刀可防止伤口包扎时造成二次伤害
三角绷带	一大块三角形纱布，骨折时能绑住头和背等地方，也可将骨折或受伤的手固定在脖子上
温度计（或耳温枪）	随时监测身体温度以察觉病情
手电筒	用来检查照射鼻腔、喉腔及耳内
无菌棉棒	用于小伤口的清洁消毒处理，不存在交叉感染
酒精棉球	独立小包装，用于伤口的消毒处理
镊子	用来夹持棉球等物品
医用胶带（纸胶带或布胶带）	用于包扎伤口时粘贴纱布绷带用
医用自粘绷带	用来做弹性固定粘贴用
医用无菌纱布	压迫止血，覆盖伤口时用
清洁湿巾	用于清洁皮肤

续表

儿童急救药箱所需器材类别	具体用途
外用抗生素	如红霉素、金霉素软膏，用于抗菌消炎
冰袋和毛巾	冰袋和浸了冷水的毛巾既可以用来冷敷降温，如肌肉拉伤、关节扭伤，也可以用于退热，置于腋下、颈部、腹股沟处
急救电话卡片	包括匪警报警电话“110”，火警“119”，急救中心电话“120”，交通事故电话“122”，附近的医院、药店的电话，以及亲友的电话号码。还可以为孩子准备一张个人急救卡，写清姓名、年龄、血型、病史、紧急联络人等特殊信息

急救药箱配备要特别注意以下几点：

❶家庭急救箱的配置应根据家庭成员的健康状况而定。比如最常使用的解热类的药品，最好配置大人用和小孩用的两种。

❷一般病情的病人在服用药物时，可按说明书中规定的方法与剂量执行。儿童、老年人、体弱或某些病情特殊的病人，在服用药物时应遵照医嘱。

❸特别要注意对家庭急救箱内的药品进行定期检查和更换，以免失去药效，或者变成有毒物质。

❹家庭急救包要放置在明显易找到的地方，例如电视柜、床头柜等明显且随手可拿的位置，但要避开幼儿取用，要使用成人才能打开的卡扣式外包装。

❺合理的储存方式：注意药物的外包装完整或外标签完整，药物名称、用途、用法、用量、注意事项和有效期等详细标明。酒精、碘伏等制剂要密封保存；大部分药物需要放置于避光、干燥、阴凉处保存。

第87课

常用求助电话

幼儿在2岁左右就应当反复将父母的手机号码教给他，让他背诵牢记。对于大一点的孩子不仅要告知家人的电话号码，还要将主要的亲属和邻居、辖区派出所、附近医院的急诊电话号码张贴在家里醒目的位置，并告诉孩子正确的拨打电话和通话的方式。

全国统一的紧急报警电话：

匪警报警110

火警119

医疗救护120

交通事故报警电话122

查询电话114

这些电话可在任何地域免费直接拨打，各报警服务台统一受理危急求助报警、举报投诉和查询。

110、119、120报警电话是应急服务的特种专用电话，必须在遇到紧急情况时拨打，不能随意拨打报警电话，更不能用报警电话取闹。家长和学校应教育青少年和儿童不要拨打报警电话戏耍取乐。对于故意报假警或干扰报警服务台工作的，公安机关将会依法处理。

国际主要国家急救热线电话：

中国：120

美国：911

法国：15

英国及香港特区：999

日本：119

俄罗斯：02

正确拨打120急救电话的方法

拨打120急救电话包含要素	重点内容
伤病人员信息	病人所处位置，病人的姓名、年龄、性别，以及可联络的电话号码
伤病人员目前最危急的情况	如呼吸困难、神志不清、大出血、昏倒、胸痛等，病人发病的时间、过程、用药情况以及伤病史、过敏史等
尽可能说清楚伤病人员或受伤的时间	如果是意外伤害，要说明伤害的性质，是触电、溺水、中毒、交通事故，还是其他，并说清受伤人数及伤者具体的受伤部位
询问救护车到达的大致时间	动态关注救护车到达情况。及时派人到相应位置接应救护车辆，帮助引路
做好补充说明	如果还有时间，可以说明是否采取了急救措施、采取了什么样的急救措施，或者询问相关的急救方法、注意事项

教给孩子如何正确拨打119火警电话：

❶拨通119电话后，经确认，立即准确报出失火的地址（区、街、巷、路）、门牌号；说不清楚时，应说明周围的明显建筑物或道路标志。

❷简要说明引起火灾的原因及范围，以便消防人员采取相应的灭火措施。

❸清楚回答接警员的询问。

❹电话挂断后，应在路口迎接引导消防车。

教给孩子如何正确拨打110电话：目前110匪警报警实行24小时值班接警。那么不仅要教给孩子这些号码的意义，也要告诉孩子如何正确有效地进行报警。

❶拨通110电话后，经确认，立即讲清发案、灾害事故或求助的确切地址。

❷简要说明情况，如报求助，说清事由；如报案，说明案件性质、作案人数、交通和作案工具等情况；如报灾害事故，说清灾害事故性质、范围和破坏程度等情况。

❸应保证电话的畅通，以便与公安机关保持联系。

❹如歹徒正在行凶，报警时应注意隐蔽，保证自己安全。

第88课

正确发出求救信号

当遭遇危急情况又无通信工具时，应及时采取简单有效的方式发出求救信号，能让救援人员更快进行救援。

如何留下求救信号	具体做法
声音求救信号	重复三次的行动都象征寻求援助。孩子在任何需要援助的场合都要想到发出援助求救信号而不是独自求生。当遇到危难时，可用大声喊叫、吹哨子或敲脸盆等方法，向周围发出求救信号
光线求救信号	当遇到危难时，可用手电筒、镜子反射太阳光等方法，不间断闪烁，发出求救信号
抛掷软物求救信号	当在高层建筑里遇到危难时，可抛掷枕头、毛巾、塑料空瓶等软物，向地面发出求救信号
烟火求救信号	当在野外遇到危难时，白天可燃烧树枝、青草等植物，发出烟雾；晚上可点燃干柴，利用明亮的火光，向周围发出求救信号
野外求救字样信号	可用树枝、石块或衣服等物品，在空地上堆出“SOS”或其他求救字样，字样信号应醒目
留下信息	当离开危险地时，要留下一些信号物，以便让救援人员发现，及时了解你的位置或者去过的地方。一路上要留下方向指示标，有助于救援人员寻找你的行动方向，同时也有助于自己迷路时，作为向导

第89课

掌握安全警示标志

孩子应该尽早尽多掌握安全警示标志及各项提示标志。这里仅列出部分儿童应当掌握的安全警示标志及示意图标。儿童安全培养概念期的形成需要构建大量的安全相关概念，其中图形理解最为直观。家长可将各类标志融合到安全游戏中去，让孩子在游戏中知晓各类标志的名称用途。

交通类

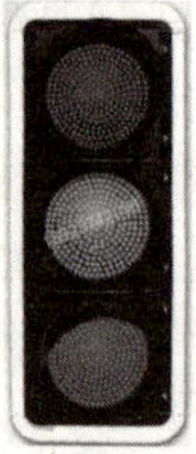

红绿灯

禁止通行

小汽车标志

注意行人斑马线

消防类

火警电话标志

禁止烟火

当心火灾标志

生活类

洗手间男

洗手间女

禁止饮用

公共场地类

剧毒物品

注意有电

注意安全

禁止吸烟

禁止触摸

紧急出口

第90课

5～12岁儿童安全教育方法

5～12岁孩子有其生理特点，因此安全培训及急救技能是基于孩子逐渐成熟的生理基础上进行的。演习和安全事件参与性分析是这一阶段主要的安全能力培养的形式。并且根据这一时期孩子的生理特点，已经有足够的智慧来接受这些我们看来成人化的知识，操作方面由于生理特点稍有欠缺，但并不完全影响执行效果。

5～12岁阶段的孩子在这个时候能做比较用力和动作幅度较大的运动，如跑、跳、投、掷等活动，而对他们小肌肉运动精确性要求比较高的运动则很难做好。儿童到了5～7岁时，脑重约1280克，已接近成人脑重的90%，以后增长缓慢，9岁时约1350克，到了12岁约1400克，基本上和成人一致。随着儿童大脑皮层的发育生长，儿童脑的兴奋过程和抑制过程也逐步趋向平衡，觉醒时间长，睡眠时间相对缩短。条件反射形成，呈现出时间缩短、潜伏期较短和比较容易巩固的特征，使孩子能更好地接受外界刺激形成条件反射，更好地支配、控制自己的行为。因而这一时期的安全培训已经从5岁前的概念为主发生了质的飞跃——儿童成为安全急救活动的参与者、执行者、监督者和宣传者，甚至还能成为安全急救活动的创意提供者。

因此，结合孩子在这一时期的生理特点，对于孩子的安全教育的重点在于：父母转变角色，陪伴孩子进行自我安全管理。采用的培训方法是：父母成为具有安全技能的伙伴，帮助孩子形成安全理念，参与简单的安全演练，让孩子自己独立解决绝大部分的安全急救问题。家长与孩子互动演习及完成安全行为构建，主要达到的目的是严格遵守安全规则，通过视听、操作、阅读、角色扮演及演练等丰富的形式，掌握初步的急救技巧和具备自救能力，并能够初步掌握安全防护设备的应用。

重点强调：如果这一时期孩子形成了安全理念，善于遵守各项规则，不触犯底线，对于孩子之后的生活自护自救能力具有深远的意义，相信很多孩子在国外的父母对于这一点感触颇深。“儿行千里母担忧”，如果孩子在幼年离开了父母，又没有真正融入当地社会，孩子在安全行为与自我管理上出现偏差，成年后飙车、炫富、斗殴，甚至谋杀等各种安全问题层出不穷。因此，遵守各项规则是这一时期安全培训的大前提，如果要放心地让孩子离开自己，那么，请确认孩子已经具备这样的安全理念、安全能力并可以充分执行，否则，让孩子离开父母的监管是危险的行为，无异于让小鹿进入了丛林，却从来没有人告诉它如何避开狮子的领地和在丛林中生存。

对于孩子的自我安全管理，要特别强调父母与孩子是共同参与的，孩子在了解规则的基础上与父母一起完成安全事件的分析、处理，并制定出方案，最后按照方案执行，这样孩子的安全行为会贯彻在日常生活学习当中，并且也能够通过自我安全管理的系统行为增强孩子处理事件的综合能力。自我安全管理，重在实践而不是纸上谈兵。下面，通过一个典型的儿童安全管理事件——“在求学途中对于安全事故的注意事宜”来列举具体操作方法。

与孩子一起画出一张安全上学路线图

❶画出固定可以过的马路。

❷不建议进入的商铺，如网吧等。

❸计算路程时间。

❹画出一条固定上学路线。

❺与孩子一起把这条路走一次。一旦选定，让孩子每天只走这一条路。如果有变化，要求他告诉你。这将帮助你寻找孩子，并及时发现问题。因为如果走固定的路，时间是基本不变的。

画出校车安全等候区

如果孩子是乘校车上学的，虽然减少了步行时发生的危险，但是，这里也有安全问题，你的孩子了解吗？

危险往往就是在校车停靠和孩子上下车时发生。所以你可以先在家里与孩子一起画一下：

❶站在校车哪里是危险的，因为驾驶员看不到你。

❷站在马路哪个区域等校车是比较安全的。

❸上车时需等车子完全停稳，扶着把手依次上车。

❹下车后立即走到安全区域，千万不能马上过马路。

❺上下车有东西掉下，自己不要捡，请老师帮忙捡。

最后，你可以带着孩子到等候校车的地方实地观察一下，确定安全等车区域；并告诉孩子，无论什么时候都不要靠近移动的校车，要始终在司机可见的范围内。

增加可视性——延长保护生命时间

帮助孩子提高他的可视性，让驾驶员远远地就看到你的孩子。在照明较差的环境中，如雾天、阴雨天等，穿着深色衣服的儿童步行者，在车灯照射下，最优可见距离约为16.7米，这意味着，驾驶员必须在发觉儿童后的1秒以内刹车才可能避免碰撞的发生。而当儿童步行者穿着有反光材料的衣服，其可见性可提高至152.4米，这意味着，如果车速为60公里/小时，司机将有足够的时间从看见儿童制动至停止。因为，此时车从制动至完全停止的距离约为79.25米。可见，照明较差时给孩子穿上颜色鲜亮或带有反光材料的衣服，提高可视性，就是延长保护生命的时间。

紧急联系卡——及时挽救生命

和孩子一起制备一张紧急联系卡，如果孩子遇到意外伤害，可以依据卡上信息联系家长，也可根据卡上信息进行及时的紧急救助。

紧急联系卡上可以印有：孩子彩色照片、十指指纹、两根头发（装袋，测DNA时使用）、血型、疾病、联系电话、父母的手机号码、个人基本信息。

卡片一式三份：孩子随身带一份，家长保管一份，老师一份。用于各式突发事件的送医、救助、身份识别。还有儿童走失的报案与寻找。

由于这一时期的孩子具有很强的参与能力，因此，家长、老师要采用类似的方法在这一阶段让孩子进入安全思考模式，形成安全思维，掌握安全要点，同时也锻炼了孩子处理问题、解决问题的能力。

儿童的健康成长，不仅承载着每个家庭的幸福，更承载着民族的希望、祖国的未来。儿童如同娇嫩的花朵需要成人的细心呵护，过多的包办最终会耽误孩子，最重要的是教会孩子们基本的安全常识和防护，学会自我保护，才能让孩子健康、安全、快乐地成长。成人不可能保护孩子一辈子，教育的目的是使儿童获得终生有益的经验。我们应该把儿童生命安全教育从眼前延伸到长远，从起步维系到一生。

第91课

构建儿童安全急救体系

事件回顾一：2014年4月16日“岁月”号沉船事故成为韩国近20年来最严重的海上事故，造成至少295人死亡，9人失踪。法国《20分钟报》说，韩国学校制度要求服从，韩国社会又有尊重权威的传统，结果许多学生就在船方和带队家长的双重指令下真的待着不动，一些幸存学生表示，如果有提示“尽快离开”，早就跳海脱险了。

重点分析：事故已成事实，然而留给各国的警示却长久深远。从客轮承运方的责任看，承运方应在加强航运安全规定执行力度、险情处置方案完备、增强乘务人员职业操守监督问责机制，以及提高人员职业道德方面总结经验，切实做到将事故中的人为因素降到最低，以保障乘客的人身安全为己任。而从乘客自身来说，此次事故中多数人是学生，“缺乏事故逃生经验”，他们被告之不要动，就都没动，在船逐渐进水的整个过程中丧失了脱离危险现场和逃生获救的机会。当今许多国家从小对儿童进行安全防范教育，了解沉船等意外事故中如何逃生、如何合理疏散的做法，值得借鉴。

事件回顾二：2015年4月20日，深圳蛇口线换乘环中线的黄贝岭站，一名女乘客因没吃早餐低血糖晕倒，引发乘客恐慌，发生踩踏，造成12名伤者被急救送医。从监控画面看，整个事件过程约40秒。晕倒女子周围的乘客因了解情况，比较镇静，但因往后退，让出救援空间，而产生“波浪”效应，其他乘客也开始往后退，随后演变成有人开始跑，并且有人开始惊叫，导致越是远处不明真相的乘客越害怕，跑得越慌乱，随后引发了踩踏事故。

重点分析：不管是管理者、营运服务者，还是市民，都应该学会在第一时间控制危情发展，制止以讹传讹的消息扩散出去，从而保护自身及公众安全。当然，城市应急预案的缺陷是整体性的，仅仅指责某一个岗位，或者某一个工作人员，也不公平。安全素养的提升和安全应急体系建设是全社会之责。如果及时启动地铁防踩踏应急预案，工作人员与保安通过对讲系统与总安全中心取得及时联系，并通过公众广播立刻进行紧急播放，告知事实真相，便可以阻止“波浪效应”的发生，也可以及时阻止“以讹传讹”现象的传播。类似地铁事件，都应在大型集会及公共场所建立应急预案，并有启动机制，从而保障公众安全。

事件回顾三：2015年7月，民警接到南宁市民的报警电话，称在南宁市科园立交桥下，有两对夫妻带着孩子，打着迷路后没钱吃饭的名义进行街头乞讨，市民怀疑乞讨夫妻是将拐来的小孩作为乞讨工具。民警核查后确认，这对夫妻确实是孩子的父母，虽然夫妻有自力更生的能力，但是他们村有外出乞讨的习惯。他们来到南宁后，是第一次推着孩子乞讨，没有骗取他人钱财。

重点分析：夫妻两人既然有自力更生的能力，却因为“村中有外出乞讨的习惯”就可以安心坐享他人的劳动成果，这样的做法并不能让人认同。虽然民警已经对其利用孩子乞讨的行为进行了批评教育，但是这种不良的乞讨习惯应该被取缔。目前就中国法律而言，未成年人保护的具体机制、流程以及执行部门执行力都没有得到保障，需要进一步改善。

上述三例事件回顾都可以看出，对于社会安全素养的提升和社会安全应急体系建设的迫切性，并且对于儿童权益的保护更是社会值得思考和关注的问题。尤其对于12岁以下的儿童而言，他们是被教育者、被保护者。安全无小事，主动为弱势的孩子建立和不断完善安全、急救防护体系，整个社会的安全系数才会提高，儿童的成长才会出现暖境，让人心寒的父母及监护人对儿童权益的侵害事件才能终止。

那么，用什么理念来构建儿童安全急救体系呢？

尊重生命，生命至上

教育孩子保护自己和保护他人的安全理念。

在现代道德教育社会规范的大方针下，儿童的自主思考被规范和制约。韩国沉船实例中，“规矩”的学生服从了船长的指令，结果错失了最佳离船逃生时机。在我们传统的道德教育中，“牺牲”作为一种美德被扩大化植入儿童的行为观念中。例如，经常有事例报道大学生勇救落水儿童不幸溺水身亡。在危险面前，行动者只想到了“救人”，而忽略了如何安全地救人，自己不会游泳或者泳技一般怎么办。虽然这样的事例往往被当作“见义勇为”的模范而传播，但也有越来越多争议的声音发出来：“要挽救他人的生命，首先要尊重自己的生命。”不顾自己的安危而盲目夸大道德牺牲的行为才是真正对生命的不尊重。真正的安全教育是基于尊重生命，利人利己的行为准则。如在进行救援时，要学会利用一切能够利用的设备保护自己的安全，同时再进行呼救和救援。而对于自身完全无法做到的自然灾害、踩踏等行为，如何保护自己，逃离危险才是最先应当采取的措施。

减少成人不当行为对孩子的直接伤害和过失伤害

在儿童意外事故中，不仅仅充斥着家人悲伤的眼泪，有极大一部分儿童安全事件均是由成人的不当行为对孩子的直接伤害。抑郁了，带着孩子跳楼；遭受家庭暴力了，拿孩子做出气筒；吸毒了，带着孩子跳桥；不负责任了，对孩子毫无监管。成人是孩子的衣食父母，是教导者，是保护者，也是一切法律的制定者和执行者。因此，在认识儿童安全问题的起点，最应该关注的是成人的行为问题。儿童教育家铃木镇一先生说："母亲的怀抱是孩子的起点，孕育天使或者恶魔都来源于此。"孩子需要照顾、教育、引导、保护，甚至受伤害后治愈。因为成人的不当行为，夭折的不仅是孩子的生命，还有孩子的心灵。

在讨论任何儿童安全问题之前，首先应当看看成人的世界出现了什么问题。是蓄意的犯罪行为？无意的过失行为？功利的教育行为？冷漠的情感伤害行为？解决儿童安全问题，避免对儿童的各类型伤害，首先要约束成人的不当行为。不管是通过对成人的再教育、法治规范，还是通过家庭监督的力量，都要让成人在对待儿童问题上不再那么没有经验、没有法律观念，以及没有任何社会监督。

正是社会和法制对成人的约束保证了在成人不当行为中的底线，并且有相应的儿童保护机构进行贯彻监督执行，才能切实保护孩子作为社会人和弱者的权益。的确，孩子作为社会的财产，理应受到社会法制保护。生育养育孩子，最重要的是成年人认识到自己的职责和法律义务，而不只是因为自己的需要和空泛的爱。因为孩子是社会的，作为父母，成人应当遵守一切社会行为规范及法制，并且对于儿童的保护具有监督贯彻执行的机制机构，这样才能减少成人不当行为的直接伤害和过失伤害。儿童安全问题，预防要远远优于救助！

成人进行安全行为正确示范的必要性

小说家詹姆斯·鲍德温说过："虽然孩子们不太听父母的话，但却很善于模仿父母的行为。"成人正确的行为示范决定了孩子的安全能力。但由于成人的行为和安全教育很多时候并不一致，或者是示范错误，或者是漫不经心，往往导致安全教育的失败。

❶父母及老师不要因为害怕麻烦而阻碍了孩子安全能力发展及技能培训。因为害怕麻烦，很多家长宁可更多地进行保护，而不是让孩子具备面对各种状况的能力，也懒于进行日常培训。这样的结果是大大损伤了孩子独立面对一切危险的能力。失去了父母和成人的看护，孩子就非常孤独和脆弱，甚至无法保护自己，更谈不上救护他人。

安全能力发展及技能培训是父母面临的挑战之一，如果父母不曾关注及掌握这些方法和技巧，那么对于孩子的这些能力的构建将会非常困扰。于是父母又真心想照顾和保护好自己的孩子，那么，就会采用包办代替的权宜之计。尽可能多地替代孩子做可能危险的事情，将孩子从挑战和危险的事件中带离。尽管我们可能觉得这是帮了孩子的大忙，事实上这让孩子过分依赖我们，从而妨碍了孩子自力更生和自我保护的安全能力的发展。真正当孩子独自面对时，麻烦就会猝然而至。一个从小被父母带领出门，从不关心方向的孩子，可能会因为某一天走失而找不到回家的路出现危险。总是被告知只有穿上漂浮衣才能游泳的孩子，完全无法知道如何不凭借漂浮衣才能浮在水面上。保护性的权宜之计只会让孩子安全能力的成长变得困难。无论如何，在孩子真正掌握真实技能之前，不要害怕麻烦而采用权宜之计。

❷避开伪道德，做到言行合一。伪道德是知行不合一的表现。举一个简单的例子，我们在生活中会教育自己的孩子不应当闯红灯，要遵守交通规则。但在现实生活中，我们在带领孩子过马路的时候会在汽车少的时候“忽略”红绿灯，甚至在孩子进行了提醒的时候还是直接过马路了，还自以为正确地告诉孩子“没有交警，可以过”。这就是知行不统一，于是传递给孩子的信息就混乱了，孩子也很难做到知行统一。这种流于形式却不遵守社会规则的行为在我国非常常见，对于孩子安全原则、安全观念及安全行为会造成潜在破坏。

❸每个成年人应当具有主动参与的安全意识。等待求救才进行救援的事件，往往失却了最佳安全时机。作为社会人，要在社会行为中占据主导地位，对于周边的安全事件隐患要有主动关心的意识，并尽自己所能采取主动干预的行为，避免安全事件的发生。记得曾经有一个故事，一位长期乘坐短途火车的乘客，每天都听着铁轨的声音去上班，有一天他上车之后，发现火车开动时铁轨声音与之前相比有细微的不同，他找到了列车长将这一情况进行了反应。列车长听从了建议将火车停下进行了检修，果然发现了火车轮轴的问题，排除了安全隐患，避免了火车出轨事件的发生。在我们的日常生活中，每个人都有明亮的眼睛，敏锐的耳朵，灵巧的双手，让我们保持着每个公民的使命感，不把自己的眼、耳、口、鼻都封闭起来，主动参与生活中安全事件管理，这样才能减少悲剧的发生。

在安全管理方面有个著名的原理，叫作“奶酪原理”，意即叠放在一起的若干片奶酪，光线很难穿透，但每一片奶酪上都有若干个洞，代表每一个作业环节所可能产生的误失或技术上存在的短板，当失误发生或技术短板暴露时，光线即可穿过该片奶酪，如果这道光线与第二片奶酪洞孔的位置正好吻合，光线就会穿过第二片奶酪，当许多片奶酪的洞刚好形成串联关系时，光线就会完全穿过，也就是代表着发生了安全事故或质量事故。

对于每一次安全事件的发生，都有很多“奶酪叠片”，参与安全事件管理的人员及环节越多，发生安全事件的概率越会明显下降。所以，古人云“天下兴亡，匹夫有责”，因此“安全事件，人人有责”。在街道上，一个幼儿走丢了，只要有一个好心人帮助了他，悲剧就不会发生。

❹准确的安全行为及技能。当发现有人溺水后被人救起，有人被电击后意识丧失，大多数人只是仅仅拨打120急救电话，等待专业救援人员的到来，而没有紧急判断患者心跳呼吸是否停止，及时进行心肺复苏。这就是目前我国

院外实施心肺复苏的现状。旁观的群众是最直接的目击者与参与者，只有他们掌握了急救知识，才能提高患者的复苏率和存活率。但可惜的是，大多数群众并没有掌握心肺复苏的相关知识，故错过了最佳的复苏时间（心跳呼吸停止后4~6分钟）。有学者随机在街头对100人做过一项“心肺复苏知识知多少”的问卷调查，结果发现只有5%的人了解心肺复苏的具体做法，大部分人只了解极少部分，或者根本没听说过。由此可见国民严重缺乏心肺复苏的相关知识，加强这方面知识的培训与普及是十分必要的。

作为孩子，目前并没有确切的国家普及教育手段来提升孩子的急救、自救等技能。而可悲的是，国家大部分的危重救援任务都压在了专业的医疗急救机构一方，致使宝贵的黄金急救时机就这样白白流失。其实，真正能够挽救遇难者生命的紧急救助未必复杂，例如心肺复苏、海姆立克急救法，但由于没有受过培训，往往束手无策，等到专业救援人员到来已经回天无力。

要想培养具有安全意识、安全行为、安全技能的孩子，首先成年人要有不怕麻烦的心理，要有正确的示范。孩子的任何技能都是成年人教给的。在倒地的人员面前，成人只会打120，那么孩子也只会打120，甚至有些成人连如何正确求救都没有仔细教过孩子，孩子又如何能无师自通。如果成人能够做心肺复苏示范，孩子也能比成人更快更好地掌握这项技能。所以，成人的正确行为决定了孩子的能力，我们在进行任何安全行为及技能示范时都要规范和准确，这样才能起到良好的效果，而不是流于形式。

国家应当建设主动型社会安全急救体系

因家庭监护缺位而导致的儿童坠楼、溺亡、乞讨、伤残等事件频发，而震惊国人的系列儿童被性侵案件，以及屡见不鲜的儿童乞讨现象更是引发全社会对未成年人权益保护问题的高度关切，同时也给社会敲响了警钟：清醒地认识未成年人权益保护现状，不断完善相关法规政策，强化家庭、责任部门职责，推进社会协同，构建法律法规和政策措施有效衔接的未成年人保护制度势在必行。

未成年人不仅是家庭的希望，也是国家和民族的希望。一个国家和社会对未成年人的态度，不仅凸显其现代文明程度，更攸关其未来。针对未成年人被侵害事件，最高法曾表态，“最低限度的容忍”，对未成年人要“最高程度的保护”。事实上，这样的态度，不仅适用于司法层面，也同样适用于家庭、学校、社会层面。只有全社会共同担责，筑牢保护未成年人的每一道防线，才能真正为未成年人撑起一片蓝天。

希望国家着力全面建设主动型社会安全急救防护体系，包含了社会安全应急体系，安全的教育培训体系，儿童权益保护的主动型、监管型的法制体系，生命至上的社会道德教育体系，在儿童保护及安全教育方面发出我们大国的最强音。

第92课

儿童成长十大宣言

一、平安成长比成功更重要

解释：这是安全的权利。父母应告诉儿童，安全重于一切，任何人也无权剥夺儿童的安全权，这种权利就如呼吸权一样，人人都可以呼吸，人人都应该守护好自己的安全。

二、背心、裤衩覆盖的地方不许别人摸

解释：这是保护自己身体的权利。儿童有拒绝亲吻、触摸的权利。儿童应当知道身体属于自己，身体的某些部分应被衣服所覆盖，不许别人看，不许触摸。

三、生命第一，财产第二

解释：这是生命第一的权利。儿童可以拒绝坏人的要求，可以请求别人的帮助。有时候一些身强力壮的坏人想抢东西，如果周围没有别人可以帮助，自己又身单力薄，这时要向坏人屈服。有的孩子担心自己的东西很珍贵，万一被坏人抢去，回家后爸爸妈妈会骂自己。父母应该告诉孩子，他们的安全健康比任何东西都珍贵。

四、小秘密要告诉妈妈

解释：这是向父母讲真话的权利。当孩子向爸爸妈妈讲实话时，爸爸妈妈应当完全相信自己的孩子，按照孩子提出的要求去帮助他。父母有必要向孩子保证，无论发生什么事情，只要孩子向父母讲明真情，父母都不会怪罪的，而且会尽力帮助孩子。例如，在性骚扰事件中，如果儿童向大人诉说，而未得到信任，这种骚扰会经年累月持续下去。

五、不喝陌生人的饮料，不吃陌生人的糖果

解释：这是拒绝毒品与危险品的权利。孩子完全有权不听陌生人的话，不喝陌生人的饮料，不吃陌生人的糖果。有权对毒品、烟酒坚决说“不”。父母可以明确告诉孩子任何这类强迫都是违法的。

六、不与陌生人说话

解释：这是与陌生人不打交道的权利。父母应该明确告诉孩子，他还小，没有能力帮助陌生人，可以不帮助，也可以不同陌生人讲话，这与懂不懂礼貌没关系。陌生人与孩子说话时，孩子可以假装没听见，马上跑开。陌生人敲门可以不回答，不开门。孩子这样做没有人会怪他的。

七、遇到危险可以打破玻璃，破坏家具

解释：这是紧急避险的权利。紧急情况发生时，他必须保护自己的安全，这种时候他可以大叫、大闹、踢人、咬人，甚至打破玻璃，破坏家具。司马光砸缸就是典型事例。

八、遇到危险可以自己先跑

解释：这是果断逃生的权利。遇到坏人、地震、大火，孩子应当果断逃生，拔腿就跑。自警、自救、自助，可以不要等大人的指挥。

九、不保守坏人的秘密

解释：这是面对侵害不遵守诺言的权利。父母一定要告诉儿童，即使他曾发誓不告诉别人，但遇到坏人欺负一定要告诉家长，这些秘密千万不要埋藏在心里，父母和警察都有办法惩治坏人。

十、坏人可以骗

解释：这是对坏人可以不讲真话的权利。父母应当告诉孩子，遇到坏人可以不讲真话，机智应对，才是好孩子。